Karl König

Gegenübertragung und die Persönlichkeit des Psychotherapeuten

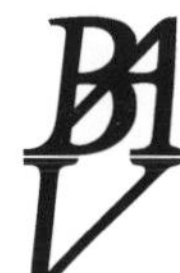

Das Erkennen und Bearbeiten störender Gegenübertragungen, die sich aus dem Charakter des Psychotherapeuten speisen, verbessert seine Therapieergebnisse. Zur Analyse dieser Gegenübertragungen gehört, dass er sich klar darüber wird, welche Einflüsse sein Charakter auf welchen Patiententyp haben kann.

Der Schwerpunkt des Werkes liegt in der Beschreibung und Analyse therapeutischer Situationen, die bei Psychotherapeuten intensive Emotionen auslösen, wobei der Charakter des Therapeuten oder der Therapeutin Art und Intensität der Emotionen bestimmt. Hinzu kommen die verschiedenen Arten des Intervenierens und Deutens sowie auch der Indikationsstellung in Abhängigkeit von der Charakterstruktur.

Der Autor:
Karl König, Prof. em., Dr., Psychoanalytiker und Internist, Lehranalytiker und Supervisor am Göttinger Lou Andreas Salomé-Institut und dessen langjähriger Leiter. Leitung der Abt. Klinische Gruppenpsychotherapie der Universität Göttingen. Zahlreiche Buchpublikationen zu Themen der Psychoanalyse in mehreren Auflagen und Artikel in Fachzeitschriften. Bei Brandes & Apsel: *Arbeit und Persönlichkeit* (2011).

Karl König

Gegenübertragung und die Persönlichkeit des Psychotherapeuten

Brandes & Apsel

Auf Wunsch informieren wir Sie regelmäßig mit unseren Katalogen *Frische Bücher* und *Psychoanalyse-Katalog*. Wir verwenden Ihre Daten ausschließlich für die Zusendung unserer beiden Kataloge laut der EU-Datenschutzrichtlinie und dem BDS-Gesetz. *Bitte senden Sie uns dafür eine E-Mail an info@brandes-apsel.de mit Ihrer Postadresse.* Außerdem finden Sie unser Gesamtverzeichnis mit aktuellen Informationen im Internet unter: www.brandes-apsel.de sowie www.kjp-zeitschrift.de

4. Auflage 2025
1. Auflage 2010

DTP & Cover: Brandes & Apsel Verlag
Druck: Franz X. Stückle Druck und Verlag e. K., Stückle-Straße 1, 77955 Ettenheim
Kontakt: technik@stueckle-druck.de Printed in Germany, gedruckt auf säurefreiem, alterungsbeständigem und chlorfrei gebleichtem Papier, FSC CO15522

Gedruckt auf einem nach den Richtlinien des Forest Stewardship Council (FSC) zertifizierten, säurefreien, alterungsbeständigen und chlorfrei gebleichten Papier.

Bibliografische Information der Deutschen Nationalbibliothek:
Die Deutsche Nationalbibliothek verzeichnet diese Publikation in der Deutschen Nationalbibliografie; detaillierte bibliografische Daten sind im Internet über www.ddb.de abrufbar.

ISBN 978-3-86099-679-9

Inhalt

Therapeutischen Situationen, die starke Gefühle beim Therapeuten auslösen können

Therapeutische Interaktionen in verbaler und nonverbaler Kommunikation

Indikationen stellen

Seitenblicke

Vorwort

Das Erkennen störender Gegenübertragungen eines Therapeuten verbessert seine Ergebnisse. Zur Gegenübertragungsanalyse gehört, dass er sich klar darüber wird, welche Einflüsse sein Charakter haben kann. Dieses Buch hat hier seinen Schwerpunkt.

Im ersten Teil des Buches *Einführung in die Grundlagen* beschreibe ich verschiedene Formen des Charakters und deren Entstehung. Ich grenze den Therapeutencharakter von Einflüssen seiner Übertragungen ab. In einem weiteren Abschnitt folgt die in diesem Buch angewandte Typologie in einer zusammenfassenden Übersicht. Im darauf folgenden *Hauptteil* des Buches verbinde ich Charakterzüge eines Therapeuten mit verschiedenen, konkreten Aspekten seiner therapeutischen Arbeit. Ich beschreibe Aspekte der therapeutischen Rolle und dann auch therapeutische Situationen, die bei Therapeuten intensive Emotionen auslösen, wobei der Charakter des Therapeuten Art und Intensität der Emotionen mitbestimmt. Dann geht es um verschiedene Formen des Intervenierens in der therapeutischen Zweiersituation und um das Stellen von Indikationen. Im letzten Teil mit dem Titel *Seitenblicke* gehe ich auf Themen ein, die bei einer Gegenübertragungsanalyse berücksichtigt werden sollten, bei denen die Auswirkungen des Charakters aber nicht so entscheidend sind oder bei denen meine Erfahrungen in der Supervisionspraxis noch nicht ausreichen, um sagen zu können, wie sich der Charakter des Therapeuten auswirkt.

Für Diskussionen, die das die Thema dieses Buches mehr oder weniger zum Gegenstand hatten, danke ich Ebrahim Ardjomandi, Angelika Berghaus, Jochen Haustein, Ursula Kreuzer-Haustein, Karla Hoven-Buchholz, Jürgen Kind, Rainer Krause, Reinhard Kreische, Falk Leichsenring, Wulf-Volker Lindner, Anne-Marie Schlösser, Hermann Staats, Ulrich Streeck und den vielen Kolleginnen und Kollegen, die sich mir in Supervisionen anvertraut haben. Roland Apsel danke ich für seine nützlichen Hinweise in Darstellungsfragen. Meiner Frau Gisela König und meinem Sohn Peter König danke ich für anregende Diskussionen in Grenzbereichen.

Einführungin die Grundlagen

Vorbemerkungen

In diesem Buch geht es darum, wie sich bestimmte Charakterzüge eines Therapeuten auf bestimmte Aspekte therapeutischen Handelns auswirken. In diesem Zusammenhang geht es auch darum, welche Anteile eines Therapeutencharakters in bestimmten therapeutischen Situationen mobilisiert werden. Die Impulsivität eines Therapeuten oder seine Ungeduld können sich in verschiedenen Bereichen der therapeutischen Arbeit unterschiedlich auswirken: negativ, aber auch positiv. Konkrete Aspekte der Behandlungstechnik werden mit verschiedenen Therapeutencharakteren in Verbindung gebracht und dargestellt. Wenn ein Therapeut z. B. besonderen Wert auf Rationalität und Ordnung legt, hat das in verschiedenen Bereichen der therapeutischen Behandlungstechnik unterschiedliche Auswirkungen.

Manche Beschreibungen könnten wie Karikaturen wirken. Ich habe mich um Deutlichkeit bemüht, ohne jeweils darauf hinzuweisen, dass es mildere Formen gibt. Das entspricht einer Darstellungsweise, wie sie in medizinischen Lehrbüchern zur Illustration von Krankheitsbildern genutzt wird: Zur Veröffentlichung werden solche Bilder, zum Beispiel Röntgenbilder, von Personen mit einer bestimmten Krankheit ausgesucht, auf denen die Krankheit *deutlich* zum Ausdruck kommt. Natürlich gibt es Patienten, bei denen sie geringer ausgeprägt und deshalb schwerer zu erkennen ist. Wer ein solches Lehrbuch liest, stellt das in Rechnung. Hier geht es freilich nicht um die Beschreibung pathologische Phänomene. Es geht um Charakterzüge im Bereich des Normalen, nicht um Persönlichkeitsstörungen. Charakterzüge können sich in jedem Beruf auswirken. Oft bestimmen sie die Berufswahl. Ein technischer Zeichner, bei dem es auf Genauigkeit und Durchhaltevermögen ankommt, wird in der Regel einen anderen Charakter haben als ein Rezeptionist in einem Hotel.

Bei der Lektüre dieses Buches könnte man auf den Gedanken kommen, dass alle Charakterstrukturen von Therapeuten hauptsächlich Nachteile haben. Tatsächlich kann eine jede Charakterstruktur Vorteile haben. Die depressive Charakterstruktur akzentuiert die Bedeutung der Patienten für den Therapeuten und stärkt seine Motivation, sich für sie altruistisch einzusetzen. Narzisstisch strukturierte Therapeuten haben oft ein großes Geschick im Umgang mit Menschen. Schizoid strukturierte Therapeuten sind stark im Konzeptualisieren dessen, was sie tun. Zwanghaft Strukturierte lassen sich nicht leicht von einem therapeutischen Kurs abbringen. Phobisch strukturierte Therapeuten sind stark darin, eine harmonische Beziehung zum Patienten herzustellen, was eine gute Basis für die weitere Therapie sein kann. Hysterisch strukturierte Therapeuten vom phallisch-narzisstischen Typ trainieren ihre therapeutische Potenz und sind in Therapien leistungsmotiviert, was sich gut auf die Ergebnisse auswirken kann. Hysterisch strukturierte Therapeuten vom ödipalen Typ können einfallsreich und spontan sein. Das kann sich vor allem in Kurzzeittherapien positiv bemerkbar machen.

Ein jeder hier beschriebener Charakterzug kann sich aber auch negativ auswirken. Schizoid strukturierte Therapeuten können ihre Fähigkeit zu abstrahieren dazu einsetzen, einen emotionalen Abstand zum Patienten herzustellen, der sich in der Therapie ungünstig auswirkt. Narzisstisch strukturierte Therapeuten können sich zu sehr auf das äußere Verhalten des Patienten konzentrieren und Schwierigkeiten haben, sich in den Patienten als Person einzufühlen. Depressiv strukturierte Therapeuten können in einer Therapie aus Fürsorge für den Patienten zu viel Arbeit übernehmen und zu wenig dem Patienten überlassen. Weil sie Angst haben, der Patient könnte die Beziehung zu ihnen abbrechen, vermeiden sie oft Konfrontationen. Zwanghaft strukturierte Therapeuten können zu sehr auf die Einhaltung therapeutische Regeln achten und im Umgang mit Patienten wenig flexibel sein. Phobisch strukturierte Therapeuten können Konfrontationen vermeiden, um die Harmonie zwischen ihnen und dem Patienten nicht zu gefährden. Hysterisch strukturierte Therapeuten vom phallisch-narzisstischen Typ können in Therapien zu ehrgeizig sein und den Patienten vorantreiben, wo sie ihm besser Zeit ließen. Hysterisch strukturierte Therapeuten vom ödipalen Typ können auch dort spontan, aus dem Bauch heraus, reagieren, wo sich das ungünstig auswirkt.

Dieses Buch soll Therapeuten helfen, über die Einflüsse ihrer Charakterstruktur bei ihrer therapeutischen Tätigkeit klarer zu werden und zu erkennen, wo selbstanalytische Arbeit, weitere Selbsterfahrung oder auch nur Selbstbeherrschung erforderlich ist. Eine jede berufliche Rolle hatte Rollenvorschriften, und die Rolle des Therapeuten macht keine Ausnahme. Das Verhalten des Therapeuten in einer Therapie unterscheidet sich deutlich von seinem Alltagsverhalten. Es ist nicht immer leicht, in Therapien eine professionelle Position einzunehmen. Dieses Buch soll dabei mithelfen.

In den folgenden Kapiteln will ich zunächst in die theoretischen Grundlagen der in diesem Buch verwendeten Typologie einführen. Die hauptsächlichen Bezeichnungen von Charakterstrukturen habe ich in diesem Kapitel bereits genannt. Vielen Therapeuten werden sie geläufig sein. In diesem Buch werden sie in ihrer Psychodynamik dargestellt. Dabei kombiniere ich (König 2004) Konzepte der Ich-Psychologie und der Objektbeziehungstheorie.

Anmerkungen zur Terminologie

In den meisten Fachbüchern findet sich heute ein Hinweis darauf, dass aus Gründen der besseren Lesbarkeit nur ein Geschlecht genannt wird, wenn beide gemeint sind. Meist ist es das männliche, selten das weibliche oder eine Kombination wie »LeserIn«. Diese Kompromissform verwende ich gerne im Briefverkehr. In Büchern nenne ich beide Geschlechter, wenn ich darauf hinweisen will, dass es an dieser Stelle einen Unterschied macht, ob die Person, auf die ich mich beziehe, ein Mann oder eine Frau ist.

Zum Beispiel gilt das bei der heute noch von vielen und auch von mir so genannten hysterischen Struktur. Basierend auf antiken Vorstellungen, dass die Hysterie etwas mit einer wild gewordenen Gebärmutter zu tun habe, ging man früher davon aus, dass es Hysterie nur bei Frauen gibt. Als Freud von einem Ärztegremium einen männlichen hysterischen Patienten beschrieb, erntete er Ablehnung. Heute wird das Wort »hysterisch« unter Psychoanalytikern auf beide Geschlechter angewandt. Da »hysterisch« im Sprachgebrauch des Alltags oft in einem pejorativen Sinne angewandt wird, sprechen die meisten Psychiater, zunehmend auch Psychoanalytiker, von »histrionisch«. Diese Bezeichnung stammt ebenfalls aus dem Altgriechischen und meint soviel wie »schauspielerhaft«; auch keine glückliche Bezeichnung, die sich aber auf etwas Reales bezieht, auf die Neigung vieler Menschen mit einer solchen Struktur zu schauspielern, was allerdings ebenfalls einen negativen Beiklang hat. In diesem Buch und auch schon in einem früheren (König 2004) differenziere ich zwischen einer hysterischen Struktur vom phallisch-narzisstischen und vom ödipalen Typ. Dabei beziehe ich mich auf beide Geschlechter, obwohl nur Männer einen Phallus als primäres Geschlechtsmerkmal haben. Zwar wünschen sich manche Frauen als Kind und auch später einen Phallus, wobei wohl die in unserer Kultur (und in vielen anderen Kulturen) traditionell verwurzelte, besondere Wertschätzung und Privilegierung des Männlichen eine wesentliche Rolle spielt. Solche Mädchen bzw. Frauen könnte man im übertragenen Sinn als »phallisch« bezeichnen. Ich meine aber auch Frauen, die in unserer Kultur dem weiblichen Geschlecht mehr als dem männlichen zugeschriebenen Merkmale des Erlebens und Verhaltens betonen, zum Beispiel Gefühlshaftes, Einfühlsames und Spontanes. Während man phallisch-narzisstische Männer im Alltagsdiskurs oft als »Macho« bezeichnet, fehlt eine entsprechende, einigermaßen passende Bezeichnung für Frauen, die ich in diesem Buch als »hysterisch vom phallisch-narzisstischen-Typ, mit der klassischen Frauenrolle identifiziert« bezeichne, obwohl dieser Typ oft beschrieben wird, dann eben als »typisch weiblich«, als eine Art weibliches Gegenstück zum Macho, so im Bereich der Comedy. Vielleicht wäre für beide Geschlechter das Wort »geschlechtsnarzisstisch« oder das Wort »geschlechtszentriert« brauchbar.

Was die Entstehung der hysterischen Struktur vom ödipalen Typ angeht, schließe ich mich einem verbreiteten Sprachgebrauch im Bereich der Psychoanalyse an. Man spricht auch dann von einer »ödipale Problematik«, wenn Probleme aus der Zeit gemeint sind, wo der Junge *oder* das Mädchen eine enge Beziehung zum gegengeschlechtlichen Elternteil wünschen und dabei an die Stelle des gleichgeschlechtlichen Elternteils treten möchten. Wird eine engere Beziehung zum gleichgeschlechtlichen Elternteil gewünscht und soll das gegengeschlechtliche Elternteil ersetzt werden, spricht man vom »negativen Ödipuskomplex«.

Versuche, eine spezielle Bezeichnung für das zu finden, was das Mädchen in jener Entwicklungsphase erlebt und wünscht, etwa »Elektra-Komplex«, haben sich nicht durchgesetzt. Mit der »hysterischen Struktur vom ödipalen Typ« meine ich eine Struktur, die daraus entsteht, dass der Junge oder das Mädchen in ihren »ödipalen« Wünschen bezüglich ihrer Beziehungen zu den Eltern stecken geblieben sind, was zum Beispiel ihre Partnerwahl, aber oft auch ihr Arbeitsverhalten in einer Ausbildung, in einem Studium und im Beruf nachhaltig beeinflusst.

Objektivität, Subjektivität und Charakter

Dass ein Psychoanalytiker auf seinen Patienten nicht wie ein Spiegel, sondern wie eine Person reagiert, entspricht nicht dem Wissenschaftsverständnis der wissenschaftlichen Gemeinschaft um 1900, zu der Freud gehören wollte. Freud war ursprünglich Naturwissenschaftler, er arbeitete nach dem Medizinstudium mehrere Jahre am Wiener physiologischen Instituts und strebte – wie selbstverständlich – eine naturwissenschaftliche Form der Objektivität an.

Als Freud Phänomene erkannte, die man heute als Gegenübertragung bezeichnet, äußerte er sich skeptisch gegenüber der Möglichkeit, über diesen – subjektiven – Aspekt der psychoanalytischen Arbeit zu publizieren. Man solle sich auf vertrauliche Mitteilungen im inneren Kreis der Psychoanalytiker beschränken.

Rückblickend akzeptieren viele Psychoanalytiker mit Renik (1995, 1996, 2004a, 2004b), dass die Subjektivität des Analytikers nicht auf Null reduziert werden kann. Lange Zeit hatte man angenommen, dass dies im Prinzip möglich sei, vorausgesetzt, der künftige Analytiker werde genügend analysiert. In der amerikanischen Ich-Psychologie wurde das Ideal des objektiven Analytikers lange Zeit als etwas Erreichbares angesehen. In dem Bestreben, die gewünschte Objektivität erreichen, wurden die Lehranalysen immer länger. Kernberg (1988; Clarkin et al. 2000) der, wie ich selbst auch, eine Synthese von amerikanischer Ich-Psychologie und Objektbeziehungstheorie versucht, spricht von *technischer Neutralität*, die ein Psychoanalytiker trotz aller möglichen Subjektivität anstreben soll.

Tatsächlich bemüht sich heute wohl keine psychotherapeutische Schulrichtung so sehr wie die Psychoanalyse darum, mit der Subjektivität eines Analytikers bewusst und sinnvoll umzugehen. Die Subjektivität des Analytikers soll reduziert werden, und was nicht reduziert werden kann, soll in Rechnung gestellt und beim Interpretieren dessen, was zwischen Analytiker und Patient vor sich geht, berücksichtigt werden. Auf diesem Wege wird, denke ich, mehr Objektivität erreicht, als Psychotherapeuten anderer therapeutischer Schulen erreichen.

Wir Psychoanalytiker müssen, wenn wir ein zwar nicht *ideales*, aber unter den jeweils gegebenen Umständen *optimales* Maß an Objektivität erreichen wollen, unter anderem in Rechnung stellen, dass Menschen überhaupt, und damit auch Psychoanalytiker, verschiedene *Charaktere* aufweisen. Unter Persönlichkeitsstruktur wird auf die gesamte Persönlichkeit unter Einschluss von Talenten und von geschlechtsspezifischen Merkmalen verstanden, unter Charakter Aspekte des habituellen Verhaltens eines Menschen. Was für eine Charakterstruktur ein Psychoanalytiker hat, wirkt sich auf dessen therapeutische Arbeitsweise aus, im Umgang mit Analysanden und im Umgang mit Patienten, in deren Therapie eine abgewandelte Form der klassischen Psychoanalyse Verwendung findet.

Typologien in der Psychoanalyse

In der Psychoanalyse geht die typologische Tradition bereits auf Freud zurück. Er hat den Zwangscharakter (Freud 1908) beschrieben und Merkmale der Zwangsstruktur benannt: Ordnungsliebe, Sparsamkeit, Eigensinn. Bei den hier vorgelegten Beschreibungen idealtypischer Charakterstrukturen handelt es sich in dieser Tradition um psychodynamische Konstrukte, die auf klinischen Beobachtungen und deren Interpretation basieren. Eine Typologie dient der raschen Verständigung und ist im klinischen Alltag von praktischem Wert. Sie birgt aber Gefahren einer Schematisierung. Schematisierung kann Datenverlust zur Folge haben. Wichtige Merkmale einer Persönlichkeit werden übersehen, wenn man in erster Linie nach solchen Merkmalen sucht, die man aus der Typologie kennt. Bei der Anwendung einer Typologie muss dem entgegengewirkt werden, indem man ihre Begrenzungen im Auge behält. Wesentliche, in der von mir benutzten Typologie nicht vorkommende Persönlichkeitsmerkmale sind Talente, formale Intelligenz und mit dem Geschlecht der Person zusammenhängende Merkmale des Fühlens und Denkens, die in den letzten zwei Jahrzehnten Gegenstand vieler Untersuchungen und Diskussionen waren, im Bereich der Psychologie, aber auch in der allgemeinen Öffentlichkeit.

Wie die Bezeichnung »idealtypisch« vermittelt, kommen »reine« Typen in der Realität nicht vor. Wir haben es mit Mischstrukturen zu tun, also mit Strukturen, die sich aus mehreren Typen zusammensetzen, wie zwanghaft-hysterisch oder schizoid-zwanghaft oder depressiv-zwanghaft-hysterisch. Ein Therapeut lernt in seiner Ausbildung und später in seiner Praxis, mit solchen Kombinationen umzugehen.

In der Psychoanalyse haben sich seit Freud verschiedene Schulen entwickelt, die sich auf unterschiedliche Aspekte der Psyche eines Menschen konzentrieren. Das hängt unter anderem damit zusammen, dass sich das Interesse der Gründer von Schulen und ihrer Nachfolger auf unterschiedliche Phasen der kindlichen Entwicklung konzentrierte und die relative Bedeutung von Vater und Mutter bei der Kindheitsentwicklung verschieden eingeschätzt wurden. Freud ging in seiner Theorieentwicklung von der ödipalen Entwicklungsphase aus, die um das vierte Lebensjahr stattfindet. Er konzentrierte sich ursprünglich auf die Auseinandersetzung mit dem Vater. Dabei geht es darum, wer die Mutter für sich gewinnen kann. Diese selbst spielt in der Freudschen Darstellung aber eine eher passive Rolle.

Heute wissen wir, dass die Mutter durch ihr Verhalten, zum Beispiel dadurch, dass sie ihren kleinen Sohn dem Vater vorzieht, dessen Entwicklung in der ödipalen Phase seines Lebens aktiv beeinflussen kann. Für die ersten drei Lebensjahre interessierte Freud sich weniger, wenigstens für das erste, wo die Mutter für das Kind eine besondere Bedeutung hat. Er tat sich auch schwer damit, wenn Patienten Aspekte ihrer Mutterbeziehung auf ihn übertrugen. Er fühlte sich, sagte er, zu sehr als Mann, um sich in eine Mutterübertragung hineinfühlen zu können. Von der ödipalen Phase aus rückwärts betrachtet endete das Interesse von Freud im Wesentlichen bei der analen Phase um das zweite Lebensjahr.

Dagegen interessierte sich Melanie Klein besonders für die Zeit, in der ein Kind von der Mutter gestillt wird. So richten kleinianisch orientierte Analytiker ihre Aufmerksamkeit auf das »infantile Unbewusste« aus jener Zeit, mit dem sie über eine besondere, körpernahe Metaphern enthaltende Sprechweise, unter Umgehung von Abwehrvorgängen, in direkten Kontakt zu kommen suchten. So sprachen sie in ihren Interventionen von der guten oder der bösen Brust der Mutter. Auch wenn solche Metaphern in den Interventionen kleinianisch orientierter Analytiker heute seltener benutzt werden, ist die Konzentration auf die Säuglingszeit geblieben.

Die Kleinianer benutzen, wenn man so will, auch eine Typologie, wenn sie von der paranoid-schizoiden und der depressiven Entwicklungsphase sprechen. Ein Patient kann in der paranoid-schizoiden oder in der depressiven Entwicklungsphase stecken geblieben seien, und in Psychoanalysen bewegt sich der Patient oft zwischen einem paranoid-schizoiden und einen depressiven Zustand im Sinne dieser Typologie.

Psychoanalytiker, die direkt von Freud ausgehen, benutzen eine Typologie, die sich zunächst auf spätere Entwicklungsphasen eines Kindes bezog und erst später auf die früheren Entwicklungsphasen und die in jener Zeit entstandenen psychischen Störungen ausgedehnt wurde. Heute sprechen Freudianer auch von schizoiden und narzisstischen oder von depressiven Strukturen. Die hier benutzte, auf Riemann (1976) zurückgehende, von mir (König 1992, 2004) durch die narzisstische, die phobische und die phallisch-narzisstische und die hysterische Struktur vom ödipalen Typ ergänzte Typologie bezieht sich auf die gesamte Entwicklungszeit eines Kindes in den ersten fünf oder sechs Lebensjahren. Vielleicht sollte sie (König 1994) noch durch eine adoleszente Struktur ergänzt werden, die sich darauf bezieht, dass jemand in der adoleszenten Phase seiner Entwicklung fixiert geblieben ist.

Die hier angewandte *Typologie* wird deshalb als eine klinische Typologie bezeichnet, weil sie aus Beobachtungen an Patienten abgeleitet wurde, die extreme und damit pathologische Ausprägungen der verschiedenen Charaktere aufweisen. Solche extremen Ausprägungen eines Charakters haben unter der Bezeichnung »Persönlichkeitsstörungen« Eingang in die psychiatrischen Klassifikationssysteme gefunden. Allerdings finden sich dort nicht alle in diesem Buch beschriebenen Charakterformen. Das hängt damit zusammen, dass die psychiatrischen Klassifikationssysteme möglichst theoriefrei sein sollen, damit sie von Psychiatern mit unterschiedlicher theoretischer Ausrichtung verwendet werden können. Die psychodynamische Sichtweise wurde in den psychiatrischen Klassifikationssystemen weitgehend aufgegeben. Besonders deutlich wird das im Falle der depressiven Persönlichkeitsstörung, wie sie in diesem Buch dargestellt wird. Sie wurde nicht in die Klassifikationen aufgenommen, weil aus deskriptiv-psychiatrischen Sicht *Depressivität* Merkmal einer solchen Persönlichkeit sein sollte. Aus psychoanalytischer Sicht wird bei einer depressiven Struktur aber nicht Depressivität, sondern eine besondere *Disposition* zur Entwicklung von Depressionen gemeint, und damit im Zusammenhang werden weitere Charaktermerkmale beschrieben, die zusammen mit der Disposition zu Depressionen auf gemeinsame Ursachen zurückgeführt werden können. Eine »depressive Struktur ohne Depression« kann so stark ausgeprägt sein, dass der Betreffende oder auch die Menschen, mit denen er umgeht, unter ihr leiden können, ohne dass auch eine Depression vorläge. Die hier verwendete Typologie beschreibt im Prinzip aber nicht Persönlichkeitsstörungen, sondern Ausformungen des Charakters in einem Bereich, der in unserer Kultur meist als normal oder »noch normal« bezeichnet wird.

Die Vorstellung, dass es einen idealen Menschen oder, wenn man die Geschlechtsunterschiede berücksichtigt, einen idealen Mann oder eine ideale Frau geben könne, geht auf Platon zurück, der eine *Idee* von jedem Lebewesen postulierte: Jedes Lebewesen stelle eine notwendigerweise unvollkommene Verwirklichung einer Idee dar. Würde eine Idee vom Menschen, oder von einem Mann oder einer Frau, ganz verwirklicht, hätten alle Menschen, Männer oder Frauen, die gleiche Charakterstruktur. Bestünde eine moderne arbeitsteilige westliche Gesellschaft aus solchen idealen Menschen, könnte sie nicht funktionieren. Aus der Vielfalt der Charaktere resultieren unterschiedliche Interessen, die dazu führen, dass verschiedene Berufe gewählt und gelernt werden. Ohne die tatsächlich vorhandene Vielfalt vom Berufen könnte eine komplexe Gesellschaft nicht funktionieren. Ich habe es schon erwähnt: Ein technischer Zeichner braucht andere Interessen als ein Rezeptionist in einem Hotel. Ein Ingenieur braucht auch andere Interessen als ein Psychiater.

Welche Charaktere sich in einer Kultur bevorzugt ausprägen, hängt von dieser ab. Der Sozialphilosoph Horkheimer hat vertreten, dass die Familie *für die Gesellschaft sozialisiert*. In Deutschland oder, wenn man so will, im deutschen Nationalcharakter, findet sich viel Zwanghaftigkeit. Im Ausland haben wir Deutschen den Ruf, in der Arbeit genau und verlässlich zu sein, unsere Arbeit gut zu planen und zu organisieren und gute Industrieprodukte herzustellen. Das sind positive Merkmale von Menschen mit Zwangsstrukturen. Man schreibt uns aber auch als negativ empfundene Merkmale einer Zwangsstruktur zu: einen Mangel an Spontanität und Lebensfreude, hemmende Pedanterie und Besserwisserei.

Hier zeigt sich wieder ein wesentlicher Aspekt jeder Charakterstruktur. Es gibt Merkmale, die als positiv, und solche, die als negativ angesehen werden können. Wie ein Mensch die Charakterstruktur eines anderen Menschen beurteilt, hängt von seiner eigenen Charakterstruktur ab. Ein Zwanghafter wird Zwanghaftigkeit bei anderen Menschen in der Regel eher in Ordnung finden als jemand mit einer hysterischen Struktur, die ihn veranlasst, Spontaneität zu idealisieren. Deutsche, die in Deutschland als durchschnittlich angesehen werden, fallen in vielen anderen Ländern als zwanghaft auf. Das heißt, in Deutschland und etwa in Italien hat man bezüglich der Charaktere unterschiedliche Auffassungen von Normalität. Die äußern sich dann unter anderem in unterschiedlichen Erwartungen an eine Therapie. Bezüglich der Persönlichkeitsentwicklung in einer Therapie gibt es in verschiedenen Ländern demnach unterschiedliche Ziele.

Ein Interesse an Menschen, meines Erachtens Grundvoraussetzung für jede therapeutische Tätigkeit, ist kein Privileg einer einzigen Struktur. Freilich kann ein solches Interesse bei Menschen verschiedener Strukturen unterschiedlich motiviert sein. Die Motive hängen nicht nur mit der Charakterstruktur zusammen, sondern auch mit Anteilen der eigenen Biografie, die nicht in die Entwicklung bestimmter Charakterzüge eingegangen sind. So kann jemand am Umgang mit Menschen interessiert sein, weil er als Kind und Jugendlicher wenig Gelegenheit dazu hatte, mit Menschen umzugehen. Andere sind vielleicht daran interessiert, weil sie in ihrer Kindheit und Jugend viel mit Menschen umgegangen sind und Freude daran hatten.

Wie mir meine Erfahrungen in der Supervision von Therapeuten in Ausbildung gezeigt haben und wie ich in den Lehranalysen und Selbsterfahrungsgruppen erfahren habe, kommt fast jede Charakterstrukturen bei Therapeuten vor; vielleicht mit Ausnahme von Menschen mit sehr narzisstischen Strukturen, weil diese Struktur ein Interesse an anderen Menschen *verhindert*, so wie andererseits eine depressive Struktur das Interesse an anderen Menschen *akzentuiert*.

Es hängt unter anderem von der eigenen Charakterstruktur ab, mit welchen Menschen man sich leicht oder schwer tut. Bekanntlich heißt es: Gleich und Gleich gesellt sich gern, aber auch: Gegensätze ziehen sich an. Man sucht Menschen mit gleichen Interessen, mit denen man auch sonst übereinstimmt, interessiert sich aber auch für Menschen, die ganz anders sind als man selbst; die vielleicht etwas aufweisen, was einem fehlt. Wohl für jeden Therapeuten gibt es Patienten, mit denen er gut, und solche, mit denen er weniger gut kann. Therapeuten, die sich während ihrer Ausbildung die Patienten aussuchen konnten, mit denen sie arbeiten wollten, haben, was den Umgang mit Patienten angeht, meist ein engeres Spektrum als solche Therapeuten die, zum Beispiel in einer Klinik, mit den verschiedensten Patienten konfrontiert wurden und sich nicht aussuchen konnten, mit wem sie arbeiten wollten. Bei Therapeuten mit engem Spektrum hilft Supervision, die Schwierigkeiten und Defizite auszugleichen, die dann im Umgang mit Patienten auftreten. Das hilft nicht nur beim Umgang mit den aktuellen Patienten, sondern erweitert auch das Spektrum des Therapeuten.

In jeder Therapie gibt es Charakterzüge des Therapeuten, die im Umgang mit dem aktuellen Patienten nützlich, und solche, die hinderlich sind. Was die hinderlichen angeht, muss der Therapeut gegensteuern. Wenn er ein bestimmtes Erleben oder Verhalten eines Patienten an sich ablehnt, kann er sich dennoch darum bemühen, es zu tolerieren. Das ist es wohl auch, was Kernberg (1988; Clarkin et al. 2000) als ein Streben nach technischer Neutralität bezeichnet, das er von Therapeuten fordert. Natürlich hat die Adaptation eines jeden Therapeuten Grenzen. Während der Ausbildung können sie durch Supervision erweitert werden, nach Abschluss der Ausbildung durch kollegiale Intervision und gelegentlich durch Supervision. Wenn die Selbstanalyse nicht ausreicht, hilft manchmal auch ein Stück weitere Lehranalyse oder eine Selbsterfahrungsgruppe. In einer ambulanten Praxis wird ein Therapeut aber Patienten, bei denen er von vorneherein erkennt, dass er sich mit ihnen besonders schwer tun würde, an einen Kollegen verweisen, der mit solchen Patienten besser zurechtkommt. Ist der Therapeut an einer Klinik tätig, helfen neben der Supervision durch Oberärzte Diskussionen im Team, die dann eine ähnliche Funktion haben wie eine kollegiale Intervision bei ambulant tätigen Therapeuten.

Kennt der Therapeut seine Art des Reagierens im Umgang mit verschiedenen Patienten in bestimmten klinischen Situationen, kann er seine Gegenübertragungsreaktionen bei der Diagnostik nutzen. Das heißt allerdings nicht, dass er das, was er fühlt, als direkten Hinweis darauf verstehen kann, was im Patienten vorgeht. Er muss seine Gefühlsreaktionen und Handlungsimpulse *analysieren*. Dabei gilt es in Rechnung zu stellen, dass eigene Reaktionen auf den Patienten mit dem, was der Patient nonverbal ausdrückt und was er in Worte fasst, von ihm selber nicht so interpretiert werden können, dass sie ein objektives Bild vom Patienten ergeben. Die Sichtweise des Therapeuten kann durch seine emotional bestimmten Präferenzen und durch Abwehrvorgänge so verändert werden, dass seine Reaktionen mehr über ihn aussagen als über den Patienten. In seiner Lehranalyse lernt der Analytiker, die Manifestationen seines eigenen Charakters, der zu einem großen Teil auch durch Abwehrmechanismen bestimmt und aufrechterhalten wird, zu verstehen und in Grenzen zu modifizieren. Er erkennt aber auch, was jene Charakterzüge, die bestehen bleiben, in seinen Beziehungen mit anderen Menschen bewirken oder verhindern können. Dass Psychoanalytiker den Lehranalysen die Aufgabe zugewiesen haben, eine Objektivität herzustellen, die so nicht erreichbar ist, heißt keineswegs, dass sie nichts nützt. Man muss ihr nur erreichbare Aufgaben stellen.

Eine Untersuchung von Sandell et al. (1999, 2001) hat keine Hinweise darauf ergeben, dass die Arbeitsergebnisse von Psychoanalytikern, die besonders lange Analysen gemacht haben, besser sind als die von Analytikern mit kürzeren Analysen. Das ist aber kein Beweis dafür, dass die Lehranalyse nichts nützt. Vielmehr lässt sich dieser Befund damit erklären, dass die Dauer der Lehranalyse nicht nur von den Erwartungen eines Instituts oder des Lehranalytikers abhängt, sondern auch damit zusammenhängt, welche Art von Persönlichkeitsstruktur – und auch von Pathologie – ein Lehranalysand in die Lehranalyse einbringt, wie gut oder schlecht das analytische Paar Analysand und Lehranalytiker damit zurechtkommt und wie sich die selbstanalytischen Fähigkeiten des Ausbildungskandidaten entwickeln. Manche brauchen lange Lehranalysen, andere kommen mit kürzeren zurecht. Die Ergebnisse einer Lehranalyse und ihre Dauer sind zweierlei.

Übertragung und Charakter

Zur Persönlichkeit eines Menschen gehören seine *Übertragungsdispositionen* und sein Charakter. Übertragung hat etwas mit dem Wunsch zu tun, Vertrautes wiederzufinden (König 1998). Erfahrungen in früheren Beziehungen werden auf gegenwärtige übertragen. Charakter entsteht aus den Weiterverarbeitungen von Beziehungserfahrungen, an der Abwehrmechanismen (König 1996) beteiligt sind. Übertragung entsteht, indem Objektbilder in der inneren Welt eines Menschen als eine Art Referenzkartei (Stierlin 1971) benutzt werden. In ihr sind Erfahrungen gespeichert, die der betreffende in seinen Beziehungen zu anderen Menschen bisher gemacht hat. Man sucht sich gleichsam ein passendes Objekt aus, das dem jetzt neu kennengelernten Objekt in bestimmten Merkmalen ähnlich war. Da die Objekte in der inneren Kartei selten ganz auf den neu kennengelernten Menschen passen, kommt es, wenn der Inhaber dieser Kartei sich nur nach inneren Objektbildern richtet, leicht zu Verkennungen. Andererseits wäre so etwas wie Menschenkenntnis nicht möglich, wenn wir nicht auf frühere Erfahrungen im Umgang mit Menschen zurückgreifen könnten.

Welches Objekt gewählt wird, hängt nicht nur von Ähnlichkeiten ab, sondern auch von Beziehungsbedürfnissen. Die bestimmen den *Übertragungswunsch.* Findet eine bestimmte Übertragung bereits statt, kann der Übertragungswunsch gesättigt sein. Es wird dann vielleicht ein anderes inneres Objekt zur Übertragung ausgesucht, das weniger zu einem inneren Bild passt, bei dem der Übertragungswunsch aber stärker ist. Freilich gibt es Übertragungswünsche solchen Ausmaßes, dass sie nie befriedigt werden können. Dann spielt es eine geringe oder keine Rolle, ob die Übertragung bereits auf einen anderen Menschen gerichtet ist.

Die Ähnlichkeiten einer Person, die man neu kennenlernt, gegenüber früheren Objekten nenne ich *Übertragungsauslöser*. Greenson (1967) sprach von Idiosynkrasien des Analytikers, die Übertragungen auslösen können. Ich fasse den Begriff »Übertragungsauslöser« weiter als Greenson das getan hat und meine damit nicht nur Eigenheiten oder Eigentümlichkeiten einer Person, sondern ihre Eigenschaften überhaupt. Dazu gehören auch Alter, Geschlecht, Verhalten, auch die Zugehörigkeit zu einer bestimmten Gesellschaftsschicht oder das Wohnen in einer bestimmten Wohngegend und selbst das Auto, das jemand fährt. Je intensiver ein Übertragungswunsch ist, desto geringer ist der *Spezifitätsanspruch* an den Übertragungsauslöser und umgekehrt.

Ödipale Übertragungen sind vom Geschlecht der Person abhängig, auf die übertragen wird. Das gilt nicht oder weniger für präödipale Übertragungen. So kann auf einen männlichen Analytiker eine gute oder böse Mutter der präödipalen Lebenszeit übertragen werden.

Die britische Psychoanalytikerin Betty Joseph (z. B. 1985) hat in eindrucksvollen Fallberichten demonstriert, wie sich Übertragungen im Laufe einer Therapiestunde verändern können. Sie sieht Übertragung in der analytischen Stunde als etwas direkt Ansprechbares und durch Deutung rasch Veränderbares an, im Unterschied etwa zu Greenson (1967), einem Schüler und Lehranalysanden von Fenichel, der ein schrittweises Vorgehen empfiehlt. Übertragungen können ohne therapeutische Beeinflussung lange Zeit konstant bleiben. Übertragungen auf Lebenspartner können jahrelang und jahrzehntelang dauern.

Innere Objektbilder, kurz innere Objekte, kann man sich in Schichten aufgebaut denken. In der äußersten Schicht werden die Gegenwart und die frühe Vergangenheit eines Objekts abgebildet, im Innersten die ersten Erfahrungen mit dem Objekt. Eine Übertragung der jungen ödipalen Mutter oder des jungen ödipalen Vaters beinhaltet etwas Anderes als die Übertragung von Mutter oder Vater im Altersheim. In der Regression werden frühere Schichten an der Oberfläche manifest. Eine frühe Übertragung, die durch entsprechende Übertragungsauslöser hervorgerufen wird, kann einen früheren Selbstanteil aktivieren. Das heißt, sie löst Regression aus. Solche Regression, die durch Angst oder Hilflosigkeit hervorgerufen wird, aktiviert ebenfalls frühe Selbstanteile. Gleichzeitig aktiviert sie frühere Entwicklungsstadien der Objekte. So kann ein verunfallter Motorradfahrer, der auf einer Intensivstation liegt, auf eine Krankenschwester ein frühes Mutterobjekt übertragen. Wird er wieder gesund, sieht er in ihr vielleicht eine mögliche Sexualpartnerin.

Von *Charakterübertragung* (Sandler et al.1988) kann man sprechen, wenn das Verhalten eines Menschen in einer Beziehung für diesen Menschen charakteristisch ist. Das ist auch dann der Fall, wenn bestimmte Beziehungswünsche eine hohe Intensität haben, so dass sie, von der Spezifität des Übertragungsauslösers relativ unabhängig, in vielen Beziehungen auftreten. Dabei kann es sich um Wünsche nach Versorgen oder nach Versorgung handeln, um Wünsche nach Dominanz oder Sich-Unterwerfen, um Wünsche nach Steuern oder Gesteuert-Werden etc.

Der Gebrauch des Begriffes: Charakterübertragung kann solche Fälle mit einschließen. Sonst meint Charakter in diesem Zusammenhang die *Weiterverarbeitung* kindlicher Erfahrungen. Hier handelt es sich meist um unerfüllte oder übererfüllte Wünsche oder um ein Verhalten in Beziehungen, mit denen das Kind in Schwierigkeiten geraten ist. Die ursprünglichen Wünsche und Impulse werden dann abgewehrt. Im Charakter wird das Ergebnis des Abwehrprozesses sichtbar, nicht der ursprüngliche Wunsch oder Impuls. Ein eindrucksvolles, viel genanntes Beispiel ist die schon von Freud im Zusammenhang mit dem Charakter erwähnte Reaktionsbildung. Aggression wird gleichsam in Mitleid umgewandelt, in Wahrheit wird Aggression durch ihr Gegenteil abgewehrt und das Ergebnis dieses Abwehrvorgangs ist Mitleid, das in den Beziehungen des Betreffenden manifest wird.

Die klinischen Charaktertypen, auf die ich mich in diesem Buch beziehe, beinhalten sowohl Beziehungswünsche, auf die der Betreffende fixiert geblieben ist, als auch solche Beziehungswünsche, die durch die Weiterverarbeitung ursprünglicher Beziehungswünsche entstanden sind. Der Charakter eines Menschen ist etwas relativ Konstantes. Er kann sich in der Regression verändern, sonst macht er sich immer wieder in gleicher oder ähnlicher Weise bemerkbar.

Strukturen und zentrale Beziehungswünsche

Übertragung wird neben dem Wunsch, sich in neuen Beziehungen zu orientieren, auch durch den konservativen Wunsch motiviert, Vertrautes wiederzufinden. Das nenne ich einen *basalen* Beziehungswunsch (König 1988). Der Wunsch, bei Vertrautem zu bleiben, und der Wunsch, Neues kennenzulernen – auch ein basaler Beziehungswunsch –, sind beide bei jedem Menschen in wechselnden Stärken und Mischungsverhältnissen vorhanden. Der Wunsch, Neues kennenzulernen, kann sehr stark und der Wunsch, bei Vertrautem zu bleiben, sehr schwach sein und umgekehrt. Es können aber auch *beide* Wünsche stark oder schwach ausgeprägt sein, Letzteres zum Beispiel im Zustand einer Depression.

Ein Kind und ein Jugendlicher sind meist auf das Kennenlernen von Neuem ausgerichtet, alte Menschen wollen Vertrautes beibehalten und sind an Neuem weniger interessiert. Im Erwachsenenalter zwischen jugendlich und alt finden sich beide Wünsche in wechselnden Mischungsverhältnissen. Man könnte sagen, dass bei den meisten Menschen der Wunsch, Neues kennenzulernen, ab dem 30. Jahr schwächer wird. Spätestens ab 50 nimmt der Wunsch, an Vertrautem festzuhalten, deutlich zu. Gremien, die mit alten Menschen besetzt sind, gelten als konservativ; ob es sich um das Kardinalskollegium der katholischen Kirche handelt oder um das Zentralkomitee der kommunistischen Partei der Sowjetunion, wo Gorbatschow mit Anfang 50 der Jüngste war.

Ein Nebeneinander von »konservativen« und »progressiven« oder »explorativen« Kräften findet sich auch bei Tieren (z. B. Bischof 1985). Übertragungen sind, wie schon erwähnt, wesentlich durch den Wunsch nach Vertrautem motiviert. In einer vertrauten Umgebung oder einer vertrauten Art von Beziehung kann sich jemand sicherer fühlen (Sandler 1960, 1992). Findet jemand etwas Vertrautes wieder, ist das wie eine Rückkehr in die Heimat, und es entsteht etwas, das man als Heimatgefühl bezeichnen könnte. Vertraut ist für die meisten Menschen die Primärfamilie, und weil Vertrautsein im Englischen *familiarity* heißt und im Französischen *familiarité*, spreche ich von Familiarität, um auf die Rolle der Familie, der Primärfamilie, aber auch einer später gegründeten, vertrauten Familie hinzuweisen.

Als *zentrale Beziehungswünsche* bezeichne ich nun Wünsche nach *bestimmten Arten von Beziehung*, zum Beispiel einer schützenden, einer anerkennenden, einer nährenden, einer Ordnung schaffenden, einer begleitenden, eine die Geschlechtseigenschaften anerkennenden oder einer ödipalen Dreiecksbeziehung. Diese Wünsche ordne ich der schizoiden, der narzisstischen, der depressiven, der zwanghaften, der phobischen, der phallisch-narzisstischen und der hysterischen Struktur zu.

Während die *schizoide Struktur* entsteht, besteht ein dem Entwicklungsstand entsprechender Wunsch nach Schutz und Geborgenheit; während die *narzisstische Struktur* entsteht, ein Wunsch nach Anerkennung der eigenen Individualität; zur gleichen Zeit besteht der Wunsch ernährt zu werden; auch schon ein Wunsch, zu ernähren. Es kommt vor, dass ein Kind seine Mutter mit dem Löffel füttern will, wobei das mütterliche Verhalten nachgeahmt wird. In der analen Entwicklungsphase entsteht sowohl der Wunsch nach Ordnung als auch der Wunsch nach Begleitung im Sinne der *zwanghaften* und der *phobischen Struktur*. In der Zeit, wo die *phallisch-narzisstischen Struktur* entsteht, entwickelt sich ein starkes Interesse an Geschlechtseigenschaften, zusammen mit einem Wunsch nach Bestätigung der eigenen Geschlechtsidentität. In der ödipalen Entwicklungsphase entsteht ein Wunsch, sich in eine ödipale Rivalitätsauseinandersetzung zu begeben, unter Leugnung der realen Verhältnisse, besonders der Unterschiede zwischen Kindern und Erwachsenen. Je nach den Entwicklungsbedingungen stehen meist ein oder zwei Wünsche im Vordergrund.

Schizoid Strukturierte möchten sich nicht an Objekte binden, sondern in der Wahl ihrer Objekte frei sein. Sie suchen vor allem Objekte, die keine konkreten, individuellen Anforderungen an sie stellen. Zum Beispiel empfinden sie ein Heimatgefühl weniger im Umgang mitbestimmten Personen als vielmehr in einer Stadt oder in einer Landschaft. Mit Menschen verstehen sie sich dann am besten, wenn sie von deren Individualität und deren persönlichen Eigenheiten absehen können. Sie erleben Menschen als Repräsentanten der Gattung Mensch, der Gattungen Mann oder Frau. Neues suchen sie nicht an der Oberfläche, sondern in den Tiefen eines Menschen. Sie sehen aber nur, was ihnen vertraut ist; Teile ihrer eigenen Individualität im Anderen.

Narzisstisch Strukturierte suchen bei anderen Menschen Funktionen, die sie brauchen. Dabei kann es sich um Hilfe bei einer Arbeit handeln, deren Wert sie, berechtigt oder nicht, als hoch einschätzen. Die Funktion eines anderen Menschen kann aber auch nur darin bestehen, den narzisstisch Strukturierten zu bewundern. An der Individualität einer Person haben narzisstisch Strukturierte wenig oder kein Interesse. Dennoch können sie mit Menschen oft geschickt umgehen. Sie beobachten, wie eine Person auf bestimmte Außenreize reagiert, nach einer Art Black-Box-Modell. In das, was in der Person vorgehen könnte, versuchen sie sich nicht einzufühlen. Sie könnten es auch nicht, weil sie Menschen als Funktionsbündel sehen und eigentlich nur sich selbst als Person kennen. Auf Menschen können sie neugierig sein, ähnlich wie ein Zoologe auf neue Arten oder ein Botaniker auf neue Pflanzen. Sie haben nicht das Bedürfnis, sich mit anderen Menschen auf einer persönlichen Ebene, von Person zu Person, zu verstehen. Da sie an ihren Mitmenschen meist kein tiefergehendes Interesse haben, findet man Therapeuten mit einer ausgeprägten narzisstischen Struktur selten.

Depressiv Strukturierte findet man unter den Therapeuten häufig. Verglichen mit narzisstisch strukturierten Therapeuten verhalten sie sich bezüglich der Wertschätzung ihrer eigenen Person und der Wertschätzung ihrer Patienten spiegelbildlich Sie selbst sind im Vergleich zu den Patienten unwichtig. Auf Menschen sind depressiv strukturierter Menschen angewiesen, im Sinne einer Ganzobjektbeziehung, aber mit Akzentuierung des Versorgungs- und nährenden Aspekts. Ihr großes Interesse an anderen Menschen bedingt auch, dass sie gern neue Menschen kennenlernen. Andererseits können sich von Menschen, mit denen sie eine Beziehung eingegangen sind, schwer trennen. Die Individualität eines Gegenübers ist ihnen kostbar, und ein Gegenüber, zu dem eine Beziehung entwickelt wurde, ist eigentlich unersetzbar. Deshalb können depressiv Strukturierte sich in Trauer verlieren, wenn eine Trennung erfolgt ist.

Zwanghaft strukturierten Menschen sind andere Menschen wichtig. Sie fürchten aber gleichzeitig ein Chaos, das von ihnen ausgehen könnte. Das eigene, latente Chaos projizieren sie auf die anderen Menschen. Auch weil sie andere Menschen brauchen, um ihr eigenes Chaos in sie zu projizieren und es dann in ihnen zu kontrollieren, können sie schwer allein leben. *Zwanghafte Therapeuten* wechseln ihre Beziehungen ungern. Das hängt mit ihrem Wunsch zusammen, Bestehendes festzuhalten, einem basalen, konservativen Beziehungswunsch, der bei ihnen meist stark ausgeprägt ist. Es hängt aber auch damit zusammen, dass für sie eine jede neue Beziehung ein riskantes Abenteuer bedeutet. Deshalb bleiben sie in Beziehungen, deren Sicherheit sich ihnen gezeigt hat. Beides, das Festhalten an Beziehungen und die Angst vor neuen Beziehungen, führt zu langen Therapien. An der Länge der Therapien zwanghafter Therapeuten ist auch ein Wunsch beteiligt, Menschen vollständig zu erfassen, letztlich um sie vollständig kontrollieren zu können. Manchmal finden sich bei zwanghaften Therapeuten, die einen Patienten gehen lassen mussten, Befürchtungen, der Patient könnte in chaotische Situation geraten oder ein Chaos verursachen. Oft versuchen zwanghafte Therapeuten, dem Patienten in der letzten Stunde noch Verhaltensregeln mitzugeben. Im Unterschied zu den zwanghaften Therapeuten wollen depressiv strukturierte, die das tun, dem Patienten eine Art Wegzehrung mitgeben, in Form eines Sicherheitsproviants.

Phobisch strukturierte Therapeuten suchen sich in Patienten Begleiter oder nehmen den Patienten gegenüber eine Begleiterrolle ein, im Sinne eines äußeren steuernden Objekts, das sie davor schützen soll, in Situationen zu geraten, in denen sie sich schaden können (König 1981). In dieser Funktion sind die Patienten für sie austauschbar. Daneben kann aber durchaus eine Ganzobjektbeziehungen bestehen, die Abschiede schwer macht. Gehen die Patienten, kann es sein, dass sie eigene steuernde Funktionen nicht ausreichend entwickelt haben. Ein Therapeut muss sich bezüglich steuernder Funktionen überflüssig zu machen suchen, was den phobisch strukturierten Therapeuten schwerfallen kann.

Kontraphobisch strukturierte Therapeuten suchen Partner für eine Abenteuerreise, bei der einer, sie selbst oder der Patient – in der Regel sie selbst – steuernde Funktionen übernimmt, auf der aber auch etwas riskiert wird. Führt das zu Katastrophen kleinerer oder größerer Art, kann der kontraphobisch strukturierte Therapeut in eine phobische Position zurückfallen und sich am Patienten festklammern, um ihn als steuerndes Objekt zu verwenden.

Phallisch-narzisstische Männer und Frauen können von einer auf Verliebtsein basierenden, intensiven Bewunderung, die sich auf ihre Geschlechtseigenschaften richtet, abhängig sein. Das kann sie veranlassen, die Beziehungspartner häufig zu wechseln, um immer wieder diese Anfangsbegeisterung zu erleben. Fortschritte in einer Therapie bestätigen die therapeutische Potenz oder die weibliche Attraktivität.

Hysterisch strukturierte Männer und Frauen vom ödipalen Typ neigen vom Beziehungswunsch her eher zu Dauerbeziehungen als phallisch-narzisstisch strukturierte. Das ödipale Kind will Vater oder Mutter aus einer Beziehung verdrängen, die es auf die Ewigkeit hin ausgelegt empfindet. Tatsächlich kommt es im Leben hysterisch strukturierte Menschen vom ödipalen Typ häufig zu Trennungen, die damit zusammenhängen, dass eine Partnerin oder ein Partner das Merkmal *gebunden sein* verliert. Damit verliert er oder sie auch die ödipale Attraktivität. Bei Therapeuten kann sich das so auswirken, dass eine Patientin erst losgelassen wird, wenn sie sich vom Partner außerhalb der analytischen Dyade äußerlich oder wenigstens innerlich getrennt hat. Sie verlässt dann die Therapie mit einer Vorstellung davon, wie ihr Partner sein sollte, die den Therapeuten zum Modell nimmt. Zum Beispiel soll er zuhören und eigene Interessen zurückstellen, wie der Therapeut das getan hat, ohne sich deutlich zu machen, dass es sich in der Therapie um eine besondere, asymmetrische Beziehung gehandelt hat, die als Modell für Partnerschaften von Gleich zu Gleich nicht taugt.

Wegen Störungen in der Ich-Entwicklung, die damit zusammenhängen, dass das Zeitfenster für die Ich-Entwicklung nach der ödipalen Entwicklungsphase nur unzureichend genutzt werden konnte, weil das Kind noch in ödipalen Konflikten befangen war, kann es aber auch zur Aufnahme wechselnder Beziehungen kommen, die attraktiv sind, weil sie neu sind – so wie ein Kind durch Neues in besonderem Maße fasziniert wird. Aus solchen, vielleicht auf einen so genannten One-Night-Stand ausgelegten Beziehungen kann dann aber durch die bindende Kraft eines sexuellen Kontaktes eine Dauerbeziehung werden, die vorher nicht beabsichtigt war, was dann zu Komplikationen führt, womit sich die schöne Literatur und der Film immer wieder beschäftigt haben.

Historisches zu den klinischen Charakterstrukturen

In diesem Buch beziehe ich mich, wie schon erwähnt, auf die so genannten klinischen Charakterstrukturen: schizoid, narzisstisch, depressiv, zwanghaft, phobisch, hysterisch vom phallisch-narzisstischen Typ – kurz: phallisch-narzisstisch – und hysterisch vom ödipalen Typ (König 2004), kurz: hysterisch. Sie eigenen sich gut dazu, einen Großteil der charakterbedingten Subjektivität eines Therapeuten zu erfassen.

Die klinischen Strukturen stammen ursprünglich aus dem Bereich der Psychopathologie. »Schizoid« stammt aus der Psychiatrie, »narzisstisch« aus der Psychoanalyse. »Depressiv« stammt nur auf den ersten Blick aus der Psychiatrie. Jemand, der eine depressive Struktur hat, muss nicht klinisch depressiv sein. Bei der depressiven Struktur tritt Depression in spezifischen *auslösenden Situationen* auf, die mit der Psychodynamik dieser Struktur zusammenhängen und bei andere Menschen keine Belastungen darstellen würden, die eine Depression auslösen könnten. »Zwanghaft« stammt, ebenso wie der Synonymbegriff »anankastisch«, aus der Psychiatrie. Die zwanghafte Struktur disponiert zu Zwangsneurosen und gilt in der Psychiatrie in starker Ausprägung als Persönlichkeitsstörung.

Die von mir (König 1981) beschriebene phobische Struktur hat sich in der Psychiatrie noch nicht und in der Psychoanalyse erst in Teilen durchgesetzt, obwohl mein Buch über die phobische Struktur in mehreren Auflagen verbreitet ist. Es geht um Menschen, die im Laufe ihrer Entwicklung kein inneres steuerndes Objekt ausgebildet haben und deshalb auf Begleiter angewiesen bleiben, in deren Gegenwart sie sich sicherer fühlen. Verlieren sie den Begleiter oder geraten sie in eine auslösende Situation, in der Willkürimpulse aktiviert werden, die zu einem sozial inakzeptables Verhalten führen könnten, tritt subklinische Angst auf. Der Impuls schiebt die Angst gleichsam wie eine Bugwelle vor sich her. Der Inhalt des Wunsches selbst wird nicht bewusst. Menschen mit einer solchen Struktur sind sehr auf Harmonie bedacht und deshalb meist unauffällig: in den Psychiatrie-Manualen im Kollektiv der abhängigen Persönlichkeitsstörungen verborgen. Das Gleiche gilt für die depressive Struktur.

»Phallisch-narzisstisch« ist ein Terminus aus der Psychoanalyse. In der Psychiatrie finden sich Untergruppen dieser Struktur, zum Beispiel unter der Bezeichnung: »Don Juanismus«. Männer mit einer solchen Struktur überbetonen ihre

Geschlechtseigenschaften. Männlich identifizierte Frauen mit einer phallisch-narzisstisch Struktur wollen für Eigenschaften und Verhaltensweisen anerkannt und bewundert werden, die sie als männlich empfinden. Frauen, die eher mit der klassischen weiblichen Rolle identifiziert sind, bezeichne ich ebenfalls als »phallisch-narzisstisch«, obwohl diese Bezeichnung auf den ersten Blick nicht passt. Solche Frauen wollen nicht wegen Geschlechtseigenschaften anerkannt werden, die in unserer Kultur als männlich gelten, sondern wegen Eigenschaften, die in unsere Kultur dem klassischen Frauenbild entsprechen, mit Eigenschaften, die auch präödipale Aspekte haben, wie Einfühlung, für andere Menschen sorgen, vermittelnd und ausgleichend wirken. Neben Merkmalen weiblichen Aussehens überbetonen sie diese Eigenschaften. Phallisch-narzisstisch als Oberbegriff bedeutet also: gewünschte Geschlechtseigenschaften überbetonend. Die phallisch-narzisstische Struktur wird vielfach (z. B. Riemann 1976) im Rahmen der hysterischen Struktur beschrieben. Sie entsteht an der Schwelle zur ödipalen Phase. Man kann (König 2004) auch von »hysterisch vom phallisch-narzisstischen Typ« sprechen. Im Vergleich zur hysterischen Struktur vom ödipalen Typ fehlt die Tendenz, ödipale Dreiecksbeziehungen zu inszenieren. Es fehlen auch die ichstrukturellen Besonderheiten der hysterischen Struktur vom ödipalen Typ.

Als hysterisch vom ödipalen Typ bezeichne ich eine bestimmte Konstellation von Charaktereigenschaften, die aus einem Steckenbleiben in der ödipalen Entwicklungsphase resultieren. Dazu gehört eine Tendenz, in Beziehungen das ödipale Dreieck zu inszenieren, wobei eine Kindposition oder eine Elternposition eingenommen werden kann. Ebenfalls dazu gehört das partielle Verbleiben in einer kindlichen Phase der kognitiven Entwicklung, was dadurch zustande kommt, dass ein Kind die ödipalen Konflikte nicht zur Ruhe legt, sondern in ihnen befangen bleibt und das für die kognitive Weiterentwicklung wichtige Zeitfenster nach der ödipalen Entwicklungsphase, in der so genannten Latenzzeit, nur teilweise nutzen kann. Man findet bei hysterisch Strukturierten vom ödipalen Typ zum Beispiel »spontane« Urteilsbildungen aufgrund unzureichender Informationen, mangelnde Impulskontrolle, Ungeduld und mangelnde Frustrationstoleranz. Für »hysterisch« wird heute vielfach der Terminus »histrionisch« benutzt, in der Annahme, dass er weniger pejorativ sei.

Vertiefende und ergänzende Synopsis der Charakterstrukturen

Jede Charakterstruktur beinhaltet das Steckenbleiben in einem bestimmten Entwicklungsstadium, und für jede Struktur sind Wünsche nach Beziehungen einer bestimmten Art und der bevorzugte Einsatz bestimmter Abwehrmechanismen oder eines bestimmten Abwehrverhaltens charakteristisch. Charakterstrukturen können deshalb von der Objektbeziehungstheorie und von der Ich-Psychologie her verstanden werden. Die Abwehr des Ich verändert die ursprünglichen Beziehungswünsche.

Ein Beispiel für eine Charakterstruktur, bei der noch die *ursprünglichen Beziehungserfahrungen* im Vordergrund stehen, ist die *schizoide Struktur*. Die Strukturentwicklung ist, oft infolge einer Vernachlässigung des Kindes, mit dem wenig interagiert wurde, auf einem frühen Stadium stehengeblieben, wo man annehmen kann, dass Wünsche nach Verschmelzung mit dem frühen Mutterobjekt und eine Angst davor das Erleben des Kindes beeinflussten. Deshalb wünscht der schizoid strukturierte Erwachsene Nähe, fürchtet sie aber auch. Ist eine Person, mit der er umgeht, ihm sehr ähnlich, ist die Angst geringer. Verschmelzungsfantasien beinhalten dann nicht, dass er im Falle einer Verschmelzung seine bisherige persönliche Identität verlieren würde.

Der schizoid Strukturierte schreibt Personen, mit denen er umgeht, Gefühle zu, die er bei sich selbst nicht wahrhaben will. Ansonsten setzt er, weil ihm reifere Abwehrmechanismen wenig zur Verfügung stehen, eher ein Abwehr*verhalten* ein als innere, unbewusst ausgelöste Abwehr*mechanismen*, um unangenehme Gefühle zu verhindern oder zu vermindern. So geht er zum Beispiel auf räumliche Distanz, verweigert sich Beziehungsangeboten und zieht Beziehungen vor, die zeitlich eingeengt sind, zum Beispiel in Form einer Wochenendbeziehung, die für schizoid Strukturierte die geeignetste Beziehungsform sein kann.

Viele schizoid Srukturierte sind gut im Abstrahieren. Vermutlich haben sie diese Fähigkeit in besonderem Maße entwickelt, um sich von konkreten Details, die schwer erträgliche Gefühle auslösen können, fernhalten zu können. Viele schizoid Strukturierte fühlen sich scheinbar gut ein. Tatsächlich erkennen sie im Anderen nur, was sie von sich selbst kennen. Was sie von sich nicht kennen, nehmen sie nicht wahr oder verstehen sie nicht. Stellen sich im Umgang mit anderen Menschen Unterschiede heraus, kann das zu einer Entfremdung führen, der eine Trennung folgt. Auch in ihrem Bestreben, Brüder oder Schwestern im Geiste zu finden, sehen schizoid Strukturierte von Details ab. Dadurch kann in der Wahrnehmung eine größere Ähnlichkeit hergestellt werden als tatsächlich besteht. Unterscheidende Details hätten etwas Trennendes.

In professionellen Beziehungen, zum Beispiel auch in einer ärztlichen oder einer psychotherapeutischen Beziehung zu Patienten, fühlen sich schizoid Strukturierte oft am wohlsten, weil sie in einer solchen Beziehung Nähe und Distanz gut regulieren können und, jedenfalls in Psychotherapien, ein Gefühl der Intimität entsteht, das in anderen, weniger gut regulierbaren Formen von Beziehung als gefährlich erlebt werden würde.

Die *narzisstische Struktur* entsteht als Folge einer spezifischen Form von Vernachlässigung in der frühen Kindheit. Das Kind erfährt nicht die Bestätigung seiner Existenz, die es für eine gesunde Entwicklung brauchen würde. Es wird meist ausreichend versorgt, ruft aber bei den versorgenden Personen weder Freude noch Begeisterung hervor. Kohut (1971) sprach vom fehlenden Glanz in Auge der Mutter. Die Mutter oder die anderen Versorgenden können zum Beispiel großen Belastungen ausgesetzt sein, die sie als Individuen oder die, etwa in Kriegszeiten und Nachkriegszeiten, fast die ganze Bevölkerung betreffen. Dann kann ein Kind als eine schwer erträgliche zusätzliche Belastung erlebt werden.

Die Fähigkeit zur Selbstbestätigung ist bei narzisstisch strukturierten Menschen unterentwickelt. Bestätigung von außen können sie nur in kleinen Mengen speichern. Man könnte sagen, sie haben kein ausreichend großes Behältnis dafür entwickelt, weil sie in einer Lebensphase, wo das geschieht, wenig Bestätigung erfahren haben. Deshalb sind sie auf dauernde Bestätigung angewiesen. Personen, die sie bestätigen, können einzelne Menschen oder eine Gruppe von Menschen sein, etwa ein Publikum. Kompensatorisch zur unzureichende Beachtung entwickeln sie Allmachtsfantasien. Diese sind ständig in Gefahr, durch die Realität widerlegt zu werden. Narzisstisch Strukturierte erleben sich aber auf einer anderen, höheren Ebene als andere Menschen, was sie davor schützt, sich mit den Meinungen auseinandersetzen zu müssen, die andere von ihnen haben. Aus dieser gleichsam erhöhten Position heraus beobachten sie die anderen Menschen meist sehr genau. Viele lernen, geschickt mit Menschen umzugehen, ohne sich in sie einzufühlen und hineinzuversetzen. Man könnte sagen, sie arbeiten im Umgang mit Menschen nach einem Black-Box-Modell.

Für narzisstisch Strukturierte sind andere Menschen oft nur Funktionsbündel, nicht Personen mit eigenem Recht. Dem Andern werden keine eigenen Motive des Handelns zugestanden, wie es zum Konzept einer so genannten Ganzobjektbeziehung gehören würde. Ihre Funktionen müssen diese Personen für den Therapeuten einsetzen. Manche narzisstisch Strukturierte erleben ein Gegenüber so, wie wenn es in das eigene Körperschema integriert wäre, also wie ein Arm oder ein Bein, die das tun, wozu sie vom Gehirn aus über die Nervenbahnen innerviert werden. Insgesamt kontrastiert bei narzisstisch Strukturierten eine Selbstüberschätzung mit einer Geringschätzung anderer Personen. Die Selbstüberschätzung ist immer in Gefahr, durch die Realität widerlegt zu werden, was Kränkung und Selbsthass auslösen kann.

Bei der *depressiven Struktur* findet man eine Fixierung auf das Orale. Sie entsteht in einer Zeit, wo der Mund für das Kind von großer Bedeutung ist. Man kann zum Beispiel beobachten, dass Kinder in der zweiten Hälfte des ersten Lebensjahres alles in den Mund stecken, was sie anscheinend kennenlernen möchten. Die depressive Struktur entsteht durch qualitativ oder quantitativ unzureichende Versorgung im oralen Bereich. Infolge der unzureichenden Versorgung, die auch darin bestehen kann, dass das Kind beim Stillen nicht so gehalten wird, dass es ohne besondere Anstrengung ruhig trinken kann, bleibt eine große Abhängigkeit von versorgenden Personen bestehen, ohne die sich der depressiv Strukturierte existenziell gefährdet fühlt. »Die Nahrungsquelle ist unsicher.« Ohne versorgende Person hätten depressiv strukturierte in einem übertragenen Sinne das Gefühl, zu »verhungern und zu verdursten«.

Personen, mit denen die depressiv Strukturierten umgehen, werden überschätzt und manchmal auch idealisiert. Dem gegenüber wird das eigene Selbst, das sich allein scheinbar nicht erhalten kann, entwertet. Aggressive Impulse, die zum Verlust wichtiger Personen führen könnten, werden gegen das eigene Selbst gerichtet und lösen dann oft depressive Verstimmungen mit Selbstvorwürfen aus. Der depressiv Strukturierte sucht Personen, die ihm bestätigen, dass er seine eigenen Gewissensforderungen erfüllt. Sein Gewissen verlangt von ihm zumeist, eigene Interessen hinter die Interessen anderer zurückzustellen. Das kann so weit gehen, dass er sich für einen Anderen oder Andere aufopfern möchte. Er kann wünschen, dass der Andere oder die Anderen ihm dazu Gelegenheit geben. Depressiv Strukturierte nehmen im Umgang mit anderen Personen selbst eine versorgende Rolle ein. Was sie von anderen erwarten, tun sie für die anderen. Oder sie lassen sich versorgen und erwarten vom Versorgenden ein aufopferndes Verhalten, so wie sie das von sich selber kennen. Bezüglich der Qualität dessen, was sie geben können, trauen sich depressiv Strukturierte aber wenig zu.

Die aus ihrer Sicht mangelnde Qualität möchten sie durch Quantität ersetzen, zum Beispiel durch viel Einsatz.

Depressiv Strukturierte können sich in das Gegenüber einfühlen. Insbesondere können sie das Leid anderer Menschen mitempfinden, aber auch deren Freude, indem sie sich mit dem Anderen identifizieren. Für manche ist das die einzige Quelle von Freude. Man spricht vom Abwehrmechanismus der altruistischen Abtretung (Anna Freud 1936).

Ein Beispiel für eine Charakterstruktur, die vor allem durch *Weiterverarbeitungen* von Beziehungserfahrungen bestimmt wird, ist die *Zwangsstruktur*. Bei ihr spielen die Abwehrmechanismen Reaktionsbildung, Verschiebung auf das Kleinere, Isolierung vom Affekt, Isolierung aus dem Zusammenhang und Projektion eine große Rolle. Zwangsstrukturierte Menschen haben Angst vor Chaos, weil sie mit impulsivem Verhalten in ihrer Kindheit schlechte Erfahrungen gemacht haben. Ihr Verhalten wurde stark von außen kontrolliert und mit Verboten belegt. Das führte dazu, dass Handlungsimpulse im Inneren des Kindes blockiert wurden. Weil aggressives Handeln nicht mehr stattfand, konnte es auch nicht sozialisiert werden. Die Aggressivität von Kleinkindern wird anders bewertet und hat andere Folgen als die Aggressivität von Erwachsenen. Würden früh geblockte aggressive Impulse nun beim Erwachsenen in Handeln umgesetzt, käme ein in gewisser Weise kindliches, sozial schädliches Willkürhandeln heraus. Vielleicht käme der Betreffende dann als Erwachsener mit dem Gesetz in Konflikt. Als Reaktion auf die Angst vor Chaos wird ein übersteigerter Ordnungssinn entwickelt. Zwanghaft Strukturierte sind oft auch sparsam bis zum Geiz. Die Sparsamkeit bezieht sich auf *alles*, was zwanghaft Strukturierte hergeben sollen, manchmal selbst auf das Hergeben von Worten. Geld wird oft so erlebt, als ob es zum Körper gehören würde, also Körpersubstanz wäre. Das hängt damit zusammen, dass bei der Erziehung zwanghafter Kinder zu früh von ihnen verlangt wurde, zu bestimmten Zeiten mit dem Stuhlgang etwas von sich herzugeben. Das ist eine Zeit, wo das Kind vermutlich zwischen dem Stuhl und seinem Körper nicht unterscheidet.

Dadurch, dass der Kampf mit Willkür durch den Einsatz von Projektionen nach außen verlagert wird, kommt es beim zwanghaft Strukturierten zu einer Entlastung der inneren Welt. In der inneren Welt werden Konflikte, die aggressive Willkür zum Ausbruch bringen könnten, auch dadurch vermieden, dass Konfliktpartner, etwa das eigene Selbst und innere Bilder von Personen, mit denen der zwanghaft Strukturierte konflikthaft umgegangen ist, voneinander getrennt werden. Der

Abwehrmechanismus *Isolierung aus dem Zusammenhang* wirkt sich auch in der äußeren Welt aus. Er führt außen wie innen zu einer Schwäche im Erkennen von Zusammenhängen. Um zu vermeiden, dass Emotionen, die im Umgang mit anderen Menschen und mit Dingen ausgelöst werden, zu aggressivem Handeln führen, werden die eigenen Emotionen durch den Einsatz des Abwehrmechanismus *Isolierung vom Affekt* gedämpft. Konflikthaftes Erleben enthält dann das Wahrgenommene, aber ohne die Gefühle, die es auslösen könnte. Die Gefühle werden blockiert und damit vom Inhalt des Wahrgenommenen abgeschnitten. Sie treten nicht in Erscheinung und belasten nicht.

Zwanghaft Strukturierte können mit Menschen auf gleicher Ebene schwer umgehen. In ihren Beziehungen zu anderen Personen müssen sie dominieren oder sich unterordnen. Sie ordnen sich unter, wenn sie die Person, das sie dominiert, als mächtiger akzeptieren können, aber auch als jemanden, der den gleichen Prinzipien folgt, die auch sie für richtig halten. So können sie sich einem Chef bedingungslos unterordnen, der die gleichen Prinzipien vertritt wie sie.

Zur gleichen Zeit wie die Zwangsstruktur entsteht die *phobische Struktur*. Während das Entstehen einer Zwangsstruktur dadurch gefördert wird, dass Eltern oder Eltern-Ersatzpersonen auf aggressive Handlungen des Kindes negativ reagieren, entsteht die phobische Struktur durch ein ängstlich-anklammerndes, überprotektives Verhalten von Eltern oder Eltern-Ersatzpersonen oder aber dadurch, dass Leistungen verlangt werden, die das Kind nicht in Interaktionen mit Erwachsenen erlernen konnte.

Die Eltern oder Eltern-Ersatzpersonen verhalten sich also entweder überprotektiv, weil sie auf die Initiativen des Kindes mit Angst reagieren (das Kind könnte sich was tun oder Schaden anrichten), oder sie kümmern sich zu wenig um das Kind, fordern von ihm aber, dass es dennoch Leistungen erbringt, die dem Alter entsprechen. Beides führt dazu, dass das Kind nicht lernt, selbstständig zu handeln, wozu in der Lernphase gehört, dass ein Lernen nach *Versuch und Irrtum* möglich ist, *ohne dass das Kind bei seinen Versuchen alleingelassen wird.* Impulse, die zu Misserfolgen führen könnten, werden beim Erwachsenen nicht bewusst. Sie erzeugen Angst; man könnte auch sagen: Sie schieben auf dem Weg in das Bewusstsein Angst vor sich her. Die Angst wird dann meist in kleinen Quanten – bei phobischen Störungen von Krankheitswert in großen Quanten – bewusst. Weil die Impulse Angst machen, werden sie nicht in Handeln umgesetzt. Damit eine Versuchung, willkürlich zu handeln, nicht auftritt, werden Situationen vermieden, die eine solche Versuchung beinhalten könnten.

Phobisch strukturierte Menschen suchen nach äußeren steuernden Objekten, die ihr unzureichend ausgebildetes inneres steuerndes Objekt (König 1981, 2004) ersetzen sollen. Sie sollen darauf aufpassen, dass der phobisch Strukturierte nichts Selbstschädigendes und nichts Fremdesschädigendes mit negativen Auswirkungen auf die eigene Person tut. Eine andere Möglichkeit für den phobisch Strukturierten ist, dass er selbst die Funktionen eines steuernden Objekts übernimmt. Eine solche Beziehung ist ihm mit vertauschten Rollen vertraut. Bei depressiv Strukturierten haben die Beziehungen oft Versorgungscharakter. Bei den phobisch Strukturierten haben sie Steuerungscharakter. Der depressiv Strukturierte lässt sich versorgen oder versorgt andere. Entsprechend lässt sich der phobisch Strukturierte von Personen, die Funktionen eines steuernden Objekts übernehmen können, begleiten oder er begleitet andere in dieser Funktion. Die Rollen können wechseln, auch wieder ähnlich wie bei der depressiven Struktur, bei der wechseln kann, wer versorgt und wer versorgt wird.

Weil sie auf gute Beziehungen zu Menschen als steuernde Objekte angewiesen sind, möchten phobisch Strukturierte Harmonie in den Beziehungen herstellen und zeigen darin oft eine auffallende Kompetenz. Allerdings geht das Herstellen von Harmonie oft auf Kosten eigener Interessen. Es wird darauf verzichtet, die Interessen durchzusetzen.

Eine *kontraphobische Struktur* entsteht durch Überkompensation bei Menschen, die es kränkt, wenn sie Angst haben. Menschen mit einer kontraphobischen Struktur zwingen sich zu einem mutigen Verhalten und erwarten ein mutiges Verhalten auch von anderen Personen.

Die *phallisch-narzisstische Struktur* entsteht zu einer Zeit, wo Kinder sich für Geschlechtsunterschiede zu interessieren beginnen, in der Regel vor dem Aufblühen der ödipalen Konfliktsituation. Ich rechne die phallisch-narzisstischen Struktur zur hysterischen (König 2004) und unterscheide zwischen einer hysterischen Struktur vom phallisch-narzisstischen und vom ödipalen Typ. Bei der phallisch-narzisstischen-Struktur geht es um die ersten Ansätze der Entwicklung einer Geschlechtsidentität. Sie entsteht zu einer Zeit, wo das Kind im Laufe seiner Entwicklung beginnt, sich für Geschlechtsunterschiede zu interessieren. Dabei hat die Einschätzung männlicher oder weibliche Geschlechtseigenschaften durch die Umwelt erheblichen Einfluss. Werden in einer Familie männliche Eigenschaften höher geschätzt als weibliche oder umgekehrt, merkt das ein Kind.

Die Bezeichnung phallisch-narzisstische Struktur ist alt. Sie stammt aus der Frühzeit der Psychoanalyse und bezog sich ursprünglich auf Männer und männlich identifizierte Frauen. Ich habe die Bedeutung des Begriffes »phallisch-narzisstisch« auf Frauen ausgeweitet, die mit der klassischen weiblichen Rolle identifiziert sind; entsprechend dem auf beide Geschlechter angewandten Gebrauch des Begriffes »ödipal«. Ich hätte auch den Neologismus *geschlechtszentrierte Struktur* verwenden können. Phallisch-narzisstisch bedeutet also in einer allgemeinen Form ausgedrückt: an den eigenen Geschlechtseigenschaften besonders stark interessiert.

Die Einstellungen der Eltern und anderer wichtiger Beziehungspersonen zum männlichen oder weiblichen Geschlecht können die Entwicklung einer sicheren Geschlechtsidentität fördern oder hemmen. Wird eine sichere Geschlechtsidentität nicht entwickelt, muss im Erwachsenenalter immer wieder nach Bestätigung der eigenen, von einem selbst gewünschten Geschlechtseigenschaften gesucht werden. Um eine Bestätigung der gewünschten Geschlechtseigenschaften zu erreichen, kann das Männliche oder Weibliche in der Selbstpräsentation überbetont werden. Geschlechtseigenschaften werden vom phallisch-narzisstisch Strukturierten dann übersteigert oder übertrieben präsentiert, wie im so genannten Macho-Verhalten von Männern, aber auch von Frauen, die mit einer männlichen Rolle identifiziert sind, weil das Männliche in der Familie höher geschätzt wurde. Bei Männern liegt die Ursache meist darin, dass sie in ihren männlichen Eigenschaften infrage gestellt oder einseitig bestätigt wurden. Bei eher männlich identifizierten Frauen liegt die Ursache darin, dass sie in ihren weiblichen Eigenschaften infrage gestellt wurden und eher ein männliches Verhalten von ihnen erwartet wurde; zum Beispiel, wenn Vater oder Mutter oder beide lieber einen Jungen gehabt hätten.

Zu einer Überbetonung weibliche Geschlechtsmerkmale bei einer Frau kommt es entsprechend, wenn sie als Kind in ihren weiblichen Eigenschaften zu wenig bestätigt wurde oder wenn sie durch weibliche Eigenschaften oder weibliches Verhalten besonders große Wirkungen erzielen konnte. Bei männlich identifizierten phallisch-narzisstischen Frauen kommt es oft zu einem Ablehnen und Leugnen spezifisch weiblicher Geschlechtseigenschaften, bei phallisch-narzisstischen Männern zu einem Ablehnen und Leugnen aller Eigenschaften, die als weiblich angesehen werden könnten. Entsprechendes findet sich bei Frauen, die mit der klassischen weiblichen Rolle überidentifiziert sind. Dann wird alles abgelehnt und geleugnet, was als männlich gelten könnte.

Phallisch-narzisstische Menschen suchen nicht nur Personen, die sie in ihren Geschlechtseigenschaften durch Bewunderung bestätigen. Sie suchen auch Personen, mit denen sie bezüglich der Geschlechtseigenschaften rivalisieren können, mit dem Ziel, die Rivalitätsauseinandersetzung zu gewinnen.

Zusammenfassend kann man sagen: Phallisch-narzisstische Männer und phallisch-narzisstischen Frauen, die männlich identifiziert sind, möchten wegen Eigenschaften und Verhaltensweisen anerkannt werden, die sie den männlichen zuordnen. Phallisch-narzisstischen Frauen, die mit dem klassischen Frauenbild identifiziert sind, suchen eine Bestätigung der entsprechenden Eigenschaften und Verhaltensweisen. Dass Männer wegen weiblicher Eigenschaften und Verhaltensweisen anerkannt werden wollen, kommt auch vor. Voraussichtlich wird die Zahl solcher Männer zunehmen, wenn das in den letzten Jahrzehnten entwickelte Bild vom »neuen Mann« von den Eltern noch mehr als zurzeit akzeptiert und von den Vätern gelebt wird.

Oft kommt es zu einem häufigen Wechsel in den Liebesbeziehungen, weil die meiste Begeisterung für einen Partner zu Beginn der Beziehung entsteht. Entsprechend wirkt für phallisch-narzisstische Menschen die erste Zeit einer Beziehung am stärksten bestätigend. Flaut die Bewunderung des Partners oder der Partnerin ab, wenden sie sich einer anderen Person zu.

Eine *hysterische Struktur vom ödipalen Typ* entsteht, wenn der ödipale Konflikt nicht zur Ruhe gelegt wurde, sondern bestehen bleibt. Der ödipale Konflikt wird ja in der Regel so beendet, dass der Sohn oder die Tochter darauf verzichtet, das gleichgeschlechtliche Elternteil zu besiegen und Partner oder Partnerin des gegengeschlechtlichen Elternteils zu werden. Sohn oder Tochter vertrösten sich auf später. Als Erwachsene werden sie Partner oder Partnerin einer erwachsenen Frau oder eines erwachsenen Mannes sein können. Im negativen Ödipuskomplex gibt es spiegelbildliche Wünsche.

Ödipale Wünsche beinhalten ja auch ein Überschreiten der Generationengrenzen unter teilweiser Leugnung der Unterschiede zwischen Erwachsenen und Kindern. Beziehungen werden später, im Erwachsenenalter, nach dem Muster des ödipalen Dreiecks inszeniert und gestaltet, Partnerwahlen erfolgen wie im ödipalen Dreieck. *Prospektive Partner werden dadurch interessant, dass sie bereits gebunden sind.* Es kommt dann zum Beispiel dazu, dass eine Frau viele Jahre die Geliebte eines verheirateten Mannes ist. Erreicht sie schließlich, dass der Mann sich von seiner Frau trennt und ziehen die beiden zusammen, geht die Beziehung oft auseinander, weil der vorher an eine andere Person gebundene Partner das Merkmal »gebunden« verloren hat.

Wenn der ödipale Konflikt nicht zur Ruhe gelegt wurde, hat das noch andere Auswirkungen. Die Entwicklungsphase nach dem Ende der ödipalen Phase – man spricht auch von der Latenzzeit zwischen ödipaler Phase und Pubertät

– beinhaltet ein Zeitfenster, in dem wesentliche Schritte der Ich-Entwicklung gemacht werden müssen, die später nur zum Teil nachgeholt werden können. Dabei geht es zum Beispiel um Affekttoleranz, um Impulskontrolle, um Frustrationstoleranz, um die Einschätzung des zu erwartenden Verhaltens eines Gegenübers in Objektbeziehungen und um das Planen für die Zukunft. Ein Mangel an Impulskontrolle wird von hysterisch Strukturierten vom ödipalen Typ häufig als Spontaneität idealisiert. Auch weisen hysterisch Strukturierte eine bestimmte Form der Einschränkung des Denkens auf, die auch damit zusammenhängt, dass sie in ihrer Entwicklung in der ödipalen Phase steckengeblieben sind und sich Aspekte des Denkens in dieser Phase bewahrt haben: *Wie ein Kind beurteilen sie eine Situation aufgrund weniger Informationen.*

Der bei einer hysterischen Struktur bevorzugt eingesetzte Abwehrmechanismus ist die *Verdrängung.* Dabei handelt es sich um den ersten von Freud entdeckten Abwehrmechanismus. Er ist besonders effektiv, weil er die vollständige Blockade eines Impulses bewirkt, der außerhalb der Person nicht in Erscheinung tritt, wie etwa bei der projektiven Identifizierung oder der Verschiebung. Die Wirkung beschränkt sich auf die innere Blockade des Impulses und des ihn auslösenden Affekts.

Hysterisch strukturierte Menschen vom ödipalen Typ suchen, wie schon erwähnt, eine Beziehungsform, die den Beziehungen im ödipalen Dreieck entspricht. Sind sie in einer Kindposition, suchen sie ein bereits gebundenes Objekt, das einem Elternteil entspricht. Nehmen sie den Platz eines Vaters oder einer Mutter im ödipalen Dreieck ein, rivalisieren sie mit einer Person, die dem anderen Elternteil entspricht um die Person, die sich in der Kindposition befindet. Wie schon erwähnt, können Beziehungen im ödipalen Dreieck lange dauern. Es kann aber auch zu einem häufigen Wechsel der Partner kommen. Der sexuellen Vollzug kann gestört sein, weil das *Inzesttabu* sexuelle Impulse abschwächt oder blockiert. In der Vorstellung, dass es an der Qualität des Partners liegt (und nicht an seine Position im ödipalen Dreieck), werden immer neue Beziehungen gesucht.

Merkmale und Anforderungen der Therapeutenrolle

Emotionen und die Rolle des Therapeuten

Viele Reaktionen eines Therapeuten auf seine Patienten können übersehen werden, weil sie das Handeln bestimmen, ohne starke Emotionen hervorzurufen. Manche Charakterzüge, die unser Handeln bestimmen, sind ich-synton, das heißt, sie werden nicht infrage gestellt. Aufgabe dieses Buches ist ja auch, beim Entdecken von charakterbedingten Gegenübertragungs-Reaktionen zu helfen.

In Therapien kommt es aber auch vor, dass heftige, auffällige Reaktionen hervorgerufen werden. Die starken Gefühle können veranlassen, dass der Therapeut eine professionelle Rolle verlässt. Auch hier kommt es noch vor, dass der Therapeut seine Reaktionen für »normal« oder »eben menschlich« hält. Rasch auftretende Gefühlsreaktionen werden oft leicht als ungewöhnlich oder unpassend erkannt. Schwieriger kann das bei Gefühlsreaktionen sein, die langsam zunehmen. Das gibt dem Therapeuten Zeit, rationalisierende Begründungen für ein aus den Gefühlen resultierendes Handeln zu entwickeln. Geht eine Therapie ihrem Ende zu, können die persönlichen Reaktionen des Therapeuten auf das bevorstehende Ende der Beziehung zum Patienten langsam zunehmen. Hat der Therapeut das notwendige Ende der Therapie vorher geleugnet, weil ihm Trennungen schwerfallen, fällt das Leugnen umso schwerer, je näher das Ende rückt. Auch wenn die Gefühle des Therapeuten, die in Verbindung mit dem bevorstehenden Ende einer Therapie entstehen, zunächst nur geringe Intensität haben, kann der Therapeut doch antizipieren, das sie zunehmend werden. Hier wirkt dann die antizipierte Intensität der Gefühle. Diese Antizipation kann den Therapeuten dazu bringen, die Therapie zu verlängern, auch wenn das nicht im Interesse des Patienten ist.

Ein Gegenstück hierzu bilden die Reaktionen eines Therapeuten auf eine plötzlich auftretende Suizidgefährdung des Patienten. Suizidgedanken und Suizidwünsche eines Patienten können sich langsam entwickeln, so dass der Therapeut sich darauf einstellen kann. Bei manchen Patienten, zum Beispiel gerade bei klinisch depressiven Patienten, gehört die Möglichkeit einer Suizidalität zum Krankheitsbild. Es gibt aber auch Fälle, wo sich eine Suizidalität plötzlich entwickelt und starke Emotionen beim Therapeuten auslöst, die sein Handeln beeinflussen. Alle starken Emotionen, antizipierte und real auftretende, können bewirken, dass der Therapeut seine Rolle verlässt oder die mit seiner Rolle verbundenen Aufgaben nur noch suboptimal bewältigt. In diesem Abschnitt des Buches soll es zunächst darum gehen, welche Anforderungen eine Therapeutenrolle stellt.

Erleben und Verhalten

Es ist Aufgabe des Therapeuten, das, was ein Patient sagt oder tut, in sich aufzunehmen, es seinem therapeutischen Konzept entsprechend auszuwerten und dann im Rahmen dieses Konzepts zweckmäßig zu intervenieren. Bion (1970) hat das in sich Aufnehmen in den Metaphern »Container« und »Containing« ausgedrückt. Der Analytiker soll als ein Behälter oder Behältnis dafür dienen, was vom Patienten kommt. Er soll es auswerten und daraus eine Intervention, etwa eine Deutung, ableiten.

Im Englischen hat das Verb »to contain« nicht nur die Bedeutung von *enthalten,* sondern auch die Bedeutung von *begrenzen* oder *bei sich behalten*, zum Beispiel: »The Analyst contained his anger«. Die Notwendigkeit, sich in diesem Sinne wie ein »Container« zu verhalten, findet sich in nicht nur bei Therapeuten, sondern auch in anderen Berufen. Zum Beispiel soll eine Flugbegleiterin auch dann freundlich bleiben, wenn der Fluggast sich unfreundlich verhält. Ein Verkäufer soll seinen Ärger über eine Äußerung des Kunden nicht zum Ausdruck bringen, sondern sie mit einer Äußerung beantworten, die den Kunden nicht ärgert, sondern das Verkaufsgespräch fördert, so dass der Kunde sich doch zum Kauf entschließt oder zumindest das Geschäft nicht im Zorn verlässt. Dabei entsteht eine Diskrepanz zwischen Erleben und beobachtbarem äußeren Verhalten. Um sich anders verhalten zu können, als der erlebte Affekte nahelegt, ist, zumindest bei Berufsanfängern, ein Willensakt erforderlich. Später kann das Verhalten so weit automatisiert werden, dass kein Willensakt mehr erforderlich ist.

Patienten mit strukturellen Störungen, insbesondere die vom Borderline-Typ, können durch projektive Identifizierungen heftige Gefühle im Analytiker hervorrufen, die er schwer beherrschen kann. Mit diesem Phänomen hat sich Winnicott (1949) in seiner Arbeit »Hate in the countertransference« befasst. Das Substantiv »hate« und das Verb »to hate« haben im Englischen allerdings eine andere Bedeutung als »Hass« und »hassen« im Deutschen. Im Englischen kann man sagen: »I hate Broccoli«, was heißt, dass man Brokkoli nicht mag; nicht aber, dass man Brokkoli hasst, was im Deutschen übertrieben klingen würde. (Dem Substantiv »Hass« entspricht im englischen das Wort »hatred«, das dem deutschen »Hass« näherliegt). Tatsächlich können in Therapien intensive ablehnende Gefühle auftreten, die nur mühsam zu beherrschen sind. Manchmal kommt es dann auch zu Fehlleistungen. So ist es mir im Gedächtnis geblieben, dass ich einen Patienten, der in mir starke aversive Gefühle hervorrief, die ich bemüht war zu unterdrücken, einmal mit den Worten »Auf Wiedersehen« *begrüßte.*

Unterschiede zwischen Affekt und Verhalten, auch zwischen Stimmung und Verhalten können Bestandteil einer Kultur sein. Den Engländern der Mittel- und Oberschicht wird bekanntlich nachgesagt, dass sie ihre Gefühle wenig nach außen dringen lassen. Den Italienern wird nachgesagt, dass sie ihre Gefühle lebhaft ausdrücken und sich von ihnen leiten lassen. Wie ich als Teilnehmer an Selbsterfahrungsgruppen erfahren habe, an denen auch Engländer und Italiener teilnahmen, ist die Intensität der Emotion von Engländern, die sie weniger deutlich ausdrücken, mit der Intensität der Emotion von Italienern durchaus vergleichbar. Fühlen sie sich in einer Gruppe sicher, bringen sie ihre Emotionen mehr nach außen.

Wie ein Therapeut Gefühle im Umgang Mitmenschen empfindet und wie er mit den Gefühlen umgeht, variiert zwischen den Persönlichkeitsstrukturen. *Schizoid strukturierte Therapeuten*, denen es gelingt, eine innere Distanz zum Patienten zu wahren, erleben weniger intensive Gefühle und Stimmungen im Umgang mit Patienten als solche Therapeuten, die näher an die Patienten herangehen. Manche schizoide Therapeuten zeigen im Umgang mit Menschen ein Verhalten, das man als »schizoider Charme« bezeichnet und das eine innere Distanz zum Gegenüber voraussetzt. Schizoid strukturierte Therapeuten, die mit der Welt abstrahierend umgehen, wodurch sie eine Distanz zwischen sich und der Realität schaffen, laufen weniger Gefahr als andere, zu viel an Emotionen vom Patienten aufzunehmen und dann durch ihre reagierenden Emotionen bestimmt auf dem Patienten zu reagieren.

Schizoider Charme kann dann gut durchgehalten werden, wenn die Person, die ihn zeigt, keine auf *Individuen* bezogenen Gefühle entwickelt. Eine positive Gefühlslage kann dann im Umgang mit einem bestimmten Menschen »unbeirrbar« beibehalten werden.

Wenn ein schizoid strukturierte Therapeut sich entschließt, einen Patienten zu mögen, weil er Merkmale aufweist, die ihm das ermöglichen, z. B. einen bestimmten regionalen Akzent, eine bestimmte Art sich zu kleiden, eine bestimmte Ausdrucksweise in Gestik oder Sprache, kann das im Therapeuten ein Gefühl der Sympathie erzeugen, das auch dann erhalten bleibt, wenn der Patient ihn ärgert. Hierin unterscheidet sich der schizoid strukturierte vom narzisstisch strukturierten Therapeuten, dessen Einstellung zum Patienten eher von dessen Verhalten abhängig ist. Bestimmte Merkmale gleicher Art, die aber nicht »passen«, können andererseits im schizoid strukturierten Therapeuten von vorne herein eine unüberwindliche Abneigung erzeugen.

Narzisstisch strukturierte Therapeuten können sich weniger als der schizoid Strukturierte an Denkprozessen erfreuen. Sie sind anwendungsorientierter, weil sie etwas bewirken wollen, das ihnen Anerkennung verschafft. Für den narzisstisch strukturierten Therapeuten ist weniger als für den schizoid Strukturierten der Weg das Ziel. Die Vorstellung, für den Patienten ein Container zu sein, ist für narzisstisch strukturierte Therapeuten eine Modellvorstellung, die sie hilfreich finden können. Die Aufmerksamkeit des narzisstisch strukturierten Therapeuten ist allerdings in erster Linie auf das »Material« gerichtet, das effektiv und effizient verarbeitet werden soll, wobei in den Hintergrund tritt, von welcher *Person* das Material stammt. Wollen narzisstisch strukturierte Therapeuten mit dem Patienten ein ideales Paar bilden, muss sich der Patient auf eine bestimmte Weise *verhalten*. Integrieren sie den Patienten in vorbewussten Fantasien in ihr Körperschema, empfinden ihn also zum Beispiel wie einen »rechten Arm«, muss der Patient sich eben verhalten, wie man es von einem Arm erwarten würde. Er muss tun, was der Therapeut *erwartet*. Sonst entstehen bei dem ablehnende Gefühle. Wenn sie nicht durch heftige Gefühle, zum Beispiel der Kränkung, daran gehindert werden, sind narzisstisch strukturierte Therapeuten oft geschickt im Manipulieren. Sie können sich dem Patienten so darstellen, wie sie es für zweckmäßig halten, um gewünschte Reaktionen hervorzurufen.

Depressiv strukturierte Therapeuten suchen Nähe zu ihren Patienten. Da sie davon ausgehen, dass »die Beziehung heilt«, soll die Beziehung möglichst intensiv sein. Dazu gehören starke Gefühle. Depressiv strukturierte Therapeuten, die sich als Container sehen, verbinden mit dieser Vorstellung oft eine Verpflichtung, die sie überfordert. Sie haben die Vorstellung, alles aufnehmen und aus allem etwas Brauchbares machen zu müssen. Die Vorstellung von einem überquellenden seelischen Mülleimer tritt auf, wenn sie sich überfordert fühlen. Manche depressiv strukturierte Therapeuten versuchen, die Qualität der Intervention durch Quantität zu ersetzen. Solche Therapeuten intervenieren dann viel. Auch wenn die Interventionen in Wahrheit von guter Qualität sind, werden sie durch ihre Übermenge unwirksam. Man kann sagen, dass die große Quantität die globale Qualität verschlechtert. Depressiv strukturierte Therapeuten versuchen, wenig Anlass zu Aggressionen von Seiten des Patienten zu geben. Manche Patienten eines depressiv strukturierten Therapeuten unterdrücken eigene aggressive Regungen, weil sie die »dem Therapeuten, der sich so für sie einsetzt«, nicht zumuten können.

Kritik ist für depressiv strukturierte Therapeuten gefährlich, wenn sie reale Schwächen trifft oder Schwächen und Mängel anspricht, die der depressiv strukturierte Therapeut zu haben meint, obwohl er sie nicht hat. Andererseits können depressiv strukturierte Therapeuten Aggressionen des Patienten gut aushalten, wenn sie selbst überzeugt sind, dass kein realer Grund dafür besteht. Auch wenn sie angegriffen werden, bleiben sie innerlich so lange wie irgend möglich zugewandt. Manchmal verhalten sie sich auf die Kritik hin zum kritisierten Verhalten komplementär. So kann es sein, dass Enttäuschungsaggressionen des Patienten einen depressiv strukturierten Therapeuten dazu bringen, sich besonders zugewandt zu zeigen, was sich zum Beispiel darin ausdrücken kann, dass er die Stunde überzieht. Damit versucht er, den Patienten zu besänftigen. Was depressiv strukturierte Therapeuten am meisten fürchten, ist ein Therapieabbruch durch den Patienten.

Therapeuten mit einer Zwangsstruktur haben es leichter als Therapeuten mit einer anderen Struktur, mit ihren Gefühlen umzugehen, weil die Gefühle durch den Abwehrmechanismus Isolierung vom Affekt gedämpft werden. In ihrem äußeren Verhalten richten sie sich mehr als andere nach den Vorschriften ihrer Rolle. Heftige Affekte können sich bei zwanghaften Therapeuten aber entwickeln, wenn ein Patient das Setting infrage stellt, insbesondere dann, wenn es dabei um die Asymmetrie der Rollen geht. Die Rollenasymmetrie in einer Psychoanalyse ermöglicht es dem Analytiker, »oben« zu sein. Wird das infrage gestellt, können Affekte auftreten, die so stark sind, dass der Abwehrmechanismus Isolierung vom Affekt überrannt wird. Zwanghafte Therapeuten empfinden Situationen als chaotisch, die von anderen Therapeuten noch nicht so empfunden würden. Chaos oder drohendes Chaos können beim zwanghaften Therapeuten Angst und Wut auslösen.

Zwanghaften Therapeuten kann die Vorstellung der Abgegrenztheit eines Containers gefallen. Aufgabe des Therapeuten ist es, Material vom Patienten aufzunehmen und dann damit sachgerecht umzugehen, ohne dass der Patient mehr mitbekommt als abgewogene Interventionen. Wenn dem Patienten subjektive Reaktionen des Therapeuten deutlich werden, ist das aus Sicht vieler zwanghafter Therapeuten bereits als Versagen des Therapeuten zu werten. Der Container muss ganz dicht bleiben.

Therapeuten mit einer phobischen Struktur wehren Affekte ab, die eine bestehende Harmonie zwischen ihnen und dem Patienten gefährden könnten. Treten solche Affekte auf, versuchen sie, ihr Verhalten unter Kontrolle zu bringen, was oft gelingt, weil sie darin Übung haben. Funktioniert ein Patient dadurch als steuerndes Objekt, dass er zum Beispiel, wie es die Grundregel ihm vorschreibt, das Thema der Stunde bestimmt, teilt er dem Therapeuten Material zu, das dieser dann unauffällig, effizient und effektiv bearbeiten und in Interventionen umwandeln möchte. Solche Umwandlungsprozesse sollen sich in der Vorstellung des phobisch strukturierten Therapeuten auf Reaktionen beschränken, die das Material auslöst. Der Therapeut möchte nicht hervortreten. Er bleibt als Person ein blinder Passagier im therapeutischen Prozess und ist nur in seiner Berufsrolle präsent. Hierin gleicht der phobisch strukturierte Therapeut einem zwanghaften, der sich um Objektivität bemüht, weil er Subjektivität mit Chaos in Verbindung bringt (»jeder könnte machen, was er will«).

Befindet sich der phobisch strukturierte Therapeut in der Rolle eines steuernden Objekts, versucht er meist, dieser Rolle gerecht zu werden. Dazu gehört, dass er die Übersicht behält. Deshalb wehrt er starke Gefühle ab. Bestimmend verhält er sich im Umgang mit agierenden Patienten. An sich soll das steuernde Objekt ein Manifestwerden von Willkürimpulsen verhindern (König 1982). Sind Willkürimpulse aber manifest, kümmert sich der Therapeut um sie in einer begrenzenden Weise.

Grundlegend anders verhält sich der *kontraphobische Therapeut.* Ähnlich wie er Angst mit einer mutigen Einstellung und mit mutigem Verhalten zudeckt, erwartet er das vom Patienten. Nun kann es zwar Ziel einer Therapie sein, einen Patienten mutiger zu machen, ein Ziel unter mehreren. Für kontraphobisch strukturierten Therapeuten kann es aber zum Hauptziel werden, obwohl andere Ziele zu erreichen für den Patienten wichtiger wäre. Der kontraphobisch strukturierte Therapeut verbirgt sich im therapeutischen Prozess nicht so wie der phobisch Strukturierte. Zum Verhalten eines mutigen Menschen kann es gehören, dass er keine *Angst* hat, sich zu zeigen; unter Umständen mit eigenen Schwächen. Das kann eine intersubjektivistische Sichtweise für den kontraphobischen Therapeuten attraktiv machen.

Für das Erleben und Handeln *phallisch-narzisstischer Therapeuten und Therapeutinnen* hat der Umgang der Patienten mit den Geschlechtseigenschaften des Therapeuten große Bedeutung. Verschiedene Verhaltensweisen eines Therapeuten oder einer Therapeutin können von Therapeuten und Therapeutinnen als »eher männlich« und »eher weiblich« erlebt werden. So kann gezieltes, kritisches Nachfragen männliche Konnotationen haben. Therapeuten und Therapeutinnen stellen sich dazu dann so ein, wie es ihrer Bewertung von männlich und weiblich entspricht. Zustimmendes Aufnehmen, wie es sich zum Beispiel in einem »Hm« ausdrückt, kann weiblich konnotiert werden. Die Vorstellung von einem Behältnis, das etwas aufnimmt, kann als Symbol für Weiblichkeit verstanden werden; das eher eindringende, kritische Nachfragen als etwas Männliches. Die Gefahr dabei ist, dass bestimmte Verhaltensweisen in der konkreten therapeutischen Situation zu wenig nach ihrer Zweckmäßigkeit und zu sehr nach ihrer geschlechtsspezifischen Bedeutung für den Therapeuten praktiziert oder vermieden werden. Hierbei handelt es sich oft um implizite, vorbewusste Einstellungen. Ich habe mehrmals gefunden, dass phallisch-narzisstische Therapeutinnen, die männlich identifiziert waren, als Kinder und Jugendliche sein wollten wie Winnetou, der für sie einen Kompromiss zwischen männlich und weiblich darstellte. In Bezug auf Indianer gibt es ja denn bekannten Spruch: Ein Indianer kennt keinen Schmerz. Damit ist gemeint, dass er nicht zu erkennen gibt, wenn ihm etwas wehtut. Phallisch-narzisstische Therapeuten und männlich identifizierte Therapeutinnen dieses Typs können ihren Ehrgeiz daran setzen, dass es ihre Stimme nicht verrät, wenn sie durch eine Aggression des Patienten getroffen werden. Das kann zu Eskalationen führen, wenn der Patient seine Aggressionen verstärkt, um doch noch eine Reaktion zu bewirken.

Therapeutinnen, die mit der klassischen weiblichen Rolle identifiziert sind, kümmert es weniger, wenn der Patient merkt, wie stark sie dessen Aggression getroffen hat. Meist schützt sie die therapeutische Rolle aber davor, in Tränen auszubrechen, wie dies bei einer Frau in einer analogen Situation außerhalb der Therapie toleriert, vielleicht sogar erwartet würde.

Bei *hysterisch strukturierte Therapeuten und Therapeutinnen vom ödipalen Typ* kann es vorkommen, dass sie Affekte unüberlegt, »spontan« äußern, auch wenn die therapeutische Rolle das nicht zulässt. Ähnlich wie Kinder im ödipalen Alter reagieren hysterisch strukturierte Erwachsene oft unreflektiert. In komplexen Situationen bilden sie sich aufgrund weniger Informationen Urteile, von denen sie überzeugt sind. Man könnte sagen, ihr Kontakt zur Realität sei punktuell. Entsprechend können schnell Affekte entstehen, die sich in Wahrheit nicht auf das Gesamtbild der Situation beziehen, sondern nur auf einzelne, manchmal nebensächliche Elemente.

Bei Therapeuten und Therapeutinnen mit einer hysterischen Struktur vom ödipalen Typ kommt es so zu ungerechtfertigten Generalisierungen. Dabei kann man zwei Typen unterscheiden: Generalisierungen von einem Individuum auf mehrere andere, zum Beispiel von einem Patienten mit einem bestimmten Symptom auf andere, die das gleiche Symptome haben, aber vielleicht aus anderen Gründen und Generalisierungen, die ein Individuum betreffen; zum Beispiel wird ein Patient, der sich in bestimmten Situationen nicht durchsetzen kann, weil ihn bestimmte Übertragungen daran hindern, als allgemein durchsetzungsbehindert angesehen. Im Englischen gibt es für ein solches Verhalten den Ausdrucken »Jumping to conclusions«, wörtlich: »Auf Schlussfolgerungen springen«. Schnelle Urteile können Affekte und Stimmungswechsel hervorrufen, die der hysterisch strukturierte Therapeuten in einem Alltagsgespräch unbekümmert zum Ausdruck bringen würde. In einer therapeutischen Situation tut er das weniger als im Alltag, aber doch mehr als andere Therapeuten. Richtet sich ein hysterisch strukturierter Therapeut vom ödipalen Typ ganz nach den Geboten seiner analytischen Rolle, fühlt er sich meist unwohl.

Bei hysterisch strukturierten Therapeuten und Therapeutinnen vom ödipalen Typ spielen die Grenzen und Begrenzungen eines Containers eine besondere Rolle. Hysterisch strukturierte Menschen lassen sich ungern eingrenzen. Vor allem haben sie Schwierigkeiten damit, *sich selbst* Grenzen zu setzen. Genau das muss aber ein Therapeut tun, der sich wie ein Container im Bionschen Sinne verhalten will. Dafür, dass hysterisch strukturierte vom ödipalen Typ Schwierigkeiten haben, Grenzen einzuhalten und sich Grenzen zu setzen, ist einmal eine Störung der kognitiven Entwicklung verantwortlich, zu der es kommt, weil ein Kind, das in ödipalen Konflikten gefangen war, das Zeitfenster nach der ödipalen Entwicklungsphase zu kognitiven Entwicklung nur eingeschränkt nutzen konnte. Davon sind auch Ich-Funktionen wie Impulskontrolle und Affekttoleranz betroffen.

Zum anderen lassen ödipale Wünsche die Generationengrenzen außer Acht. Wenn die ödipalen Wünsche eines Kindes erfüllt würden, wäre das mit einem Überschreiten der Generationengrenzen verbunden. Ein Kind, das sich aus dem elterlichen Schlafzimmer verbannt und ausgeschlossen fühlt, kann die Türe zum Schlafzimmer als eine Grenze erleben, die es nicht akzeptieren will. Viele hysterisch strukturierte Therapeuten vom ödipalen Typ sind mit den Begrenzungen einer psychoanalytisch-therapeutischen Situation einverstanden und vertreten diese nach außen, wenn es in Diskussionen darum geht. In Ausnahmesituationen, die von ihnen selbst definiert werden, überschreiten sie aber diese Grenzen und überlassen sich einer »Spontanität«, die man aus einer anderen Perspektive als Willkür bezeichnen könnte. Therapeuten und Therapeutinnen dieses Typs können es schwierig finden, eine Container-Rolle zu übernehmen. Wenn sie es tun, können sie es schwer finden, diese Rolle durchzuhalten.

Professionalität

Das Wort »professionell« wird im Deutschen heute im Sinne von »fachgerecht« gebraucht. In dieser Bedeutung stammt es aus dem Englischen. Es sagt, dass jemand in seinen Beruf kompetent ist und sich nach den Regeln dieses Berufes verhält. Die Bezeichnung »Profession« wird häufig für akademische Berufe angewandt. Es gibt aber auch den »professional football player«, im Unterschied zum Fußball-Amateur. Im Deutschen hatte und hat das Wort »professionell« im Zusammenhang mit Psychotherapie auch eine negative Bedeutung. Ein Patient kann zum Beispiel sagen: »Er (oder sie) hat an mir nur ein professionelles Interesse.«

In vielen Berufen ist Neutralität wichtig. Ein Strafrichter soll sich neutral verhalten, in dem Sinne, dass er sich nicht durch Sympathie oder Antipathie im Umgang mit dem Angeklagten leiten lässt. Ein Lehrer soll die Schülerinnen und Schüler nach ihrem Können benoten und nicht nach Aussehen oder Charme. Ein Arzt soll eine Untersuchung nicht nur fachlich kompetent durchführen, sondern sich der untersuchten Personen gegenüber auch neutral in dem Sinne verhalten, dass er Attraktives oder Abstoßendes bei einer Patientin oder einem Patienten nicht zu bemerken scheint. Ein Psychoanalytiker soll sich insofern neutral verhalten, als er alles, was er sagt und sonst zu erkennen gibt, der therapeutischen Aufgabe unterordnet und von seinen persönlichen Präferenzen absieht. Hier handelt es sich, wie beim Richter, Lehrer oder somatisch tätigen Arzt, um einen *Verhaltens*kodex. Im Inneren des Therapeuten kann etwas Anderes vorgehen, als er erkennen lässt.

»Persönlich« und »professionell« sind vereinbar. »Privat« und »professionell« sind nicht vereinbar. Freud nahm seine Tochter Anna in Analyse. Aus heutiger Sicht wirkt das naiv, denn wir wissen mehr von Übertragung als Freud damals wusste. Zu Freuds Zeiten herrschte auch die Vorstellung, man könne eine Analyse beenden und die Patientin dann heiraten, ohne dass es Probleme gebe (vgl. Krutzenbichler und Esser 1991). Manche Patienten und Patientinnen können »persönlich« und »privat« schwer auseinanderhalten. Freud (1915) sprach in diesem Zusammenhang von Frauen, die »Kinder der Natur« sind. Bei Freud gibt es einen Widerspruch zwischen der Erkenntnis, dass Übertragung ein ubiquitäres Phänomen ist – heute würde man sagen, dass jedes Sich-Verlieben auf eine Mischung aus Übertragung und Realitätswahrnehmung zurückzuführen ist, wobei Übertragung häufig die Partnerwahl steuert (Stierlin 1971) – und der von Freud

(1915) in seiner Arbeit zur Übertragungsliebe vertretenen Ansicht, dass es mit der Person des Analytikers nicht zu tun habe, wenn sich eine Patientin in ihn verliebt. Methodenbezogene Vorschriften bezüglich des Verhaltens von Analytiker und Analysand fordern Distanz. Werden sie befolgt, schützt es davor, dass aus einer persönlichen, aber professionellen Beziehung eine private wird. Im Grunde hat ein Therapeut hier keine prinzipiell andere Aufgabe zu bewältigen als die Angehörigen vieler anderer Berufe. Sie müssen mit einer Diskrepanz zwischen dem *Verhalten* umgehen, das der Beruf von ihnen verlangt, und dem Verhalten, das ihnen in einer konkreten Situation am meisten liegen würde.

Hier einige Beispiele zu Problemen der Adaptation an die therapeutische Rolle.

Ein *schizoid strukturierter Therapeut* wird sich dazu bringen müssen, mehr auf Details zu achten als ihm liegt. Ein *narzisstisch strukturierter Therapeut* wird darauf achten müssen, sich nicht zu sehr durch seine Abhängigkeit von Bewunderung leiten zu lassen. Ein *depressiv strukturierter Therapeut* wird sich damit auseinandersetzen müssen, dass jede therapeutische Beziehung zeitlich begrenzt ist. Er wird auch versuchen müssen, ein Gleichgewicht zwischen Kognitivem und Emotionalem zu finden. Ein *zwanghaft strukturierter Therapeut* wird versuchen müssen, mehr als sein Charakter nahelegt, darauf zu achten, was im Sinn der Therapie wesentlich und was unwesentlich ist und wann es Zeit ist, eine Therapie zu beenden statt eine illusionäre Vollständigkeit anzustreben. Ein *phobisch strukturierter Therapeut* wird sich mit seiner Angst auseinandersetzen müssen, Patienten zu konfrontieren. Ein *phallisch-narzisstischer Therapeut* bzw. *eine phallisch-narzisstische Therapeutin* wird die Abhängigkeit von der Bestätigung seiner bzw. ihrer Geschlechtseigenschaften problematisieren und seine bzw. ihre Aufmerksamkeit mehr (als ihm/ihr lieb ist) anderen Bereichen des Lebens zuwenden müssen, die für ihn/sie weniger interessant sind. Ein *hysterischer Therapeut vom ödipalen Typ und eine hysterische Therapeuten vom ödipalen Typ* werden ihre Rivalität mit Partnern und Partnerinnen der Patientin oder des Patienten in den Griff bekommen; ihre Schwächen im Umgang mit der Zeit, ihre vielleicht schwach ausgebildete Impulskontrolle, ihre Planungsschwächen und ihr mangelndes Durchhaltevermögen in Rechnung stellen und, so weit es geht, durch bewusste Steuerung modifizieren müssen. Das sollte schon während der Ausbildung geschehen.

Ein professionelles Verhalten kommt im günstigen Falle aus einer professionellen inneren Haltung, die nicht einfach durch Imitation gelernt werden kann, sondern entwickelt werden muss. Das braucht eine gewisse Zeit. Divergieren äußeres Verhalten und innere Haltung, wirkt das Verhalten meist unsicher. In der Psychotherapie bietet sich dem Anfänger die Lösung »Pokerface« an. Während meiner Ausbildung sagte mir ein Patient: »Sie machen wohl immer das gleiche Gesicht, weil Sie das hier noch nicht lange machen.«

Die *innere Haltung* eines Psychoanalytikers oder psychoanalytischen Therapeuten zu entwickeln, fällt Menschen mit verschiedenen Strukturen unterschiedlich leicht oder schwer. *Schizoid strukturierte Therapeuten* achten wenig auf das äußere Verhalten anderer und auch wenig auf das *eigene äußere Verhalten*. Doch tatsächlich lassen sie sich in ihren Intuitionen wie andere Menschen auch durch beobachtbares Verhalten leiten, sie achten nur bewusst nicht darauf. Das hängt mit ihrer Geringschätzung von jeder Art *Oberfläche* zusammen. Sie möchten in die Tiefe. *Narzisstisch strukturierte Therapeuten* achten meist sehr auf äußeres Verhalten. Sie haben gelernt, Menschen durch Verhalten zu manipulieren, ohne sich mit ihnen probeidentifizieren zu müssen. In ihrer Beobachtung von Menschen verhalten sie sich so, als ob sie es mit einer »Black Box« zu tun hätten. Sich mit anderen Menschen zu identifizieren, fällt ihnen unter Anderem deshalb schwer, weil sie zwischen sich selbst und anderen Menschen einen qualitativen Unterschied sehen. Der narzisstisch strukturierte Therapeut lebt in seiner Fantasie gewissermaßen auf einer anderen Ebene.

Depressiv strukturierte Therapeuten, die sich meist gut mit ihren Patienten identifizieren können, fühlen mit den Patienten mit und drücken ihr *Mitgefühl* meist mimisch oder im Stimmklang aus, und zwar auch dann, wenn die therapeutische Rolle ein zurückgenommenes Verhalten nahelegen würde. Sie können sich auch gut mit ihren Patienten *mitfreuen*, wenn es denen besser geht oder sie Erfolge in der Stunde oder außerhalb der Stunde haben und sich darüber freuen. Das kann für sie die einzige Möglichkeit sein, Freude zu empfinden, wenn ihre eigene Genussfähigkeit wenig entwickelt ist.

Zwanghaft strukturierte Therapeuten neigen von Haus aus zu einer wenig Emotionen transportierenden Ausdrucksweise. Das hängt nicht nur damit zusammen, dass sie ihre Emotionen nicht erkennbar machen möchten, sondern auch damit, dass sie sich vor eigenen Emotionen fürchten, die ein Chaos verursachen könnten. Deshalb setzen sie den Abwehrmechanismus *Isolierung vom Affekt* habituell ein. Dennoch bleibt die Befürchtung, die Therapie mit eigenen Emotionen zu kontaminieren oder von den Emotionen des Patienten unkontrollierbar kontaminiert zu werden. Hinter der Couch fühlen sich die zwanghaft strukturierten Therapeuten in dieser Hinsicht sicherer.

Phobisch strukturierten Therapeuten hilft ihre Abwehrstruktur dabei, Gefühlsäußerungen zu vermeiden, die verhindern würden, dass zwischen ihnen und dem Patienten eine *harmonische* Beziehung entsteht und erhalten bleibt. Aggressive Emotionen und Impulse, die Angst machen würden, kommen erst gar nicht ins Bewusstsein. Seine spezifische Abwehrstruktur erleichtert es dem phobisch strukturierten Therapeuten, in der Beziehung zum Patienten Harmonie herzustellen. Es soll keine Diskrepanz zwischen innerem Zustand und Ausdruck geben; dies im Unterschied zum zwanghaften Therapeuten, der Aggressivität zwar auch abwehrt, aggressive Emotionen und Impulse aber doch erleben kann, wenn sie im Einklang mit seinem Über-Ich stehen, es sich also um »berechtigte Aggressivität« handelt.

Phallisch-narzisstisch strukturierte Therapeuten und Therapeutinnen verhalten sich gemäß ihren Vorstellungen, welches Verhalten den erwünschten Geschlechtseigenschaften entspricht. Das heißt für Therapeuten und für männlich identifizierte Therapeutinnen mit einer solchen Struktur, dass ein eher männlich gefärbtes Verhalten an den Tag gelegt wird. Therapeutinnen, die mit der klassischen weiblichen Rolle identifiziert sind, verhalten sich anders. Sie möchten sich eher einfühlsam und mitfühlend geben, was sie mit weiblichen Geschlechtseigenschaften verbinden.

Hysterisch strukturierte Therapeuten und Therapeutinnen vom ödipalen Typ verhalten sich meist so wie sie glauben, dass es ihren Patienten oder ihrer Patientinnen gefällt oder Eindruck macht, oft in Konkurrenz mit dem Partner einer Patientin oder der Partnerin eines Patienten. Sie möchten deren Erwartungen und Wünschen entsprechen: »Ich bin so, wie du mich haben willst.« Daneben wird das Verhalten vieler hysterisch strukturierter Therapeuten aber auch durch einen Mangel an Steuerung bestimmt, der oft als »Spontanität« idealisiert und ideologisiert wird.

Neutralität

Was bedeutet Neutralität in einer Therapie? Zunächst einmal muss Neutralität von Anonymität unterschieden werden. Die Freudsche Metapher von der Spiegelplatte als Modell für das Verhalten eines Psychoanalytikers (Freud 1912) beinhaltet sowohl Neutralität als auch Anonymität. Ein Spiegel hat keine eigene Meinung, er wirft nur zurück, was auf ihn fällt. Er ist keine Person. Natürlich kann ein Spiegel fehlerhaft sein, verzerrend, vergrößernd oder verkleinernd. Wenn Freud von einer Spiegelplatte als Modell für das Verhalten eines Psychoanalytikers sprach, meinte er wohl einen ebenen Spiegel, der keine Veränderungen vornimmt. Er tut von sich nichts hinzu, und weil er von sich nichts hinzu tut, lässt er von sich nichts erkennen. Ein Analytiker, der sich wie ein Spiegel verhält, ist *neutral und anonym*.

Diese Auffassung von der Neutralität und Anonymität des Psychoanalytikers entstand zu einer Zeit, als es Psychoanalytikern schwerfiel, ihren Patienten gegenüber professionell zu bleiben. Über das professionelle Verhalten von Analytikern bestand kein Konsens. Ferenczi (1988) verhielt sich nicht neutral, sondern nahm aktiv eine Mutterrolle ein. Freud analysierte seine Tochter Anna. Als Vater war er weder neutral, noch anonym. Es war auch noch nicht bekannt, wie sehr die Übertragung mit ihrem interaktionellen Anteil (König 1982) oder durch projektive Identifizierungen (Melanie Klein 1949; König 1998) den Analytiker aus einer neutralen Position herausbringen konnte. Die Spiegelmetapher wurde später überspitzt interpretiert. Sicher war mit ihr weniger gemeint, als man in der zweiten Hälfte des vorigen Jahrtausends oft hineininterpretierte.

Das Wort *Neutralität* hat Freud in seinen Schriften gar nicht benutzt. Es tauchte in der englischen Übersetzung seiner Werke durch Strachey auf. Strachey übersetzte das von Freud im Zusammenhang mit der Übertragungsliebe gebrauchte Wort »Indifferenz« (des Therapeuten) mit Neutralität. Der Analytiker sollte sich nicht in eine Übertragungsliebe hineinziehen lassen. Liebeswünsche der Patienten gegenüber sollte er *indifferent* bleiben.

Anonymität wurde in der amerikanischen Ich-Psychologie lange Zeit deshalb propagiert, weil man meinte, dass eine Übertragungsentwicklung am unbeeinflusstesten vonstatten gehen könne, wenn der Analytiker keine unterscheidenden persönlichen Merkmale aufweise. Heute sind viele Psychoanalytiker darin einig, dass zu der Entwicklung einer Übertragung ein *Übertragungsauslöser* (z. B. König 1982, 1998) gehört, an dem sich ein Übertragungswunsch festmachen kann.

Manchmal kann der Vergleich psychoanalytischer Vorstellungen und Konzepte mit denen anderer therapeutischer Schulen erhellend wirken. Ich beziehe mich auf das *Lehrbuch der systemischen Therapie und Beratung* von Schlippe und Schweitzer (1996). In diesem Buch findet sich ein Abschnitt mit der Überschrift »Von Allparteilichkeit zur Neutralität«. Neutralität sei nicht in erster Linie eine Frage der Absicht, sondern eine Frage der Wirkung. Wenn den Teilnehmern nach einer systemischen Beratung hinterher unklar sei, auf wessen Seite der Berater mehr gestanden hätte, welche der vertretenen Ideen mehr favorisiert und wie er zum Problem steht, habe der Berater sich neutral gezeigt. Der systemische Berater könne eine eigene Meinung haben. Er dürfe sie aber nicht in einer doktrinären Form einbringen. Die eigene Meinung könne ein Berater sagen und danach Neutralität wiedergewinnen, indem er einräumt, dass diese seine Meinung für das Klientensystem nicht passen muss. Neutralität meine nicht kühle Distanziertheit. Der Berater könne durchaus Anteil nehmen und sich im Gespräch mit einzelnen Mitgliedern eines Systems zeitweise stark engagieren. Neutralität könne aber wiedergewonnen werden, wenn ein starkes Engagement für eine Person durch ein ähnlich starkes Engagement für andere Mitglieder des Systems ausgeglichen werde oder wenn intensive Anteilnahme von Reflexion abgelöst werde.

Es ließen sich verschiedene Arten von Neutralität unterscheiden. Neutralität gegenüber Personen lasse unklar, auf welcher Seite welcher Person der Berater stehe. Neutralität gegenüber den Problemen oder Symptomen bedeute, dass der Berater offen lasse, ob er ein Symptom oder Problem für etwas Gutes oder Schlechtes hält. Es solle auch offen bleiben, ob der Berater das Problem »wegmachen« oder dessen Erhalt fördern wolle. Neutralität gegenüber Ideen lasse offen, welche von den im Gespräch vertretenen Problemerklärungen, Lösungsideen, Werthaltungen und Meinungen der Berater bevorzuge. Die hier vertretenen systemischen Positionen gleichen denen von Foulkes in der Gruppenanalyse. Foulkes legte großen Wert darauf, die Ressourcen einer Therapiegruppe zu mobilisieren (vgl. König 2008).

Der psychoanalytische *Einzeltherapeut* der amerikanischen ich-psychologischen Schule möchte erreichen, dass sich ein therapeutischer Prozess möglichst ungestört entwickelt. Die Interventionen des Analytikers sollen beschreiben, was der Fall ist, wobei er sich um Objektivität bemühen und sich dessen bewusst bleiben soll, dass er nicht sicher sein kann, ob er zutreffend wahrnimmt und interpretiert. Er stellt seine Fachkenntnisse zur Verfügung. Als Person stellt er sich insoweit zur Verfügung, als der Patient jemanden braucht, auf den er übertragen kann. Fliess (1942) sprach vom »Kleiderständer der Übertragung«, auf den der Analysand seine Übertragungen hängt. Der Kleiderständer ist »neutral«. Diese Position wird durch die amerikanischen Relationisten (z. B. Mitchell 1988; Renik 1995, 1998, 2004) infrage gestellt, die der Meinung sind, dass sich die Subjektivität des Analytikers nicht auf Null reduzieren lässt, was allerdings auch die Ich-Psychologen nicht wirklich behaupten. Es sei auch nicht wünschenswert, sich völlig neutral zu geben. Der Analytiker müsse sich als Person engagieren, aus seiner Subjektivität kein Geheimnis machen und sie in einer Therapie zur Diskussion stellen.

Blickt man nun auch auf die Verhaltenstherapie, wird im Vergleich deutlich, dass sich der Verhaltenstherapeut unbekümmerter als Experte zur Verfügung stellt, der zu wissen meint und zu wissen behauptet, was gesund oder krank, zweckmäßig oder unzweckmäßig sei. Der Patient wird am Erarbeiten eines Konzepts zwar beteiligt, indem er Material beiträgt. Die Konzeptualisierung selbst übernimmt der Therapeut. Der Verhaltenstherapeut sieht sich also als *neutraler Fachmann*, ähnlich wie ein Arzt, der einen Patienten untersucht und behandelt, sich als neutraler Fachmann versteht. Als neutraler Fachmann setzt er Fachautorität ein. Auch in der somatischen Diagnostik wird der Patient beteiligt, wobei er gesagt bekommt, was er tun soll. Beim Abhören des Brustkorbs soll er tief einatmen oder den Atem anhalten. Bei einer Gangprüfung solle er einer auf dem Boden eingezeichneten geraden Linie nachgehen, er soll bei geschlossenen Augen mit dem Zeigefinger seine Nase berühren, usw. Was der Patient von seiner Krankheit hält, ist zwar wichtig, aber nur als Quelle von Informationen über den Patienten. Das ist eine andere Form der Kooperation als in einer analytischen Therapie.

Der »analytische Prozess« ist insofern in realitätsferner Weise idealisiert worden, als man ihn für nicht direktiv hielt. Der richtunggebende Anteil des Therapeuten am therapeutischen Prozess wurde unterschätzt, die Objektivität der Interpretationen des Prozesses durch den Therapeuten wurde überschätzt. Blickt man auf die Reliabilität, wird aber deutlich, dass sich schon die Diagnosen erheblich unterscheiden. Einer Kritik an der Reliabilität kann man entgegengehalten, dass verschiedene Perspektiven verschiedene Ergebnisse liefern können, die nicht falsch sein müssen, weil sie sich unterscheiden. Dass verschiedene Therapeuten verschiedene Standpunkte einnehmen, von denen aus sie einen Patienten betrachten, und die von ihrer Persönlichkeit und den von ihnen vertretenen oder vorbewusst angewandten Theorien abhängen, ist heute wohl unstrittig. Den Relationisten ist darin zustimmen, dass aus keiner dieser Perspektiven Beobachtungen gemacht werden können, die allein zutreffend sind.

Ogden (2004) hat die Auffassungen vom psychoanalytischen Prozess um eine interessante Variante bereichert: Er spricht vom »analytischen Dritten« und meint damit, dass im psychoanalytischen Prozess eine dritte Position entsteht, mit der sich beide, Analytiker und Analysand, wie mit einer dritten Person, identifizieren können. Von der Warte dieser Person aus kann Neues gesehen werden, das sonst nicht gesehen werden könnte, und es kann zwischen Analytiker und Analysand ein Konsens über das Gesehene erreicht werden. Es entsteht etwas Besonderes insofern, als dem »Dritten« Erkenntniskompetenzen zugeschrieben werden, die es außerhalb eines psychoanalytischen Prozesses nicht gibt. Der analytische Dritte ist ein intersubjektives Phänomen und kann keinen Anspruch auf Objektivität erheben.

Einfühlung

Die Fähigkeit sich einzufühlen hat für den psychoanalytischen Therapeuten zentrale Bedeutung. Eine Voraussetzung dafür, sich in einen anderen Menschen einfühlen zu können, ist die Fähigkeit zu mentalisieren (Fonagy und Target 1996; Fonagy et al. 2002). Der Andere muss als ein Anderer erkannt werden, mit eigenen Motiven zu denken und zu handeln. Das ist natürlich nur möglich, wenn man sich selbst als ein Individuum mit eigenen Motiven sieht, als ein Individuum, dessen Motive sich von denen Anderer unterscheiden können. Das durch Einfühlung Wahrgenommene muss fast immer durch Schlussbildung ergänzt werden, gerade in psychoanalytischen Therapien: In Unbewusstes kann sich der Therapeut nicht *unmittelbar* einfühlen.

Schizoid strukturierte Therapeuten verstehen sich am besten mit Menschen, die ihnen ähnlich sind. Der Unähnliche ist ihnen *fremd*. Vor ihrer therapeutischen Ausbildung haben sie ihnen unähnliche Menschen oft nie näher kennengelernt. Was sie an Anderen nicht verstehen, werten sie meist ab oder sie betrachten es als kurios. Eine psychotherapeutische Ausbildung und die psychotherapeutische Praxis erweitern die Verstehensmöglichkeiten. Die Ablehnung des Fremden und die eventuelle Angst vor Fremdem bleiben aber erhalten, auch wenn sie weniger Patienten betrifft und weniger intensiv ist als vor der Ausbildung. Ein schizoid strukturierter Therapeut sieht vorwiegend das, was er von sich selbst kennt. Er verhält sich ähnlich wie ein Projektor in einem dunkeln Raum, der die Farbe Rot auf ein Bild projiziert, das einen bunten Blumenstrauß darstellt. In diesem roten Licht kann man nur Blumen mit der Farbe Rot farbrichtig sehen. Da der schizoid Strukturierte das, was er von sich nicht kennt, übersieht oder ausblendet, kann er damit nicht vertraut werden.

Narzisstisch strukturierte Therapeuten interessieren sich oft nicht für Anderes im Gegenüber als Merkmal einer anderen *Person*. Sie sehen Menschen als Funktionsbündel oder als Spezialisten für bestimmte Funktionen. Da sie sich im Vergleich zu anderen Menschen auf einer höheren Ebene erleben, betrachten sie andere Menschen – und damit auch ihrer Patienten – als eine Spezies anderer Art. Deren Wünsche und Gedanken sind nicht so wichtig wie die eigenen. Dennoch haben narzisstisch strukturierte Therapeuten oft viel Wissen darüber, wie Menschen reagieren, auch wenn sie sich nicht in sie einfühlen können. Dieses Wissen gewinnen sie aus aufmerksamer Beobachtung. Sie beschränken sich aber darauf, den Anderen als eine Art Black Box zu sehen, also als jemanden, der auf bestimmte Reize in bestimmter Weise reagiert. Sie können in psychoanalytisch orientierten Therapien – ein Stück weit – ohne Einfühlung arbeiten. Es fehlt ihnen aber ein Interesse an Menschen, das ihre Arbeit interessanter machen würde.

Depressiv strukturierte Therapeuten sind im Allgemeinen in der Lage, das Anderssein eines Gegenüber zu akzeptieren und den Anderen als Person wahrzunehmen. In Beziehungen mit Patienten verzerren sie aber, wie auch sonst, die *Relationen*. Was sie selbst meinen und denken, unterschätzen sie oft. Sie sind zu viel beim Anderen und zu wenig bei sich selbst. Ihre Einfühlung in Andere wird dadurch eingeschränkt, dass sie eigene, abgewehrte orale Gier in den Patienten projizieren und ihn damit projektiv identifizieren. Dabei kann es geschehen, dass sie den Patienten durch den interaktionellen Anteil ihrer projektiven Identifizierung zu einem gierigeren Verhalten bringen als er sonst zeigen würde. Dieser Vorgang ist auch am Entstehen von Burnout-Symptomen bei depressiv strukturierten Therapeuten beteiligt. Man könnte sagen, sie reagieren auf eine Gier des Patienten, die sie zum Teil selbst im Patienten hervorrufen. Um sie im Patienten, also außerhalb ihrer selbst, bearbeiten zu können, rufen sie Gier in ihm durch projektive Identifizierung hervor. Vorhandene Gier wird verstärkt. Den Forderungen des Patienten gegenüber können sie sich dann nicht abgrenzen, weil sie fürchten, den Patienten zu verlieren, wenn sie das täten.

Weil sie bei sich selbst Abgewehrtes beim Patienten hervorrufen, gleichen sie den zwanghaften Therapeuten, die ihr eigenes, abgewehrtes Chaos externalisieren. Die zwanghaften Therapeuten bekämpfen es in der Person, auf die sie es externalisiert haben. Die depressiv strukturierten Therapeuten grenzen sich gegenüber der Gier eines Patienten nur ab, wenn deren Forderungen eine hohe Schwelle überschreiten. Sonst versuchen sie, Wünsche des Patienten zu erfüllen.

Depressiv strukturierte Therapeuten werden durch die Gefühle anderer Menschen, erfreuliche und unerfreuliche, angerührt. Dass depressiv strukturierte Therapeuten sich am Leiden ihrer Patienten relativ ungefiltert mitbeteiligen, trägt zu ihrer Motivation bei, den Patienten zu helfen. Es kann sie allerdings zu einem unzweckmäßigen Verhalten motivieren. Sie tun dann etwas, das das Leiden des

Patienten unmittelbar lindert, aber nicht dazu beiträgt, dass die Therapie mittel- und langfristig Fortschritte macht, so dass der Patient seine *Disposition zu leiden* verliert. Da depressiv strukturierte Therapeuten eigene aggressive Gefühle fürchten und abwehren, fällt es ihnen schwer, sich mit aggressiven Gefühlen, Fantasien und Handlungen ihrer Patienten probeweise zu identifizieren.

Zwanghaft strukturierte Therapeuten haben Schwierigkeiten, ein Anderssein eines Patienten zu akzeptieren, wenn dieser in seinen Wünschen, Absichten und Motiven von den ihren abweicht. Ihre Art wahrzunehmen, zu denken und zu fühlen ist »richtig«. Wenn es mehrere Standpunkte und damit mehrere Perspektiven gibt, bedeutet das für sie eine Gefahr chaotischer Entwicklungen. Die anderen Standpunkte und Perspektiven versuchen sie dann oft »wegzutherapieren«. Zwanghaft strukturierte Therapeuten können sich prinzipiell nur in Gefühle, Fantasien und Handlungsimpulse eines Patienten einfühlen, wenn sie solche Gefühle, Fantasien und Handlungsimpulse *bei sich selbst zulassen* könnten. Da sie ein strenges Über-Ich haben, sind für sie manche Gefühle, Fantasien und Handlungsimpulse »verboten«. Dann kann es sein, dass der zwanghafte Therapeut sie bei sich selbst übersieht, nach dem Motto, dass nicht sein kann, was nicht sein darf. Wenn er sie beim Patienten wahrnimmt, muss er sie beim Patienten bekämpfen. Allerdings können Zwanghafte Toleranz als Verpflichtung erleben (»ein Therapeut *muss* tolerant sein«). Dabei handelt es sich aber um eine Scheinakzeptanz. Der zwanghafte Therapeut bleibt überzeugt, dass er mit seinen eigenen Einschätzungen Recht hat und der Patient Unrecht mit seinen. Er kann sich schwer vorstellen, dass es in einer bestimmten Situation aus unterschiedlichen Perspektiven, die sich aus den Unterschieden zwischen Individuen ergeben, verschiedene zutreffende Wahrnehmungen gibt.

Phobisch strukturierte Therapeuten weisen oft ein hohes Maß an scheinbarer Toleranz auf, die es ihnen ermöglicht, ihre Wünsche nach Harmonie in Beziehungen zu verwirklichen. Ein strenges Über-Ich findet man bei ihnen meist nicht. Sind sie in der Position des steuernden Objekts, möchten sie verhindern, dass der Patient sozial Unakzeptables tut; nicht aus moralischen Gründen, sondern weil er sich damit schaden kann. Bezüglich ihrer Toleranz überschreiten sie Grenzen, die andere Angehörige der gleichen Kultur einhalten würden, nach dem Motto: »Alles verstehen, ist alles verzeihen«. Sie unterdrücken aversive Reaktionen auf Gefühle, Wünsche, Fantasien und Handlungsimpulse ihrer Patienten, indem sie entsprechende Wahrnehmungen beiseite schieben, oder sie blockieren ihre aversiven Reaktionen, so dass sie ihnen nicht bewusst werden.

Besonders schwer können sie sich mit Aggressivem identifizieren, weil sie es bei sich selbst abwehren müssen. Phobisch strukturierte Therapeuten möchten, dass der Patient eine zu ihren eigenen Wünschen, Absichten und Motiven *gleichsinnige* oder passend *komplementäre* Position einnimmt, damit Harmonie gewahrt bleibt. Anlässe zu interpersonellen Konflikten versuchen sie zu vermeiden, oft indem sie nach plausiblen Gründen für das Anderssein des Anderen suchen oder Gründe erfinden. Ist der Patient in der Position eines steuernden Objekts, soll er Wege vorangehen, mit denen sie einverstanden sein können. Um Harmonie in der Beziehung zu erhalten, gehen sie auch solche Wege zumindest ein Stück weit mit, mit denen sie nicht einverstanden sind.

Kontraphobische Therapeuten möchten, das der Patient sich mutig verhält, wobei sie voraussetzen, dass das mutige Verhalten Erfolg haben wird. Es fällt ihnen schwer, sich in Ängste ihres Patienten einzufühlen, weil sie Angst bei sich selbst abwehren müssen.

Therapeuten und Therapeutinnen vom phallisch-narzisstischen Typ, die männlich identifiziert sind, bleiben häufig in einem Vergleich von Geschlechtseigenschaften gefangen, was ihre Fähigkeit einschränkt, sich in Menschen einzufühlen, für die Geschlechtseigenschaften weniger wichtig sind. Einfühlung steht bei ihnen schwerpunktmäßig im Dienste der Bestätigung eigener Geschlechtseigenschaften. Sie fühlen sich in die Patientin oder den Patienten ein, um herauszufinden, was diese dazu bringen könnte, ihre Geschlechtseigenschaften zu erkennen, zu bestätigen oder zu bewundern. Die an sich vorhandene Fähigkeit sich einzufühlen wird so spezialisiert und dadurch begrenzt. Phallisch-narzisstische Therapeuten und männlich identifizierte phallisch-narzisstische Therapeutinnen haben auch Schwierigkeiten, sich in Weibliches einzufühlen. Es ist so, als müssten sie dann den Preis einer Kastration zahlen. Das kann dazu führen, dass wichtige psychische Bereiche ihrer Patienten und Patientinnen von ihnen nicht angesprochen werden. Was Patienten und Patientinnen von ihrer weiblichen Seite in die Therapie einbringen, wird ausgeblendet oder, wenn es nicht übersehen werden kann, negativ gesehen; eine Einschätzung, die sich den Patienten und Patientinnen oft mitteilt.

Sind *phallisch-narzisstische Therapeutinnen mit der klassischen weiblichen Rolle identifiziert*, betonen sie Eigenschaften, die sie dem Weiblichen zuordnen können. Sie lassen das, was sie als männlich erleben und was die Weiblichkeit einer Frau infrage stellen könnte, beiseite, oder sie bewerten es negativ. Es gibt einen englischen Kinderreim, der sagt, dass Jungen aus unangenehmen Stoffen zusammengesetzt sind, Mädchen aus angenehmen. Eine Frau soll angenehm sein. In Männliches können solche Therapeutinnen sich schwer einfühlen, sie können es aber als komplementär zum Weiblichen positiv bewerten.

Hysterisch strukturierte Therapeuten und Therapeutinnen vom ödipalen Typ finden spontanes, subjektiv motiviertes Handeln gut. Im Allgemeinen muss in einer psychoanalytischen Therapie das durch Einfühlung Wahrgenommene durch Schlussbildungen ergänzt werden, die sich auf nicht zutage liegende, unbewusste Einflussfaktoren beziehen. *Diese Kombination von Einfühlung und Schlussbildung macht eine psychoanalytische Therapie im Kern aus.* Wird Schlussbildung unterlassen, gelangt ein Therapeut zu unvollständigen oder falschen Vorstellungen vom Patienten und damit zu falschem oder unzureichendem therapeutischen Handeln. Hysterisch strukturierte Therapeuten und Therapeutinnen reagieren auf das zutage Liegende und fühlen sich auch in das zutage Liegende gut ein, übersehen aber Einflussfaktoren, die erst erschlossen werden müssten. Befindet sich ein Patient zum Beispiel in einem Ambivalenzkonflikt, kann es passieren, dass der hysterisch strukturierte Therapeut nur eine Seite der Ambivalenz wahrnimmt. Dazu kommt es, weil er die Suche nach den Motiven des Patienten vorzeitig abbricht; nämlich dann, wenn er *ein* Motiv gefunden hat. Ein weiteres, nicht leicht zu erkennendes, gegenläufiges Motiv, das abgewehrt wird, so dass es nur erschlossen werden kann, bleibt unberücksichtigt. Daraus können Abwehrkollusionen entstehen. Therapeut und Patient sind sich darin einig, dass das zutage Liegende gilt. Damit wird das für eine psychoanalytische Therapie Spezifische, nämlich die Berücksichtigung des Unbewussten, gemeinsam abgewehrt.

Andererseits kann es zu voreiligen Schlüssen auf Unbewusstes kommen. Das passiert dann, wenn ein beim Patienten beobachtetes Phänomen voreilig als Hinweis auf abgewehrtes Unbewusstes genommen wird. Beim Umgang mit Träumen machen hysterisch strukturierte Therapeuten oft Gebrauch von naheliegenden Symboldeutungen, womit sie die Untersuchung des Traumes schon abschließen. Es reicht aber nicht, wenn ein länglicher Gegenstand als Phallussymbol erkannt wird. Wichtig ist darüber hinaus, *durch welchen Gegenstand* – eine Zigarre, einen Besenstiel, einen Kirchturm – der Phallus symbolisiert wird. Das gibt Hinweise darauf, wie der Träumer den Phallus erlebt. Man kann sagen, dass sich die hysterisch strukturierten Therapeuten gegensätzlich zu den zwanghaften verhalten, die sicher sein möchten, *alles* an dem Material, das der Patient in die Stunde einbringt, verstanden zu haben, und mit ihrem Suchen nach Bedeutungen oft kein Ende finden. Sie beenden ihre Suche zu spät. *Hysterische Therapeuten beenden ihre Suche zu früh.*

Schwierigkeiten haben hysterisch strukturierte Therapeuten und Therapeutinnen auch bei der Einfühlung in charakterbedingte Verhaltensweisen, die ihrer Charakterdisposition widersprechen. So haben sie große Schwierigkeiten, sich in einen zwanghaft Strukturierten einzufühlen, der auf Sicherheit aus ist und Fahrten ins Blaue nicht mag, weil das ihrer eigenen Disposition, aus dem Bauch heraus spontan zu handeln, zuwiderläuft. Sie möchten einfach, dass der Zwanghafte mehr so wird wie sie. Hysterisch strukturierte Therapeuten und Therapeutinnen vom ödipalen Typ stehen sehr wesentlich unter dem Einfluss des Wunsches, von der Patientin oder dem Patienten als die besseren Partner oder Partnerinnen gesehen zu werden. Danach möchten sie ihr Verhalten ausrichten: »Ich bin so, wie du mich haben willst.« Dabei geht es nicht nur um Eigenschaften oder Verhaltensweisen, die als geschlechtsspezifisch gelten, sondern auch um allgemein menschliche Eigenschaften, zu denen Verständnis für den Anderen, Bemühen um den Anderen und Verzicht auf eigene Wünsche aus Rücksicht auf Andere gehören können, aber auch Einfühlungsvermögen. Die Einfühlung des Therapeuten oder der Therapeutin mit einer hysterischen Struktur vom ödipalen Typ unterliegt aber einer missbräuchlichen Verwendung, wenn sie dazu benutzt wird, solche Wünsche der Patientin oder des Patienten zu erraten, deren Erfüllung den Therapeuten oder die Therapeutin als besserer Partner oder bessere Partnerin erscheinen ließe. Andere Ziele der Therapie können dadurch aus den Augen verloren gehen, und es gefährdet Partnerschaften der Patienten, die besser erhalten bleiben sollten.

Einfühlung und projektive Identifizierung

Als ein Gegenstück zu einem aktiven Sich-Einfühlen (Empathie) kann das projektive Identifiziert-Werden vom kommunikativen Typ (König 1998) gelten. Wenn ein Therapeut durch einen Patienten mit einem Aspekt von dessen Selbst projektiv identifiziert wird, gerät er in Gefühlszustände, die der Patient selbst erlebt oder die er abwehrt. Das entspricht der konkordanten projektiven Identifizierung nach Racker (1978). Identifiziert ein Patient den Therapeuten projektiv mit einem Objekt aus seiner inneren Welt, kommt es zu einer komplementären projektiven Identifizierung. Das Erleben und möglichst das Verhalten des Therapeuten werden so beeinflusst, dass es der projektiven Identifizierung entspricht. Man kann auch von Übertragungen mit einem interaktionellen Anteil sprechen, der die Person, auf die übertragen wird, so beeinflusst, dass sie in ihrem Verhalten die Übertragungserwartung bestätigt (König 1982). Ein wichtiges Motiv für Übertragung ist ein Wunsch nach Vertrautem oder nach Familiarität. Objekte oder Selbstanteil können aber auch externalisiert werden, wenn es im Inneren des Patienten ein Konflikt zwischen einem bestimmten Objekt und einem bestimmten Selbstanteil gibt. Der Konflikt wird dadurch zu einem interpersonellen gemacht, der leichter zu ertragen ist. Im Unterschied zu Kernberg (1988) sehe ich projektive Identifizierung als ein Phänomen, das nicht nur bei Frühstörungen vorkommt, wo es allerdings am deutlichsten auftritt, weil Selbst und innere Objekte archaischen Charakter haben und die projektive Identifizierung mit ihnen deshalb auffällt. In Übereinstimmung mit Sandler (1976, 1987) sehe ich projektive Identifizierung als einen Vorgang, der auch bei neurotisch Strukturierten und bei so genannten Gesunden vorkommt. Auch die nonverbalen und verbalen Einflussnahmen neurotischer Patienten, die eine Übertragung stimmiger machen sollen, rechne ich der projektiven Identifizierung zu (projektive Identifizierung vom Übertragungstyp).

Als Racker in diesen Zusammenhängen den Begriff der Probeidentifizierung einführte, meinte er damit einen gewollten, aktiven Vorgang beim Analytiker. Der Analytiker fühlt sich in dem Patienten hinein. Mit »projektiver Identifizierung« wurde ursprünglich von Melanie Klein aber ein Vorgang gemeint, bei dem der Patient Anteile des Selbst in den Analytiker verlagert, ohne dass der das will. Melanie Klein hat sich anscheinend keine Gedanken darüber gemacht, wie dieses Phänomen zustande kommt; vermutlich dachte sie an eine Art telepathischen Vorgang. Dass sich der projektiv Identifizierende verbaler, nonverbaler und averbaler Signale bedient, um sein unbewusst angestrebtes Ziel zu erreichen, hat Ogden (1979) deutlich gemacht.

Patienten mit Frühstörungen rufen relativ uniforme Gegenübertragungs-Reaktionen hervor, was mit ihren archaischen, holzschnittartigen Objektimagines zusammenhängt. Bei Neurosen sind die Reaktionen verschiedener Therapeuten auf den gleichen Patienten unterschiedlicher. Auf die differenzierten Signale eines neurotisch strukturierte Patienten reagieren sie differenziert, wobei ihre Biografie und ihre Charakterstruktur an der Reaktion beteiligt sind, ebenso ihre aktuellen Objektbeziehungen und ihre Zukunftsperspektiven.

Regression des Therapeuten

Das klassische analytische Setting fördert die Regression des Patenten, weniger die des Therapeuten. In der klassischen Analyse liegt der Patient, der Analytiker sitzt. Der Patient soll alles sagen, was ihm durch den Kopf geht. Zu den Aufgaben des Therapeuten gehört, dass er das, was er sagt, nach den Kriterien therapeutische Zweckmäßigkeit auswählt. Er bewegt sich zwischen »gleichschwebender Aufmerksamkeit« und der Auswertung des Aufgenommenen hin und her. Auch wenn er gleichschwebend zuhört, hat er seine therapeutische Aufgabe und Rolle »im Hinterkopf«. Das fördert den Sekundärprozess und bremst den Primärprozess.

Werden Elternfiguren aus einer früheren Zeit übertragen, gehört dazu eine partielle Regression des Selbst auf ein früheres Stadium der Selbst-Entwicklung. Der Patient sucht Hilfe. Schon deshalb liegt nahe, dass er Elternfiguren überträgt. Der Therapeut ist in der Rolle des Helfers. Die Rolle des Helfers ist den Elternrollen benachbart. Allenfalls können von Therapeuten auf Patienten, die älter als der Therapeut sind, *schwache* Eltern übertragen werden, die nicht zur Regression einladen. Insgesamt besteht im klassischen Setting eine Asymmetrie, die von Seiten des Patienten eine Kind-Eltern-Beziehung, von Seiten des Therapeuten eine Eltern-Kind-Beziehung fördert. Der Therapeut kann sich per Empathie, auf der Basis einer vorübergehenden Identifizierung mit dem Patienten, in dessen Regressionszustand probeweise hineinversetzen. So entsteht im Therapeuten ein regressionsähnlicher Zustand, der aber von ihm selbst reduziert werden kann, wenn er das Sich-Einfühlen beendet und mehr bei sich selbst bleibt. Aus dieser Form von Regression taucht der Therapeut schnell wieder auf, wenn er von einem rezeptiven in einen beurteilenden und interpretierenden Zustand hinüberwechselt. Hat ein Therapeut Angst vor Regression, kann das eine Identifizierung mit dem Patienten behindern.

Klüwer (2004) spricht von einem Wechsel des Therapeuten zwischen einer rezeptiven und einer fokussierender Einstellung; ich selbst von einem Oszillieren zwischen rezeptiver, frei schwebender Aufmerksamkeit und diagnostischer Auswertung (König 1996).

Schizoid strukturierte Therapeuten, die mit dem Patienten auf gleicher Wellenlänge kommunizieren möchten und es mit einem Patienten zu tun haben, den sie als ihnen selbst ähnlich empfinden, identifizieren sich mit ihm in seinen regressiven Zuständen und können das genießen. Erleben sie den Patienten als ihnen selbst unähnlich, also aus ihrer Sicht als *fremd*, lehnen sie dessen regressive Zustände ab und betrachten den Patienten, wenn er regrediert ist, von außen. *Narzisstisch strukturierten Therapeuten* fehlt es an Interesse am Miterleben regressiver Zustände des Patienten. Ein narzisstisch strukturierter Therapeut kann aber gut lernen, mit regredierten Patienten umzugehen, wenn er von außen beobachtet, wie sie im Zustand der Regression reagieren. *Depressiv strukturierte Therapeuten* neigen stark zur Identifizierung mit ihren Patienten. Die eigene Art des Erlebens sind sie gewohnt infrage zu stellen, wenn es sie mit den Wünschen und Bedürfnissen eines Gegenübers in Konflikte bringen könnte. Die Bedürfnisse eines Patienten werden von depressiv strukturierten Therapeuten oft wie eigene erlebt. Das gilt auch für regressives Erleben und die damit verbundenen Bedürfnisse. Es fällt einem depressiv strukturierten Therapeuten dann schwer, wieder den Abstand vom Patienten zu gewinnen, der notwendig ist, um im Zustand der Regression Erlebtes zu diagnostizieren, zu verarbeiten und Interventionen zu generieren. Er fühlt mit dem Patienten und vergisst dabei im Extremfall seine therapeutische Rolle, die beinhaltet, dass er das vom Patienten Aufgenommene verarbeitet und das Verarbeitete in Interventionen vermittelt. *Zwanghaft strukturierte Therapeuten* fürchten Regression und lehnen sie für sich selbst ab. Regression bedeutet für sie Kontrollverlust. Wo die Regression des Patienten Mittel zum therapeutischen Zweck ist, suchen sie damit rational umzugehen. Sie betrachten den regredierten Patienten dabei von außen. *Phobisch strukturierte Therapeuten* fürchten die Regression des Patienten, wenn dieser sich in der Rolle eines steuernden Objekts für den Therapeuten befindet, weil Regression des Patienten bedeuten kann, dass er die Funktion eines steuernden Objekts aufgibt. Sieht sich der Therapeut selbst in der Rolle eines steuernden Objekts, möchte er Regression vermeiden, weil er fürchtet, den Patienten könnte etwas Unangenehmes zustoßen, wenn der Therapeut in einer Regression steuernde Funktionen teilweise verliert. *Kontraphobisch strukturierte Therapeuten* möchten, dass ihre Patienten Abenteuer aktiv bestehen, woran sie Regression hindern würde. Deshalb suchen sie Regression ihrer Patienten meist zu verhindern. *Phallisch-narzisstisch strukturierte Therapeuten und männlich identifizierte phallisch-narzisstische Therapeutinnen* erleben Regression in einem Konflikt mit männlicher Aktivität und Selbstständigkeit. Bei ihren Patienten und Patientinnen lassen sie Regression zu, wenn sie auf dem Wege zur Entwicklung männlicher Kompetenzen notwendig erscheint. Wie weit sie sich dann mit ihren Patienten und Patientinnen identifizieren können, hängt davon ab, wie sicher sie ihrer eigenen erwachsenen Kompetenzen sind. *Therapeutinnen, die mit der klassischen weiblichen Rolle identifiziert sind,* erleben Regression als weiblich in einem positiven Sinn, wenn sie in der Beziehung zu einem Mann auftritt. Sie sprechen dann von Hingabe. Das Einnehmen einer solchen Rolle wäre aber mit der Therapeutinnenrolle schwer vereinbar. Regredierte Männer sprechen ihre Fürsorglichkeit an, regredierte Frauen befinden sich für sie in einen Zustand, den Frauen sich gestatten können. Meist fällt es ihnen nicht schwer, ihre Patienten und Patientinnen in der Regression per Einfühlung zu begleiten. Problematisch und Angst machend kann für sie die Regression eines Patienten sein, wenn nicht klar ist, ob es sich um ein positives Durchgangsstadium im Dienste der Therapie handelt. *Hysterisch strukturierte Therapeuten und Therapeutinnen vom ödipalen Typ* sind ungeduldig, muss doch auf therapeutisch nutzbare Regression oft längere Zeit gewartet werden. Auch kann ein Patient längere Zeit benötigen, um aus der Regression wieder aufzutauchen.

Im Unterschied zu den Verhältnissen in einer Gruppentherapie (König 2008) tritt Regression in einer Einzeltherapie allmählich ein, außer es handelt sich um Patienten mit ausgeprägter Ich-Schwäche. Viele Patienten können sich einer Regression erst überlassen, wenn sie sich in der Therapie sicher fühlen. Das Gefühl, in einer Therapie gehalten zu werden und deshalb sicher zu sein, setzt voraus, dass der Therapeut dem Patienten das Gefühl gibt, verstanden zu werden. Ungeduldige, verfrühte Interventionen stören die Entwicklung eines Sicherheitsgefühls. Bei Patienten hysterisch strukturierter Therapeuten tritt Regression entweder gar nicht auf oder sie ist geringer ausgeprägt, als sie es bei anderen Therapeuten wäre. Eigenen regressiven Tendenzen suchen hysterisch strukturierte Therapeuten durch Aktivität zu begegnen. Hysterisch strukturierte Therapeuten und Therapeutinnen haben die starke Tendenz, durch den interaktionellen Anteil ihrer Übertragungen eine ödipale Dreieckssituation zu inszenieren. Diese Tendenz wirkt regressiven Tendenzen von Patientinnen und Patienten entgegen, die sonst in einen präödipalen Zustand regredieren würden.

Patientenverhalten und Therapeutenverhalten

Das Erleben und Verhalten eines Therapeuten kann durch das Verhalten eines Patienten so verändert werden, dass es scheinen könnte, er habe eine andere Charakterstruktur. Ein chaotisches Verhalten eines Patienten kann bei einem nicht zwanghaften Therapeuten ein Verhalten auslösen, das wie zwanghaft erscheint, mit anderen Patienten aber nicht auftritt. Auch können charakterbedingte Verhaltensweisen, die ohnehin schon zur Struktur eines Therapeuten gehören, durch das Verhalten eines Patienten weiter verstärkt werden.

Im entsprechenden Kapitel habe ich erwähnt, dass die projektive Identifizierung einen interaktionellen Anteil hat. Einen wenig oder gar nicht zwanghaften Therapeuten kann ein Patient, der ein zwanghaftes Objekt oder einen zwanghaften Selbstanteil auf den Analytiker externalisiert, durch den interaktionellen Anteil der projektiven Identifizierung dazu bringen, sich dem Objekt entsprechend zu verhalten. Auf *welches* Patientenverhalten Therapeuten *wie* reagieren, hängt aber auch von ihrer tatsächlichen Charakterstruktur ab. Hier einige Beispiele.

Schizoid strukturierte Therapeuten, die eine gewisse Distanz brauchen, um sich wohl zu fühlen, werden durch einen Patienten, der eine große Nähe zum Therapeuten sucht, veranlasst, noch mehr auf Distanz zu gehen oder abrupt Grenzen zu setzen.

Bei narzisstisch strukturierten Therapeuten kombinieren sich eine hohe Selbsteinschätzung jenseits der Realität mit der vorbewussten, manchmal auch bewussten Befürchtung, nichts wert zu sein. Entsprechend reagieren narzisstisch strukturierte Therapeuten in spezifischer Weise auf Lob oder Kritik. Auf Lob meinen sie Anspruch zu haben, wobei sie auszublenden suchen, dass sie von Lob abhängig sind. Kritik empfinden sie meist als unzutreffend. Geht ein Patient auf das starke Bedürfnis des narzisstisch strukturierten Therapeuten nach Lob, Anerkennung, Bewunderung und Erfolg ein – entweder direkt, indem er Lob ausspricht, oder indirekt, durch therapeutische Fortschritte –, werden die Bedürfnisse eines solchen Therapeuten dadurch *nicht auf längere Zeit* abgesättigt. Narzisstisch strukturierte Menschen sind auf *fortwährende* Anerkennung oder Bewunderung angewiesen. Eine positive Rückmeldung des Patienten muss passend dosiert sein. Kommt vom Patienten zu viel davon, wirkt es unglaubwürdig oder bringt den narzisstisch strukturierten Therapeuten in die Gefahr, in einen narzisstischen Erregungszustand zu geraten. Letzteres kann dazu führen, dass der Therapeut die Verbindung innerlich, manchmal auch äußerlich abbricht, zumindest für den Augenblick, im günstigen Falle, indem er sich in Schweigen zurückzieht, bis der narzisstische Erregungszustand abgeklungen ist. Kann ein narzisstisch strukturierter Therapeut Kritik nicht glauben, berührt sie ihn nicht. Glaubt er sie, entsteht narzisstische Wut gegen den Kritiker und gegen sich selbst. Kränkungen werden lange gespeichert, entsprechend hält die narzisstische Wut lange an. Das kann dazu führen, dass der Therapeut »im Hinterkopf« auf Gründe wartet, die es legitimieren können, die Therapie vorzeitig zu beenden.

In psychoanalytischen Therapien gibt es zu wenig, aber auch zu viel persönlichen Einsatz: *Depressiv strukturierte Therapeuten* neigen dazu, persönlichen Einsatz und therapeutische Zweckmäßigkeit zu verwechseln. Persönlicher Einsatz kann den Rahmen therapeutischer Zweckmäßigkeit überschreiten. Bei einem depressiv strukturierten Therapeuten sieht das dann so aus, dass er sich als Therapeut ähnlich verhält, wie er sich außerhalb seiner therapeutischen Rolle verhalten würde. So tröstet er zum Beispiel gleich, auch wenn Abwarten im Sinne der Therapie günstiger wäre.

Fühlt sich ein Patient Umgang mit dem Therapeuten schlecht,, weil er ein böses Objekt auf ihn überträgt und ihn deshalb als böse empfindet, versucht der depressiv strukturierte Therapeut oft, sich möglichst »gut« zu verhalten. Nun werden Übertragungserwartungen in psychoanalytischen Therapien auch dadurch korrigierend verändert, dass sich der Therapeut nicht so verhält wie erwartet. Zum Beispiel verhält er sich »gut« statt »böse«. Tut er das aber zu sehr oder zu früh, kann es sein, das der Patient die Übertragung zurücknimmt, ehe sie sich entfalten und bearbeitet werden konnte. Um durch Erfahrungen in der Beziehung zum Therapeuten verändert zu werden, muss die Übertragung ein gewisses Maß erreicht haben. *Zwanghafte Therapeuten* können zu einem stärker zwanghaften Verhalten gebracht werden, als sie sonst an den Tag legen könnten, zum Beispiel durch ein chaotisches Verhalten eines Patienten. Umgekehrt kann ein Patient zwanghaftes Verhalten seines Therapeuten mindern, indem er sich strikt an die Regeln hält.

Befindet sich ein *phobisch strukturierter Therapeut* in der Rolle eines steuernden Objekts, reagiert er auf ein willkürliches Verhalten seines Patienten mit Angst um den Patienten. Er wird warnen, wo ein zwanghafter Therapeut implizit oder explizit verbieten würde. Präventiv vermittelt der phobisch strukturierte Therapeut dem Patienten leitende Signale. Auch versucht er mit ihm genau zu besprechen, wie er sich in einer bestimmten Situation verhalten *könnte*, wobei er implizit darauf hinweisen kann, wie er sich verhalten *sollte.* Befindet sich der Patient in der Rolle des steuernden Objekts und der Therapeut in der Rolle des Gesteuerten, reagiert der Therapeut ängstlich auf ein willkürliches Verhalten des Patienten, wobei er sich auf eigene Kriterien für Willkür bezieht. Wenn der Patient sich willkürlich oder unvernünftig verhält, befürchtet der phobisch strukturierte Therapeut, dass der Patient die Rolle des steuernden Objekts verlässt oder dass es sich herausstellt, dass er sie nicht ausfüllen kann.

Kontraphobisch strukturierte Therapeuten können ihre Patienten zu riskanten Verhaltensweisen animieren. Für sie sind Patienten selten steuernde Objekte. Sie sind stolz darauf, niemanden zu brauchen, der ihnen vermitteln würde, wie sie sich verhalten sollen. Mit den Patienten können sie einen impliziten Pakt schließen, der beinhaltet, dass man gemeinsam Abenteuer bestehen will. Die Beziehung zu dem Patienten gleicht dann ein wenig einer Beziehung, wie man sie sich zwischen den drei Musketieren vorstellen kann (»alle für einen, einer für alle«), wobei der Therapeut allerdings im Hintergrund bleibt und der Patient die Abenteuer besteht. Ein Patient, der willens ist, sich auf einen solchen impliziten Pakt einzulassen, kann den Therapeuten dazu bringen, ihm immer mehr zuzumuten, bis schließlich Rückschläge eintreten, weil der Patient überfordert wird und sich selbst überfordert.

Therapeuten und Therapeutinnen vom phallisch-narzisstischen Typ ähneln narzisstisch strukturierten Therapeuten darin, dass sie mehr als andere auf Lob und Kritik reagieren. Sie haben ein starkes Bedürfnis, in ihren Geschlechtseigenschaften bestätigt zu werden, und wünschen sich permanent ein Maß an Bestätigung durch Partner, wie es im Stadium der frischen Verliebtheit auftritt, also in einem Ausnahmezustand. In der Zeit, die sich an die »therapeutischen Flitterwochen« anschließt, reicht solchen Therapeuten und Therapeutinnen die Bestätigung durch die Patientin oder den Patienten oft nicht mehr aus. Kann oder will eine Patientin oder ein Patient die erwarteten positiven Einschätzungen nicht produzieren, kann es sein, dass Therapeut oder Therapeutin die Therapie vorzeitig beendet. Allerdings gibt es auch phallisch-narzisstische Therapeuten und männlich identifizierte phallisch-narzisstische Therapeutinnen, die damit zufrieden sind, dass die Therapie gute Fortschritte macht, was ihre *therapeutische Potenz* bestätigt.

Therapeutinnen, die mit der klassischen weiblichen Rolle identifiziert sind, lassen sich eher darauf ein zu warten, bis der Patient oder die Patientin in der Lage ist, ihre Vorzüge wahrzunehmen. Eine kritische Einstellung gegenüber ihren Geschlechtseigenschaften führen phallisch-narzisstische Therapeuten und Therapeutinnen oft auf Defizite bei den Patientinnen und Patienten zurück.

Hysterisch strukturierte Therapeuten und Therapeutinnen vom ödipalen Typ neigen dazu, das ödipale Dreieck zu inszenieren. Für sie nimmt der Patient oder die Patientin im ödipalen Dreieck eine bestimmte Position ein, an die sie sich anpassen können. Verhält sich eine Patientin kindlich, kann der Therapeut eine Vaterposition einnehmen. Verhält sie sich eher wie eine erwachsene Frau, kann der Therapeut in die Kindrolle geraten und die Patientin in der Mutterrolle sehen. Ein Therapeut kann aber auch von vorneherein den Patienten oder die Patientin unbewusst motiviert veranlassen, eine gewünschte Position durch den interaktionellen Anteil seiner Übertragung einzunehmen.

Planung, Aufschub von Triebbefriedigung aus Gründen der Vernunft, Beurteilung einer Situation möglichst nur aufgrund qualitativ und quantitativ ausreichender Informationen sind bei ihnen weniger gut möglich als bei Therapeuten anderer Strukturen. Oft kommt es zu einer Ideologisierung von Spontaneität. Hysterisch strukturierte Therapeuten und Therapeutinnen versuchen, Spontaneität bei ihren Patienten zu fördern. Das tun sie umso mehr, je zwanghafter sich ein Patient gibt.

Verhält sich ein Patient zu willkürlich, können sie aber durchaus die Position des Kontrollierenden einnehmen. Hysterisch Strukturierte vom ödipalen Typ suchen in ihren Partnerschaften Partner oder Partnerinnen, an die sie Kontrollfunktionen delegieren können, die zu übernehmen sie nicht in der Lage oder willens sind. Das führt zu Verbindungen zwischen hysterischen und zwanghaften Persönlichkeiten. Die Partner können sich dann aufeinander zu oder auseinander entwickeln. Entsprechend kann es mit der Kombination hysterisch strukturierter Therapeut oder Therapeutin und zwanghafte Patientin oder zwanghafter Patient gehen.

Mit dem inneren Bild einer Patientin oder eines Patienten gewünschten kontrollierenden Partners oder einer kontrollierenden Partnerin identifizieren sich hysterisch strukturierte Therapeuten und Therapeutinnen, wenn Patienten sich in selbstschädigender oder fremdschädigender Weise willkürlich verhalten. Im Unterschied zu den phobisch strukturierten Therapeuten, die schon auf eine sich ankündigende Möglichkeit eines solchen Verhaltens reagieren, tun das hysterisch strukturierte Therapeuten vom ödipalen Typ meist erst, wenn ein solches Verhalten manifest wird.

Therapeutische Situationen,
die starke Gefühle
beim Therapeuten auslösen können

Reaktionen auf Idealisierung und Entwertung

Die Charakterstruktur eines Therapeuten hat neben seiner aktuellen Übertragung auf den Patienten, seiner eigenen Biografie, seinen eigenen aktuellen Beziehungen und den Zukunftsperspektiven eines Therapeuten erheblichen Einfluss darauf, wie er mit Idealisierungen oder Entwertungen durch den Patienten umgeht.

Therapeuten mit einer schizoiden Struktur möchten von Anderen unabhängig sein, auch von deren Beurteilungen. Die innere Distanz, die schizoid strukturierte Therapeuten in den meisten Fällen einhalten, ist an sich schon geeignet, ihre Reaktionen auf Bewertungen durch die Patienten klein zu halten. Manche versuchen, sich emotionale Reaktionen abzutrainieren, was ihrem Wunsch nach Autarkie entspricht. Ein Patient soll dem Therapeuten keine Gefühle machen, die ihn wesentlich beeinflussen. Positive Bewertungen werden manchmal »heimlich« genossen.

Therapeuten mit einer narzisstischen Struktur fühlen sich von Bewertungen abhängig. Das hängt damit zusammen, dass sie sich in ihrer Wichtigkeit und Kompetenz überschätzen, diese Überschätzung aber von Zeit zu Zeit durch narzisstische Zufuhr stabilisiert werden muss. Ihre Selbstüberschätzung läuft Gefahr, durch Konfrontationen mit der Realität widerlegt zu werden. Deshalb wird Kritik sehr gefürchtet. Eine Entwertung kann an realen Schwächen ansetzen, ebenso wie eine Idealisierung an realen Stärken ansetzen kann. Entwertungen durch den Patienten muss der narzisstisch strukturierte Therapeut umso mehr fürchten, je näher sie der vorbewusst eingeschätzten Realität sind. Eine Entwertung kann Selbsthass hervorrufen oder eine heftige Gegenaggression. Starke Idealisierung kann zum »Abheben« führen, zu einem euphorischen Zustand, mit dem die Gefahr eines Realitätsverlustes verbunden ist, den narzisstisch Strukturierte fürchten, die solche Zustände schon erlebt haben.

Bei *Therapeuten mit einer depressiven Struktur* kann eine negative Bewertung durch den Patienten mit ihrer meist negativen Selbsteinschätzung zusammentreffen. Dann wirkt sie besonders stark. Ist der depressiv strukturierte Therapeut davon überzeugt, dass sein Patient etwas zutreffend kritisiert hat, neigt er dazu, aktiver zu werden, um die vom Patienten erkannte Schwäche zu *kompensieren*. Dabei kann es um häufigere Interventionen, um verstärkte Aufmerksamkeit oder Zuwendung während der Stunde handeln, aber auch um zusätzlich angebotene

Zeit. Idealisierung ist für den depressiv strukturierten Therapeuten meist unangenehm. Er möchte vielleicht, dass sie stimmt, kann sie aber nicht glauben und muss sie zurückweisen. Idealisierung gefährdet die Bescheidenheit des depressiv strukturierten Therapeuten, eine Bescheidenheit, bei der es sich um die Ideologisierung seiner negativen Selbsteinschätzung handelt. Auf seine Bescheidenheit hält sich der depressiv Strukturierte etwas zugute. Sie gehört zu den wenigen positiven Eigenschaften, die er zu haben meint.

Gelingt es dem *zwanghaften Therapeuten*, Idealisierungen oder Entwertungen durch seine Patienten in einem theoretischen Konzept unterzubringen, wird er durch Entwertung oder Idealisierung wenig berührt: »Es ist ein Patient; was er sagt hat mit Übertragung zu tun; oder: Was der Patient sagt, hat mit seiner ichstrukturellen Schwäche zu tun«, etc.

Heute räumen die meisten Analytiker ein, dass der Therapeut, ob er es will oder nicht, *Übertragungsauslöser* liefert, an die sich die Übertragungen des Patienten heften. Die Übertragungsauslöser stellen ein Stück Realität dar, das vom Patienten aufgenommen wird. Der Anteil von Übertragungsauslösern am Entstehen einer Übertragung variiert von Fall zu Fall. Er kann vernachlässigbar klein, aber auch sehr groß sein.

Zwanghafte Therapeuten neigen mehr als andere dazu, Übertragungsauslöser zu bagatellisieren oder zu leugnen, so dass am Ende doch wieder die »Kleiderpuppe der Übertragung« (Fliess 1942) herauskommt. Um den Anteil des realen Verhaltens eines zwanghaften Analytikers kann es mit dem Patienten zu rechthaberischen Auseinandersetzungen kommen. Ist die Übertreibung, die in einer Idealisierung oder Entwertung liegt, offensichtlich, neigt der zwanghafte Therapeut noch weniger dazu, nach einem eigenen Anteil am Entstehen einer idealisierenden Übertragung zu suchen. Er stellt zum Beispiel nicht in Rechnung, dass schon sein aufmerksames Zuhören während fünfzig Minuten unter gleichzeitigem Zurückstellen eigener Interessen im Alltag eher selten vorkommt und deshalb von einer Patientin, die das vielleicht nie erfahren hat, hoch bewertet wird. Sie überträgt dann ein grenzenlos verständnisvolles, uneigennütziges Objekt. Das reale Verhalten des Therapeuten in seiner Rolle erschwert hier das Bearbeiten idealisierender Aspekte einer Übertragung.

Ansonsten wird die Empfindlichkeit des zwanghaften Therapeuten im Umgang mit Idealisierungen und Entwertungen dadurch gemindert, dass er den Abwehrmechanismus Isolierung vom Affekt einsetzt. Obwohl es dem zwanghaften Therapeuten gelingen kann, Idealisierungen oder Entwertungen des Patienten von sich fernzuhalten, indem er sie ganz der Übertragung oder einer Störung der Ich-Entwicklung zuordnet, gelingt es ihm deshalb aber doch, mit Idealisierungen und Entwertungen sachgerecht umzugehen.

Idealisierungen verunsichern den *phobisch strukturierten Therapeuten*, wenn er sich in der Rolle des steuernden äußeren Objekts befindet. Der phobisch strukturierte Therapeut möchte, dass seine Hilfen nicht auffallen. Man könnte sagen, dass phobisch strukturierte Therapeuten dazu neigen, in einer Therapie die Rolle eines blinden Passagiers einzunehmen, die aus dem Verborgenen heraus wirkt. Entwertung kann phobisch strukturierte Therapeuten beunruhigen, wenn sie sich in der Rolle des steuernden Objekts befinden. Diese Rolle wird infrage gestellt, wenn ihre *Kompetenz* entwertet wird.

Phobisch strukturierte Therapeuten sind meist kompetenter darin, ihre Patienten von Entwertungen ihrer Person abzubringen als darin, die Ursachen der Entwertung zu bearbeiten. Befindet sich der Patient in der Rolle des steuernden Objekts, ist eine Entwertung von seiner Seite bedrohlich, soweit sie die Beziehung zum Therapeuten infrage stellt. Darin gleichen phobisch strukturierte Therapeuten den depressiv strukturierten, für die Kritik durch den Patienten mit der Möglichkeit eines Verlusts der Beziehung zum Patienten verbunden ist.

Kontraphobisch strukturierte Therapeuten fühlen sich durch Idealisierungen bestätigt: »Es ist bisher gut gegangen, es wird auch weiter gut gehen.« Entwertungen stellen für sie die Indikation infrage. Zu einer Therapie gehört aus ihrer Sicht, dass der Therapeut als Führer, etwa im Sinne eines Bergführers, akzeptiert wird. Wird diese Rolle durch Entwertung infrage gestellt, geraten Patient und Therapeut in Gefahr. Der Patient kann abstürzen, der Therapeut mit. Oft wechseln kontraphobisch strukturierte Therapeuten dann zu einem *überprotektiven Verhalten oder sie beenden die Therapie.*

Den Therapeuten und Therapeutinnen mit einer phallisch-narzisstischen Struktur ist es wichtig, wie sie sich selbst als Mann oder Frau wahrnehmen und wie sie von anderen als Mann oder Frau wahrgenommen werden. Deshalb sprechen sie auf Idealisierungen und Entwertungen besonders an, die sich auf Geschlechtseigenschaften beziehen. Idealisierungen bezüglich der Geschlechtseigenschaften, die als solche leicht erkennbar sind, weil sie offensichtlich übertreiben, sind für phallisch-narzisstische Personen problematisch. Sie können eine Gegenübertragungs-Reaktion hervorrufen, die nach der anderen Seite hin ausschlägt und die eigenen Geschlechtseigenschaften infrage stellt. Manchmal ist auch der Schritt von der Idealisierung zur Ironie kurz und der Therapeut meint beim Patient eine Ironie wahrzunehmen, die nicht vorhanden ist. Wenn sich eine idealisierende Äußerung *hauptsächlich* auf etwas Anderes bezieht, aber *ebenfalls* einen Bezug zu Geschlechtseigenschaften hat, wird dieser letztere Aspekt deutlicher und intensiver wahrgenommen als andere und ruft deshalb oft deutlichere und intensivere Reaktionen hervor als auf das, worauf sich die Äußerungen unmittelbar beziehen. Manche idealisierende Äußerungen von Patienten werden in der Wahrnehmung verzerrt, damit sie zu den Geschlechtseigenschaften passen, nach dem Motto: »Reim dich oder ich fress' dich.« (Narzisstisch, nicht phallisch-narzisstisch strukturierte Therapeuten suchen sich unter den Äußerungen des Patienten das aus, was zu ihren Präferenzen passt. Sie sind weniger an die Geschlechtseigenschaften fixiert.)

Entsprechendes gilt für entwertende Äußerungen. Sie treffen besonders, wenn sie in einem direkten, indirekten oder vom phallisch-narzisstischen Therapeuten fantasierten Zusammenhang mit Geschlechtseigenschaften stehen. Im Unterschied zu dem narzisstisch strukturierten Therapeuten ist die Befindlichkeit des phallisch-narzisstischen Therapeuten weniger direkt von den Äußerungen eines einzelnen Patienten abhängig. Eine Entwertung durch einen Patienten oder eine Patientin kann durch *Idealisierungen* von Seiten anderer Patienten oder Patientinnen *kompensiert* werden. Dabei funktioniert bezüglich des entwertenden Patienten oder der entwertenden Patientin oft die folgende Denkfigur: »Das tut sie/er ja nur weil…«, zum Beispiel weil die Patientin frigide oder vielleicht lesbisch, der Patient latent homosexuell ist oder weil er oder sie dem Therapeuten oder der Therapeutin Geschlechtseigenschaften neidet.

Hysterisch strukturierte Therapeuten und Therapeutinnen vom ödipalen Typ verfügen über viele Eigenschaften und Kompetenzen Erwachsener, im Denken ähneln sie aber insofern Kindern von vier oder fünf Jahren, als sie wenig Verbindungen zu Vergangenheit und Zukunft herstellen, sondern in der augenblicklichen Situation leben; man könnte sagen: sie leben im Hier und Jetzt. Idealisierungen verblassen deshalb schnell. Auch Entwertungen werden weniger lange erinnert, als das bei Therapeuten anderer Struktur der Fall ist. Hysterisch strukturierte Therapeuten und Therapeutinnen können meist viel Idealisierung vertragen. Entwertungen werden gefürchtet, besonders solche, die sie im Vergleich zu Partner oder Partnerin der Patientin oder des Patienten herabsetzen, wobei der Vergleich vom Patienten oder der Patientin nicht direkt gezogen werden muss. Es genügt, wenn der Therapeut oder die Therapeutin den Vergleich anstellt.

Neid

Man kann jemanden um etwas beneiden, was er hat, oder um etwas, das er kann. Die beiden Bereiche überschneiden sich. So kann ein Sportler einen guten Trainingszustand haben. Der gute Trainingszustand äußert sich in gut ausgebildeten Muskeln, aber auch in einer optimierten Steuerung von Bewegungsabläufen.

Melanie Klein spricht von einer »guten Brust« der Analytikerin oder des Analytikers, die ein Patient wahrnehmen und um die er die Analytikerin oder den Analytiker beneiden kann. Die »gute Brust« steht für die *Fähigkeit* von Analytiker oder Analytikerin, dem Patienten das zu geben, was ihm gut tut.

Neid kann jemanden motivieren, sich durch eigene Anstrengung verschaffen zu wollen, was der andere hat oder kann. Neid hat dann, wenn man so will, konstruktive Folgen, wenn dabei etwas gutes Neues entsteht. Neid kann auch dazu führen, dass einem Gegenüber das, was er hat, weggenommen wird. Neid kann schließlich dazu führen, dass jemand zerstören will, was der andere hat oder kann. Wenn ihm das gelingt, wechselt Vorhandenes nicht den Besitzer. Es geht verloren.

Für Fähigkeiten eines Analytikers oder einer Analytikerin können Brust oder Phallus als Symbol genommen werden: Gute, »nährende« Interventionen können mit einer »guten Brust« in Verbindung gebracht werden oder mit einem eindringenden Phallus, der analytische Kraft symbolisiert.

Als ein mögliches Motiv, das bei Patienten zu negativen therapeutischen Reaktionen führen kann – also dazu, dass der Patient Fortschritte in der Therapie zunichte macht, so dass es ihm dann schlechter geht als vorher –, wird von vielen Psychoanalytikern Neid angenommen. Das Ergebnis analytischen Könnens wird zerstört. Damit werden analytische Brust oder analytischer Phallus entwertet. Das Angebot oder die Aktivität der Analytikerin oder des Analytikers hat nicht genützt, sondern geschadet. Ein Patient kann aber auch bestrebt sein, vom Analytiker oder der Analytikerin das zu lernen, was sie können, um es selbstanalytisch einzusetzen. Eine *selbstanalytische Tätigkeit* kann im Dienste des Fortschritts oder des Widerstands stehen. Der Analysand möchte in letzterem Fall nicht mit dem Analytiker kooperieren, sondern ihn aus der analytischen Arbeit ausschließen, aber dennoch vorankommen.

Therapeuten können Patienten beneiden: Der Neid des Therapeuten kann sich ebenfalls auf Besitz oder Fähigkeiten beziehen. Es kommt ja nicht selten vor, dass ein Patient mehr Geld oder einen höheren sozialen Status hat als der

Therapeut. Ist ein Patient oder eine Patientin jünger als der Therapeut oder die Therapeutin, können er oder sie vom Therapeuten oder der Therapeutin wegen ihrer Jugend und den damit verbundenen Lebensmöglichkeiten beneidet werden. Patienten können in vielerlei Hinsicht mehr Kompetenzen haben als ihr Therapeut. Wenn sie mehr können und die Umstände günstig sind, erreichen sie an beruflichem Ansehen und beruflicher Wirkung vielleicht mehr als der Therapeut erreicht hat oder noch erreichen kann. Andererseits können Patienten den Therapeuten oder die Therapeutin um beruflichen Erfolg und materielle Güter beneiden, aber auch darum, dass er oder sie in einer Partnerschaft lebt. Ein Therapeut kann wegen seiner Kinder oder Enkelkinder beneidet werden. All das ist entsprechend umgekehrt möglich, der Therapeut kann Patienten um beruflichen Erfolg, materielle Güter, eine Partnerin oder einen Partner, um Kinder oder Enkelkinder beneideten.

Die Disposition zu Neid hängt unter anderem von der Charakterstruktur ab.

Schizoid strukturierte Therapeuten neigen wenig zu Neid, was materielle Güter angeht. Sie sind ihnen meist nicht so wichtig. Kann oder hat der Patient mehr oder weniger als sie selbst, wird das entweder bagatellisiert oder ausgeblendet. Wenn das nicht gelingt, können die Unterschiede einer Beziehung »auf gleicher Wellenlänge« entgegenstehen. Was Patienten können, aber meist insofern nicht so wichtig, als sie vom schizoid strukturierten Therapeuten als ein Exemplar der Gattung Mensch, Mann oder Frau genommen werden, und unter den Repräsentanten gibt es aus ihrer Sicht Unterschiede, die halt zum Spektrum der Gattung gehören.

Narzisstisch strukturierte Therapeuten neigen wenig zu Neid, weil eine Voraussetzung dafür wäre, dass man sich auf einer gleichen Ebene befindet. Ein narzisstisch strukturierter Therapeut phantasiert sich aber auf einer anderen Ebene als seine Patienten. Es kann aber sein, dass die durch Erfolge eines Patienten in einem Bereich, wo sie selbst wenig oder keinen Erfolg haben, gekränkt werden. Das kann sie motivieren, die Erfolge des Patienten zu entwerten.

Depressiv strukturierte Therapeuten neigen mehr als andere zu Neid. Das hängt damit zusammen, dass bei der depressiven Charakterstruktur im unbewussten Kern der Persönlichkeit eine primitive Abhängigkeit von Nahrungsquellen fantasiert wird, die ein Gegenüber zur Verfügung gestellt. Primitiv heißt hier basal, existenziell notwendig. Vorbewusst, aber durch infantiles Unbewusstes beeinflusst können depressiv strukturierte Therapeuten sich von Patienten wie von existenziell notwendigen Nahrungsquellen abhängig fühlen; das heißt, in seiner deskriptiv unbewussten Fantasie ist ein Gegenüber – und eben auch der gerade anwesende Patient – für das Überleben notwendig. Die Auswirkungen dieser Fantasie können von ihnen natürlich durch rationale Überlegungen infrage gestellt und in ihren Auswirkungen reduziert werden. Dennoch können sich depressiv strukturierte Therapeuten so verhalten, als wären sie von jedem ihrer Patienten existenziell abhängig. Was dann fehlt ist die Möglichkeit, gleichsam auf andere Nahrungsquellen auszuweichen. Der jeweils Anwesende wird so erlebt, es gäbe es keine Alternativen.

Zwanghaft strukturierte Therapeuten empfinden Neid eher selten. Zwar nehmen sie es wahr, wenn ein Patient oder Personen, mit denen der Patient umgeht, über mehr Ressourcen verfügen als der Therapeut. Es wäre aber »unvernünftig«, Patienten oder deren Beziehungspersonen darum zu beneiden. Zwanghaft Strukturierte ohne depressive Strukturkomponente haben die orale Phase der Entwicklung hinter sich gelassen. Es geht ihnen weniger um Versorgung als um Macht und Kontrolle.

Phobisch strukturierte Therapeuten suchen alle Emotionen, die ihre Beziehungen zu anderen Menschen stören könnten, nach Möglichkeit zu vermeiden. Neidimpulse werden geblockt, wenn sie die Harmonie zwischen Therapeut und Patient stören könnten. Es kann dann ein diffuses Gefühl von Angst entstehen, der Neidimpuls selbst bleibt unbewusst. Während es bei zwanghaften Therapeuten darauf ankommt, ob sie eine existierende Ressourcenverteilung als gerecht empfinden, ist das für phobisch strukturierte Therapeuten kein wesentliches Kriterium. Unterschiede zwischen ihnen und dem Patienten beurteilen sie vor allem danach, ob sie die Beziehung stören können und wie das vermieden werden kann. *Kontraphobisch strukturierte Therapeuten* sehen materielle Güter, die durch Aktivität, insbesondere durch riskantes Handeln, erworben wurden, als etwas an, das dem, der es für sich gewonnen hat, zusteht. Sie können Patienten aber darum beneiden, dass sie die Fähigkeiten hatten, die zum Erwerb der materiellen Güter eingesetzt wurden. Das kann sie dazu motivieren, den Patienten zu Unternehmungen anzuregen, die am Ende zeigen, dass er doch nicht so viel kann. Hat sich das aber herausgestellt und hat der Patient sich geschadet, kann es sein, dass sie in die phobische Position kippen und überbesorgt reagieren.

Phallisch-narzisstisch strukturierte Therapeuten, bei denen es auf Geschlechtseigenschaften ankommt, beneiden Personen gleichen Geschlechts um Geschlechtsmerkmale, die bei denen ausgeprägter vorhanden sind. Das gilt für phallisch-narzisstische Therapeuten, für Therapeutinnen, die phallisch identifiziert sind, und auch für Therapeutinnen, die sich mit der klassischen Frauenrolle identifizieren. Bei den männlich identifizierten phallisch-narzisstischen Frauen kommt Penisneid tatsächlich vor; eine Form des Neides, die von Freud als zentral gesehen wurde, während sie heute vielen Analytikern als eher peripher gilt. Eine Frau kann ein Mann um seinen Penis beneiden, weil er beim Wasserlassen praktisch ist, aber auch deshalb, weil er ein Emblem der Männlichkeit darstellt und von ihnen als solches akzeptiert wird. Eine Frau muss Männer nicht um ihren Penis beneiden, wenn sie mit ihrer Rolle als Frau einverstanden und identifiziert ist.

Phallisch-narzisstische Therapeutinnen, die mit der klassischen Frauenrolle identifiziert sind, können Patientinnen um ihre Geschlechtseigenschaften beneiden. Hier spielt auch Attraktivität in Verbindung mit Jugend eine wichtige Rolle.

Hysterisch strukturierte Therapeuten und Therapeutinnen vom ödipalen Typ können andere Menschen, mit denen sie umgehen, um alle persönlichen Eigenschaften beneiden, die bewirken können, dass sie sich in einem ödipalen Dreieck als bevorzugter Partner oder bevorzugte Partnerin erweisen oder infrage kommen.

Rivalität

Man kann mit einer Person oder mit mehreren Personen rivalisieren. Beispiele finden sich im Sport. Ein Tennisspieler rivalisiert mit einem anderen um den Gewinn des Matches, bei einem Wettlauf rivalisiert ein jeder Teilnehmer mit allen anderen und beim Fußball rivalisieren zwei Mannschaften miteinander. In Einzeltherapien können Patient und Therapeut miteinander rivalisieren. Dabei kann es darum gehen, wer im Hier und Jetzt eine Situation in der Therapie schneller versteht, der Therapeut oder der Patient selbst, oder auch wer sich eindeutiger an die vereinbarten Regeln der Therapie hält. Bei der Rivalität in Therapien kann es daneben um soziales Ansehen, Einkommen und sonstige Aspekte des Lebenserfolgs gehen.

In einer Therapie kann mit Personen rivalisiert werden, die physisch nicht anwesend sind. Ein Patient kann mit anderen Patienten rivalisieren, auch wenn er sie nicht persönlich kennt. Er möchte der beste, der interessanteste, der sympathischste oder der leidendste Patient sein. Ein Therapeut kann mit anderen Therapeuten rivalisieren, die der Patient vorher hatte oder sonst wie kennt, oder mit den Beziehungspersonen des Patienten, zum Beispiel im Rahmen einer Inszenierung des ödipalen Dreiecks durch den Patienten oder durch den Therapeuten. Bei Lehranalysen kann der Analysand mit anderen Analysanden rivalisieren, von denen er weiß, dass sie bei seinem Lehranalytiker in Analyse sind, aber auch mit vergangenen und selbst mit zukünftigen Analysanden. Der Lehranalytiker kann mit allen Personen rivalisieren, die an der Lehre am Institut beteiligt sind, aber auch mit Kolleginnen und Kollegen, die der Lehranalysand auf Kongressen kennengelernt hat, oder selbst solchen, die er nur aus der Literatur kennt. Eine Rivalität kann auch zwischen Fachgesellschaften oder Instituten bestehen, vor allem natürlich in Städten, wo es mehrere Institute gibt oder mehrere Fachgesellschaften an einem Institut vertreten sind.

Therapeuten mit verschiedenen Persönlichkeitsstrukturen gehen mit Rivalität verschieden um. *Therapeuten mit einer schizoiden Struktur* interessieren sich für Rivalität meist wenig. Wenn ein Patient versucht, mit seinem schizoid strukturierten Therapeuten zu rivalisieren, betrachtet dieser das aus einer Distanz heraus, die entsteht, wenn der Patient eine andere Position einnimmt als der Therapeut. Der schizoid strukturierte Therapeut selbst rivalisiert mit seinem Patienten selten. Entweder man versteht sich, und dann gibt es keine Rivalität, oder man versteht sich nicht, und dann ist Rivalität lästig.

Für *narzisstisch strukturierte Therapeuten* liegt Rivalität zwischen dem Patienten und ihm deshalb fern, weil Patient und Therapeut auf verschiedenen Ebenen existieren. Deshalb kommt eine Rivalität auf gleicher Ebene kaum in Frage. Ein narzisstisch strukturierter Therapeut kann es als Kränkung empfinden, wenn ein Patient meint, der Therapeut würde auf ein Rivalitätsangebot eingehen. Der Patient kann den Therapeuten aber zum Rivalisieren bringen, wenn er von Menschen spricht, die sich in der Sicht des Therapeuten auf gleicher Ebene mit ihm befinden.

Depressiv strukturierte Therapeuten möchten lieber ein sich aufopfernder Helfer des Patienten sein als dessen Rivale. Menschen sollten nicht streiten, und Rivalität empfinden depressiv strukturierte Therapeuten als eine Form von Streit. Will ein Patient mit ihnen rivalisieren, können sie sich in die Position des »Guten« zurückziehen. Die Versuche des Patienten zu rivalisieren halten sie dann als »Gute« aus. Manchmal idealisieren sie den Patienten. Er habe Recht, wenn er sich für besser halte. Indem sie gleich kapitulieren, weichen sie der Rivalität aus. Tatsächlich neigt der depressiv strukturierte Therapeut aber doch auch zum Rivalisieren, allerdings auf einer anderen als der unmittelbar produktiven Leistungsebene. Er rivalisiert im Versorgen und Sich-Einsetzen, zunächst einmal ohne Rücksicht auf das Ergebnis. Besonders rivalisiert er mit den Eltern des Patienten.

Ein *zwanghaft strukturierter Therapeut* schätzt Rivalität auf einer Leistungsebene; vorausgesetzt, dass es »fair« zugeht. Allerdings kommt ein zwanghafter Therapeut leicht in rechthaberische Auseinandersetzungen mit Patienten. Wenn es für ihn nur richtig oder falsch gibt und nichts dazwischen und nur eine »richtige« Perspektive, nämlich die eigene, glaubt er auch dann recht zu haben, wenn die andere Perspektive eines Patienten zutreffende Ergebnisse liefert, die von den aus seiner eigenen Perspektive gewonnenen abweichen. Man kann sagen, dass es dann um die Position des Rechthabenden geht. Aus der Sicht des zwanghaften Therapeuten geht es eben nicht darum, welche Sichtweise besser oder treffender ist, sondern darum, welche *richtig* oder *falsch* ist. Rivalität wird aber meist so definiert, dass es darum geht, wer besser ist oder etwas besser kann, nicht um ein Entweder-Oder.

Bekommt ein zwanghafter Therapeut Angst, dass der Patient ihn in Bezug auf seine Persönlichkeitsentwicklung überholen könnte, was in Therapien ja vorkommt, wenn der Patient über gute Anlagen verfügt und seine Lebensumstände günstig sind, kann es dazu kommen, dass der Therapeut die Fortschritte des Patienten behindert, scheinbar um ein gründlicheres und abgesicherteres Ergebnis zu erreichen, in Wirklichkeit aber, um den Patienten in seiner Entwicklung zu bremsen. Ein solches Verhalten kann gut rationalisiert werden, wodurch der Therapeut sich davor schützt, dass ihm seine wahren Motive bewusst werden. Werden in einer Therapie die Rollen »Therapeut« und »Patient« eingehalten, worüber der Therapeut wacht, hat der Patient schlechte Chancen voranzukommen, wenn der Therapeut das eigentlich nicht will. Er kann den Therapeuten aber außerhalb der Therapiesitzungen überholen, zum Beispiel auf wissenschaftlichem Gebiet. Das kommt öfter mal in Lehranalysen vor.

Phobisch strukturierte Therapeuten vermeiden Rivalitäten, weil sie interpersonelle Spannungen mit sich bringen und eine »gute« Beziehung stören können. Kommt es in einer Beziehung zwischen Patient und Therapeut dazu, dass entweder der Therapeut oder der Patient die Rolle eines steuernden Objekts einnimmt, passt Rivalität nicht dazu. Eine solche Beziehung ist komplementär und kann nur funktionieren, wenn sie komplementär bleibt. Durch Rivalität motivierte Angriffe eines Patienten wehrt der phobisch strukturierte Therapeut durch Ausweichen und Nachgeben ab. Ein ausweichendes und nachgebendes Verhalten findet er auch bei seinen Patienten am besten, und er fördert es, indem er ausweichende oder nachgebende Lösungen vorschlägt; oft macht er das indirekt, indem er den Patienten zum Beispiel fragt, weshalb er an diese Art von Lösungen nicht gedacht hat.

Kontraphobische Therapeuten verhalten sich spiegelbildlich zu den phobischen: Sie fördern Risiko und belohnen Mut, implizit oder explizit, und dies gelegentlich auch dann, wenn der Patient in der Beziehung zum Therapeuten Rivalität riskiert. Wenn ein Patient Mut zeigt, weil er mitbekommen hat, dass der Therapeut es erwartet, kann der kontraphobisch strukturierte Therapeut es versäumen, die Motive des Patienten zu hinterfragen, weil er Mut für eine Primärtugend hält.

Im Erleben und Handeln eines *Therapeuten oder einer Therapeutin mit einer phallisch-narzisstischen Struktur* steht das Rivalisieren im Vordergrund. Menschen mit einer phallisch-narzisstischen Struktur sehen interpersonelle Situationen in erster Linie unter Rivalitätsaspekten und handeln entsprechend. In ihrer »Kartei der inneren Objekte« (Stierlin 1971) wählen sie übertragbare innerer Objekte danach aus, ob Rivalität mit ihnen stattgefunden hat oder ob sie zum Rivalisieren einluden. Sie übertragen rivalisierende Anteile und Aspekte innerer Objekte, wenn irgendwelche Übertragungsauslöser für diese Objekte geboten werden und vernachlässigen andere Eigenschaften und Verhaltensweisen dieser Objekte. Phallisch-narzisstische Therapeuten und Therapeutinnen sehen nicht nur das eigene Leben, sondern auch das Leben ihrer Patienten und Patientinnen unter Rivalitätsaspekten, was dann zur Folge hat, dass Rivalitätsaspekte in Beziehungen bevorzugt bearbeitet werden.

Phallisch-narzisstische Therapeutinnen, die mit der klassischen Frauenrolle identifiziert sind, rivalisieren seltener über Leistung als über persönliche Attraktivität. Ihnen ist es auch wichtig, dass ihre Patienten und Patientinnen Merkmale geschlechtsspezifischer Attraktivität entwickeln; bei Männern heute noch mehr, was die Funktion angeht, bei Frauen mehr in Bezug auf die Selbstpräsentation.

Die *hysterische Struktur vom ödipalen Typ* kann als die Struktur der Eifersucht gesehen werden. Im Unterschied zur phallisch-narzisstischen Struktur rivalisieren hysterisch strukturierte Therapeuten und Therapeutinnen vom ödipalen Typ in einer Einzeltherapie nicht mit ihren anwesenden Patientinnen und Patienten, sondern mit den in der Therapiesitzung nicht anwesenden Partnern oder Partnerinnen unter einem spezifischen Aspekt. Sie möchten als der bessere Partner oder die bessere Partnerin erscheinen, wobei es nicht nur auf die Geschlechtseigenschaften ankommt, sondern auch auf präödipal entwickelte Kompetenzen wie Einfühlung, Fürsorge, Versorgung, Strukturierung und Schutz.

Eifersucht

In den Anfangszeiten der Psychoanalyse wurde Eifersucht nur dem ödipalen Dreieck zugeordnet. Melanie Klein verlegte den Ödipuskomplex in die Zeit, die man heute als Zeit der Triangulierung bezeichnen würde. Damit ist der Übergang von der Zweierbeziehung zur Mutter zu Mehrpersonenbeziehungen gemeint (König 1995c); in der klassischen Vater-Mutter-Kind-Familie bedeutet dies: eine Beziehung zum Vater *neben* der Beziehung zur Mutter und nicht *alternativ* zur Beziehung zur Mutter. Bei solchen Menschen, die den Übergang zu Mehrpersonenbeziehungen nicht vollzogen haben, können besonders heftige Eifersuchtsgefühle auftreten. Wenn jemand meint, dass immer nur eine Beziehung zu einer wichtigen Person möglich ist, muss er befürchten, die Person, die ihm wichtig ist, an jeden neu Hinzukommenden zu verlieren. Befindet er sich auf einer Party im Gespräch mit einem anderen Partygast und ein anderer Gast kommt hinzu, der vom Gegenüber des dyadisch Fixierten begrüßt wird, fühlt sich der dyadisch Fixierte abgemeldet und abgeschoben.

Bei dyadisch Fixierten kann die ödipale Entwicklungsphase nicht ungestört bewältigt werden: Liebt ein Sohn die Mutter, verliert er den Vater; liebt eine Tochter den Vater, verliert sie die Mutter. *Eine dyadischen Fixierung verhindert die Koexistenz von positivem und negativem Ödipuskomplex.* In den Anfangszeiten der Psychoanalyse, ehe der negative Ödipuskomplex bekannt war und berücksichtigt wurde, hat man Todeswünsche eines Kindes, die das gleichgeschlechtliche Elternteil betrafen, wörtlich genommen. Wenn ein Sohn sagt: »Wenn Papi tot ist, heirate ich die Mami«, muss er aber nicht wirklich wünschen, dass der Vater sterben soll. Tatsächlich wollen die Kinder Vater und Mutter behalten, wie bei Scheidungsfamilien immer wieder zu beobachten ist. Kann sich ein Sohn nicht vorstellen, den Vater bei der Mutter zu verdrängen und ihn dennoch zu behalten, muss er die ödipale Konfliktsituation als besonders bedrohlich empfinden. Er erlebt sie nicht als einem Konflikt zwischen dem Wunsch, die Mutter für sich zu haben, und dem Wunsch, den Vater dennoch zu behalten, sondern er erlebt seine Liebe zur Mutter und seine Liebe zum Vater als sich ausschließende Alternativen. Damit befindet sich das Kind in einem Dilemma, das es überfordert.

Entsprechend wird der ödipale Konflikt auch nicht zur Ruhe gebracht. Das Kind bleibt an einen Elternteil gebunden: an den Elternteil, den es als existenziell wichtiger erlebt, im Allgemeinen an die Mutter. Schwierigkeiten, die sich in den Beziehungen eines solchen Menschen aus der *übermäßigen Bedeutung* einer Person ergeben, stammen aus der Zeit der verfehlten Triangulierung. Dass der ödipale Konflikt *aus dem, was vorher geschehen oder nicht geschehen ist*, eine besondere Brisanz beziehen kann, gehört zu den wichtigsten Erkenntnissen nach Freud.

Es gibt aber auch noch andere Erkenntnisse, die unser Verständnis der ödipalen Entwicklungsphase erweitern können. Erstens hat die Evolutionspsychologie in überzeugenden Untersuchungen, zum Beispiel in der viel zitierten transkulturellen Untersuchung von Buss (1989), gezeigt, dass die Kriterien, die bei der Partnerwahl angewandt werden, in verschiedenen Kulturen im Wesentlichen gleich sind, durch kulturelle Unterschiede also wenig beeinflusst werden. Diese Kriterien entsprechen solchen, auf die man kommt, wenn man sich Partnerwahlen ausdenken will, die aus der Sicht des Mannes oder aus der Sicht der Frau ein optimales Überleben der eigenen Gene ermöglichen. Daraus ziehen Evolutionspsychologen den Schluss, dass die Partnerwahl wesentlich durch angeborene Programme bestimmt wird, die sich in der Evolution entwickelt haben. Der Eifersüchtige möchte verhindern, dass seine Partnerin fremdgeht und von einem anderen Mann schwanger wird, so dass der Eifersüchtige das fremde Kind als sein eigenes aufzieht, sich also für die Gene eines anderen Mannes und nicht für die eigenen einsetzt. Eifersüchtige Frauen möchten verhindern, dass ihr Partner seine Ressourcen, die sie für die eigenen Kinder braucht, auf eine andere Frau und eventuell auf andere Kinder überträgt.

Daran, wie ein Therapeut mit Eifersucht in seinen Therapien umgeht, sind die Normen und Werte einer Gesellschaft beteiligt. Man denke an die Zeit der siebziger Jahre, als Eifersucht auf ein bürgerliches Phänomen reduziert wurde. Der Film *Emanuelle*, der eine Partnerschaft ohne Eifersucht propagierte und damals ein Erfolg war, wirkt heute naiv. Die Verteufelung der Eifersucht hat abgenommen, heute »darf« Mann oder Frau wieder eifersüchtig sein.

Im Folgenden möchte ich darstellen, wie Therapeuten verschiedener Struktur mit Dreieckssituationen umgehen. Sind *schizoid strukturierte Therapeuten* dyadisch fixiert, was oft der Fall ist, fühlen sie sich durch Trennung weniger gefährdet als andere dyadisch fixierte Therapeuten, weil sie ihre Patienten und Patientinnen als Repräsentanten der Gattung Mensch oder der Gattung Mann oder Frau sehen. Wechselt der Repräsentant oder die Repräsentantin, geht der Bezug zur Gattung nicht verloren. Insofern sind die Patienten austauschbar. Wendet sich der Patient oder die Patientin einem anderen Menschen zu, ist die Verbindung unterbrochen. Gab es vorher ein »seelenverwandtes« sich Verstehen, ist das jetzt beendet.

Der schizoid strukturierte Therapeut kann den Verlust bedauern, erschüttert fühlt er sich meist nicht. Bezieht sich die Eifersucht eines Patienten oder einer Patientin, die den Therapeuten mit einbezieht, auf die Partnerin bzw. den Partner des Therapeuten oder dessen Kinder, sieht dies der schizoid strukturierte Therapeut aus einer Distanz, die ihm einen therapeutischen Umgang damit erleichtert.

Für den *narzisstisch strukturierten Therapeuten* bedeutet die Hinwendung seines Patienten zu einer anderen Person ein Infragestellen der eigenen Wichtigkeit. Er empfindet es als kränkend, wenn der Patient einen anderen Menschen als ihn wichtig findet, besonders dann, wenn es sich um einen anderen Therapeuten handelt oder wenn der Patient sich fragt, wie die Therapie bei dem anderen Therapeuten wäre oder wenn er gar abbricht. Häufig geht ein narzisstisch strukturierter Therapeut mit einer solchen Kränkung so um, dass er den Kränkenden entwertet. Ein Entzug von Bewunderung kränkt weniger, wenn derjenige, der vorher bewundert hat, nichts taugt. Dann ist seine Bewunderung nicht wichtig gewesen. Ist der Patient eifersüchtig auf andere Patienten oder auf Angehörige des Therapeuten, stört das den narzisstisch strukturierten Therapeuten selten. Er kann die Eifersucht des Patienten als Bestätigung seiner eigenen Wichtigkeit empfinden.

Depressiv strukturierte Therapeuten erleben die Hinwendung ihrer Patienten zu einer anderen Person als Bestätigung ihres geringen Werts: »Das geschieht mir recht.« Erlebt der Patient mit der anderen Person erfreuliche Gefühle, kann sich der depressiv strukturierte Therapeut auf dem Wege über den Abwehrmechanismus *altruistische Abtretung* mitfreuen, indem er sich mit dem Patienten identifiziert. Ist der Patient eifersüchtig auf andere Patienten oder auf Angehörige des Therapeuten, nimmt der depressiv strukturierte Therapeut es als einen Vorwurf, dass er für den Patienten nicht genug tut. Eigentlich müsste der depressiv strukturierte Therapeut sich mit jedem Patienten so intensiv beschäftigen, als ob es der einzige Patient wäre und als hätte der Therapeut in seinem Privatleben keine Beziehungen, die Ansprüche an ihn stellen.

Zwanghaften Therapeuten ist die Kontrolle über ihre Patienten wichtig. Sie fürchten einen Verlust der Kontrolle, wenn der Patient sich anderen Menschen zuwendet und sich von ihnen beeinflussen lässt. Ist der Patient eifersüchtig auf andere Patienten, findet der zwanghafte Therapeut, dass der Patient dazu kein »Recht« hat. Er hat auch kein »Recht«, auf Angehörige des Therapeuten eifersüchtig zu sein. Natürlich weiß der zwanghafte Therapeut wie jeder andere, dass Patienten eifersüchtig auf andere Patienten werden können, auch auf Angehörige des Therapeuten. Etwas, wozu der Patient kein Recht hat, braucht der zwanghafte Therapeut aber nicht ernst zu nehmen. Ebenso hat ein zwanghafter Therapeut kein »Recht«, eifersüchtig zu sein, wenn dem Patienten andere Menschen wichtig sind. Ist das aber doch der Fall, findet er Gründe dafür, in der Stunde die Beschäftigung mit den Menschen, auf die der Patient eifersüchtig ist, abzulehnen. So kann er es als einen Widerstand gegen die Arbeit im Hier und Jetzt ansehen, wenn der Patient von anderen Menschen spricht, weil sie ihm eben wichtig sind, und nicht lediglich, weil er einen Beziehungswunsch, der sich an den Therapeuten richtet, von ihm auf diesen anderen Menschen verschiebt.

Phobisch strukturierte Therapeuten, deren Patient sich in der Rolle eines steuernden Objekts befindet, fürchten, dass die Hinwendung des Patienten zu anderen Menschen sie davon ablenken würde, sich auf die Therapie und damit auf den Therapeuten zu konzentrieren, was die Funktion des Patienten als ein steuerndes Objekt beeinträchtigen könnte. Befindet sich der Therapeut in der Rolle eines steuernden Objekts für den Patienten, kann er fürchten, der Patient würde sich in ihn gefährdende Situationen begeben, wenn er unter den Einfluss eines anderen Menschen geriete.

Kontraphobisch strukturierte Therapeuten können durch ein Abenteuer fasziniert sein, das der Patient in einer neuen Beziehung eingeht. Sie können auch den Mut eines Patienten bewundern, der auf Angehörige des Therapeuten eifersüchtig ist und ihm das nicht verheimlicht, sondern sagt.

Phallisch-narzisstische Therapeuten und Therapeutinnen können auf die Hinwendung einer Patienten oder eines Patienten zu anderen Männern oder Frauen ähnlich wie narzisstisch strukturierte Therapeuten reagieren. Sie empfinden es als ein Entzug von Anerkennung oder Bewunderung; allerdings mit dem Unterschied, dass der Verlust von Anerkennung und Bewunderung sich auf *Geschlechtseigenschaften* bezieht. Sie möchten als gute Therapeuten und Therapeutinnen gesehen werden, aber auch als attraktive Männer oder Frauen, wobei Kompetenz sie attraktiv machen kann. Gute Therapeuten und Therapeutinnen möchten sie vor allem dann sein, wenn sie das mit Geschlechtseigenschaften in Verbindung sehen. Entsprechend bedeutet die Hinwendung ihrer Patienten und Patientinnen zu anderen Personen, vor allem wenn es sich um Personen handelt, die das gleiche Geschlecht haben wie der Therapeut oder die Therapeutin, eine Abwertung. Eifersucht von Patientinnen und Patienten auf andere Patientinnen und Patienten oder auf Angehörige des Therapeuten oder der Therapeutin wird von phallisch-narzisstisch strukturierten Therapeuten oder Therapeutinnen unter Umständen als eine Bestätigung ihrer Geschlechtseigenschaften interpretiert. Mit dem Patienten und mit dessen Beziehungspersonen können phallisch-narzisstisch strukturierte Therapeuten und Therapeutinnen bezüglich der geschlechtsspezifischen Attraktivität rivalisieren.

Hysterisch strukturierte Therapeuten vom ödipalen Typ neigen zu Inszenierungen des ödipalen Dreiecks. Dabei können sie eine Elternposition, aber auch eine Kindposition einnehmen. Aus jeder dieser Positionen heraus können sie Eifersucht entwickeln. Eifersucht kann sich im positiven wie im negativen Ödipuskomplex manifestieren. Ein Sohn kann auf die Beziehung der Mutter zum Vater, aber auch auf die Beziehung des Vaters zur Mutter eifersüchtig sein. Ein Vater kann auf den Sohn in seiner Beziehung zur Mutter eifersüchtig sein, aber auch auf die Beziehung der Mutter zum Sohn, eine Mutter entsprechend. Bei männlichen Therapeuten kommt es oft zu einem Rivalisieren mit dem abwesenden Partner um die Patientin. Therapeutinnen sind oft auf die Beziehung des Patienten zu einer Partnerin eifersüchtig. Im negativen Ödipuskomplex findet Entsprechendes spiegelbildlich statt.

Therapieende als Trennung vom Patienten

Trennungen finden im Laufe einer normalen menschlichen Entwicklung statt. Wenn Kinder, meist während der Adoleszenz, die elterliche Familie verlassen, tritt Trennungsschmerz auf. Dieser Trennungsschmerz zeigt sich eher bei den Eltern als bei den Kindern, die davon begeistert sein können, Neues zu erleben und Freiheit zu gewinnen. Auch die Eltern können sich auf die Weiterentwicklung der Kinder freuen, wenn sie der Meinung sind, dass das Kind für ein Leben außerhalb der Familie gut vorbereitet ist. Ähnlich kann es einem Therapeuten gehen, dessen Patient ihn nach gut verlaufener Therapie verlässt. In der Regel ist die Bindung des Therapeuten an den Patienten nicht so intensiv wie die Bindung von Eltern an ihre Kinder, die von ihnen direkt abstammen und die sie auf ihrem ganzen bisherigen Lebensweg begleitet und unterstützt haben. Den erwachsenen Patienten hat der Therapeut erst als Erwachsenen kennengelernt und er trägt keine Verantwortung für dessen bisherigen Lebenslauf. Ein Unterschied zwischen einem Therapeuten und einem Elternteil besteht auch darin, dass Kinder, die ausziehen, meist den Kontakt mit den Eltern aufrechterhalten. Bei Therapien wird es oft nicht gewünscht, dass der Patient Kontakt mit dem Therapeuten hält.

Viele interpersonelle Schwierigkeiten an psychoanalytischen Instituten haben damit zu tun, dass die Lehranalyse vom Lehranalytiker oder vom Lehranalysanden oder von beiden analog einer Eltern-Kind-Beziehung gesehen wird, auch was das »Ausziehen« aus der Lehranalyse angeht. Es kommt zu Vermischungen der analytischen Beziehung mit ihren regressiven Elementen und den professionellen Beziehungen, die entstehen, wenn der Analysand nach seiner Ausbildung am Institut bleibt. Diese Vermischung kann dem Analysanden und dem Lehranalytiker Schwierigkeiten machen. Eigentlich wäre es wünschenswert, dass Psychoanalytiker nach ihrem Examen den Ort wechseln. Das tun sie aber ungern, unter anderem weil die Ausbildungskandidaten in der Regel während ihrer Ausbildung mit dem Aufbau einer Praxis beginnen. Sie möchten nicht wo anders neu anfangen müssen. Auch ist ein Ortswechsel meist mit vorzeitigen Beendigungen von Therapien verbunden, was sie ihren Patienten und sich selbst nicht zumuten wollen. Eine Aufgabe der Lehranalyse könnte sein, den Analysanden auf die zu erwartende, oft schwierige Situation am Institut vorzubereiten, eine Situation, die sich von der eines Patienten unterscheidet, der mit dem Analytiker nicht mehr zu tun bekommt. Oft wird das in den Lehranalysen aber nicht thematisiert.

Im Folgenden will ich nun darauf eingehen, wie Therapeuten verschiedener Struktur auf die Beendigung einer therapeutischen Beziehung reagieren, nach der Therapeut und Patient voraussichtlich nicht mehr miteinander zu tun haben werden.

Der *schizoid strukturierte Therapeut* kann mit einem Patienten sehr verbunden sein, mit dem er »auf einer Wellenlänge« kommuniziert. Für den schizoid Strukturierten stellt ein Patient aber weniger ein Individuum als einen Repräsentanten der Menschheit dar oder einen Repräsentanten »der Frauen« oder »der Männer«. An Individuen bindet sich ein schizoid strukturierter Mensch selten. Zwar kann ein Patient, der seine Therapie beendet, »als Mensch« für seinen schizoid strukturierten Therapeuten einen Verlust bedeuten, auch einen großen. Patienten sind für ihn aber insofern austauschbar, als auch andere Individuen die Menschheit oder die Männer oder die Frauen repräsentieren können. Geht der Patient, trennt sich der schizoid strukturierte Therapeut von ihm als von einem Repräsentanten, der ersetzt werden kann. Denn von der Menschheit, der er sich verbunden fühlt, von »den Männern« oder »den Frauen« wird der Therapeut nicht getrennt. Schizoid strukturierte Therapeuten vergessen leicht die Namen ihrer Patienten. Sie können überhaupt etwas dagegen haben, dass Individuen Namen tragen. Die Namen weisen darauf hin, dass es sich um Individuen handelt und nicht um quasi anonyme Vertreter der Menschen oder der Männern oder der Frauen (oder »Patienten« oder »Patientinnen«).

Narzisstisch strukturierte Therapeuten können es ganz verschieden erleben, wenn ein Patient geht. Ist die Therapie gut oder sehr gut gelaufen, liegt in dem Behandlungserfolg eine Bestätigung, die dem Therapeuten bleibt. Erfährt der Therapeut später direkt oder auf Umwegen etwas über seinen Patienten und klingt es positiv, wird die Bestätigung aufgefrischt. Es kann aber auch sein, dass der Patient vom Therapeuten gleichsam in sein Selbst integriert wurde. Wenn der Patient geht, ist es für den Therapeuten so, als verlöre er eine Gliedmaße, einen Arm oder ein Bein. Das ist besonders schlimm, wenn der Patient aus eigenem Entschluss geht und nicht vom Therapeuten nach einer erfolgreichen Therapie dazu aufgefordert wurde, den Abschied zu bearbeiten. Hat der Therapeut die Trennung eingeleitet, lässt ihm die gründliche Bearbeitung des Abschieds Zeit, den Patienten aus seinem Selbst zu entlassen. Ist eine Therapie nicht gut gelaufen, kann es sein, dass deren Beendigung den narzisstisch strukturierten Therapeuten eher entlastet. Patienten, bei denen nicht viel zu erreichen ist, werden solchen Therapeuten oft lästig. Sie suchen nach Vorwänden, sich von ihnen zu trennen. Allerdings kommt es hier darauf an, nach welchen Kriterien der Therapeut den Erfolg seiner Bemühungen einschätzt. Es kann durchaus sein, dass es genügt, wenn kleine Erfolge erreicht werden. Voraussetzung ist aber, dass es sich um eine besonders schwere Störung handelt und ein voller Erfolg von vorneherein ausgeschlossen erschien. Früher sprach man in der somatischen Medizin in solchen Fällen von »heroischen« Indikationen. Man meinte damit Indikationen, die Mut erforderten. Heute wird dieser Terminus kaum noch verwendet. Vielleicht deshalb, weil man heute eher als früher der Meinung ist, dass ein Patient über die Risiken und Erfolgsaussichten einer Behandlung aufgeklärt werden muss und es deshalb eher vom Mut des Patienten abhängt, ob er in eine Therapie einwilligt, deren Erfolgsaussichten ungünstig sind, die aber eine begrenzte Chance verspricht.

Depressiv strukturierte Therapeuten haben in ihrem Beruf ähnliche Schwierigkeiten sich zu trennen wie sonst. Mit den narzisstischen Therapeuten haben sie gemeinsam, dass sie sich entwertet fühlen, wenn ein Patient eine Therapie abbricht, um sich einem anderen Therapeuten zuzuwenden. Bei narzisstisch strukturierten Therapeuten steht die Kränkung im Vordergrund, bei depressiv strukturierten Therapeuten wird ihre eigene Tendenz bestätigt, sich selbst geringen Wert zuzugestehen. Während sich bei narzisstischen Therapeuten oft die Vorstellung findet, durch die Kraft ihrer Persönlichkeit heilen zu können, neigen depressiv strukturierte

Therapeuten eher zu der Annahme, dass ihre *Anstrengungen* in der Beziehung zum Patienten und eine Liebe zum Patienten in einer allgemeinen Form heilend wirken, nicht durch eine besondere heilende Kraft, die ihnen eigen ist.

Am Ende einer Therapie können depressiv strukturierte Therapeuten es als entwertend empfinden, nicht mehr gebraucht zu werden. Wenn sie aber meinen, noch gebraucht zu werden, möchten sie sich dem Patienten nicht entziehen. Sie möchten den Patienten oft auch dann behalten, wenn die Therapie keinen weiteren Erfolg verspricht.

Zwanghaft strukturierte Therapeuten lassen ihre Patienten nicht gerne los, weil die Trennung einen Machtverlust bedeutet: sie verlieren ihren Einfluss auf den Patienten. Außerdem streben sie ein vollständiges Ergebnis an. Da sich fast jedes Therapieergebnis noch verbessern ließe – es fragt sich nur, ob ein verbessertes Ergebnis weiteren Aufwand lohnt –, sind sie mit dem Therapieergebnis oft auch dann unzufrieden, wenn der Patient zufrieden ist. Den eigenen Entwicklungsmöglichkeiten des Patienten ohne Therapie trauen sie wenig zu. Oft halten sie Patienten für chaotischer als sie sind, weil sie eigene latente Chaotik auf den Patienten projizieren.

Therapeuten mit einer phobischen Struktur können sich dem Patienten gegenüber in der Position eines steuernden Objekts befinden; also eines Menschen, der verhindert, dass der Patient sozial Inakzeptables tut (König 1981, 2004). Ist der phobisch strukturierte Therapeut aber jemand, der auf ein steuerndes Objekt angewiesen ist, und ist der Patient sein steuerndes Objekt, kann er befürchten, sich ohne ihn auf gefährliche Abenteuer einzulassen; zum Beispiel schon, wenn es darum geht, den freigewordenen Therapieplatz zu besetzen, was ja notwendig macht, dass er eine neue Indikation stellt. Mit der Indikation kann er »hereinfallen«.

Therapeuten, die sich eher kontraphobisch verhalten, überfordern ihre Patienten oft, indem sie deren Therapie früh beenden.

Männer mit einer phallisch-narzisstischen Struktur suchen Bestätigung ihrer Männlichkeit meist in kurzdauernden Beziehungen. Bei phallisch-narzisstischen Therapeuten kann das dazu führen, dass sie Therapien beenden, bei denen noch Einiges zu tun wäre, die aber einen Erfolg gebracht haben, der ihnen als Bestätigung ausreicht. Ähnlich wie Don Juan und ähnlich wie ein Kampfsportler, der immer neue Gegner besiegen will, sind sie auf viele Beziehungen aus, in denen sie sich beweisen können. Ein weiterer Einflussfaktor ist die Tendenz phallisch-narzisstischer Therapeuten und auch männlich identifizierte phallisch-narzisstische Therapeutinnen, mit männlichen Patienten und mit phallisch-narzisstischen

Patientinnen zu rivalisieren. Eine Behandlung kann dann über ein zweckmäßiges Maß hinaus fortgeführt werden, wenn die Rivalität fortbesteht und noch nicht entschieden ist. Manche phallisch-narzisstische Therapeuten nehmen schwer gestörte Patienten allerdings deshalb in Therapie, weil solche Patienten dem Therapeuten als Rivalen nicht gefährlich werden können.

Viele phallisch-narzisstische Therapeuten und männlich identifizierte phallisch-narzisstische Therapeutinnen haben den bewussten oder unbewussten Wunsch, männliche Patienten stark zu machen, wobei sie davon ausgehen, dass die neu gewonnene Stärke Verdienst des Therapeuten oder der Therapeutin ist. Das kann sie dazu veranlassen, eine Therapie auch dann weiterzuführen, wenn das Ziel einer besonderen Stärkung der Männlichkeit des Patienten nach Lage der Dinge nicht erreicht werden kann oder dem Patienten weniger bedeutet.

Männlich identifizierte Therapeutinnen rivalisieren mit Männern. Sie lehnen es ab, mit Frauen im Sinne des klassischen Rollenbildes zu rivalisieren. Entsprechend sollen Patientinnen eher »männliche« Eigenschaften entwickeln. Ob eine Therapie ausgereicht hat, beurteilen sie danach, wie weit sich die Patientin im Sinne des von der Therapeutin vertretenen Frauenbildes verändert hat. Problematisch kann es werden, wenn die Patienten ihre Therapeutin übertrifft. Probleme im Umgang mit männlichen Patienten können auch darin bestehen, dass eine phallisch-narzisstische Therapeutin sich gefährdet fühlt, wenn der Patient in der Therapie stärker wird und sie in manchen »männlichen« Eigenschaften übertrifft. Der Mann soll stark werden, aber nicht stärker als die Therapeutin. Das kann dazu führen, dass eine Therapie dann beendet wird, wenn der Patient droht, männliche Eigenschaften zu entwickeln, in denen er der Therapeutin überlegen wäre. Für phallisch-narzisstische Therapeutinnen, die mit einem klassischen Frauenbild identifiziert sind, wird ein erstarkender Mann attraktiver. Eine Therapeutin mag dann fürchten, sich in den Patienten zu verlieben, was sie zu einer vorzeitigen Beendigung der Therapie motivieren kann. Ähnlich wie es bei männlich identifizierten phallisch-narzisstischen Therapeutinnen der Fall ist, können sie aber auch Therapien von Frauen weiterführen, wenn sie ihren Frauenbild noch nicht entsprechen, obwohl die Patientinnen die eigenen Ziele erreicht haben. Abgeschwächt gilt das auch für die Therapien von Männern, die dem Bild eines Partners von Frauen in der klassischen weiblichen Rolle entsprechen sollen.

Von einem *Therapeuten mit einer hysterischen Struktur vom ödipalen Typ* kann die Trennung von einer Patientin, die seinem inneren Bild der idealen ödipalen Mutter entsprach, wozu gehörte, dass sie an einen anderen Mann gebunden waren, als Verzicht auf eine einmalige Lebenschance gesehen werden. Die Versuchung kann dann auftreten, die therapeutische Beziehung zu beenden und eine private Beziehung zu beginnen. Das hat sich in der Geschichte der Psychoanalyse in berühmten Beispielen ereignet (z. B. Krutzenbichler und Esser 1991). Die Prognose einer unter solchen Umständen zustande gekommenen Beziehung ist meist ungünstig. Gibt die Patientin ihren bisherigen Partner auf, verliert sie ein wichtiges ödipales Merkmal: Sie ist nicht mehr an einen anderen Mann gebunden. Damit verliert sie an Attraktivität für den hysterisch strukturierten Therapeuten vom ödipalen Typ. Für die Patientin kann es im Übrigen einen Schock bedeuten, wenn sie mit dem, vorher meist idealisierten, Therapeuten im Alltag konfrontiert wird. Ein Therapeut hält seine persönlichen Schwächen meist aus der Arbeit heraus, soweit es geht. Bezüglich dieser Schwächen bleibt er darum anonym. In der Therapie hatte der Therapeut seine eigenen Interessen zurückzustellen und sich auf die Entwicklung der Patientin zu konzentrieren. Das ist eine Art von Asymmetrie, die in privaten Beziehungen weder auf Dauer realisierbar ist, noch einer Partnerschaftsbeziehung gut tun würde.

Wenn es dem Therapeuten mit einer hysterischen Struktur vom ödipalen Typ gelingt, sich in der Beziehung zu einem Paienten mit dem Vater des Jungen zu identifizieren und gleichzeitig in der therapeutischen Rolle zu bleiben, kann die Trennung ohne große Probleme ablaufen. Der »Vater« entlässt seinen Sohn in die Welt. Das kann natürlich auch für die Therapie einer Patientin gelten: der Vater tritt sie zumindest potentiell an andere Männer (oder an einen bestimmten anderen Mann) ab; ein Vorgang, der bei kirchlichen Trauungen, die mit großem Zeremoniell gefeiert werden, auch heute noch in einem Ritual demonstriert wird: der Vater führt seine Tochter dem künftigen Ehemann zu.

Insgesamt bietet die Trennung vom Patienten oder von der Patientin für Therapeut und Therapeutin eine nachträgliche Möglichkeit, den Verlauf und das Ergebnis der Therapie zu reflektieren. Beim Beendigen einer Therapie wird besonders deutlich, welche Art die Beziehung des Therapeuten zu seinem Patienten oder seiner Patientin war. Konfrontiert sich ein Therapeut oder eine Therapeutin damit, wie er oder sie auf die Trennung vom Patienten reagiert, und nimmt er die Beendigung einer Therapie zum Anlass, das Bild zu reflektieren, dass er von sich als Therapeut hat, erfährt er viel. Das kann schon für die Gestaltung des Abschieds wichtig sein, aber auch für de künftige therapeutische Arbeit.

Therapieende: Der Patient geht vorzeitig

Wenn ein Patient vorzeitig geht, wird das von Therapeuten unterschiedlich erlebt. Ihre aktuelle Lebenssituation im Beruf und privat spielt eine Rolle, auch die bisherigen Berufserfahrungen. Therapeuten lernen ein Stück weit, mit Trennungen umzugehen, weil im Prinzip jede Therapie auf Trennung ausgelegt ist. Es macht aber einen großen Unterschied, ob der Patient geht, wenn der Therapeut es für angebracht hält, oder vorher.

Schizoid strukturierte Therapeuten werden weniger als andere durch einen Therapieabbruch belastet, der vom Patienten ausgeht. Bricht der Patient ab, ist damit auch die Beziehung des Therapeuten zum Patienten beendet. Die Trennung fällt dem schizoid strukturierten Therapeuten insofern nicht schwer, als ein Patient von ihm weniger als Individuum gesehen wird als in einer repräsentierenden Bedeutung. Er repräsentiert die Menschheit oder bestimmte Kategorien von Menschen wie »Männer« oder »Frauen«. Das macht ihn oder sie wichtig, aber auch ersetzbar, durch einen anderen Repräsentanten oder eine andere Repräsentantin.

Narzisstisch strukturierte Therapeuten sind meist schwer gekränkt, wenn ein Patient von sich aus geht. Durch Entwertung des Patienten – »Es ist nicht schade um ihn« – mag ein narzisstisch strukturierter Therapeut versuchen, sich die Trennung zu erleichtern. Er kann sich besonders dann durch den Abbruch einer Therapie existenziell gefährdet fühlen, wenn er den Patienten quasi in sein Körperschema integriert hat. Er ist dann ähnlich betroffen, wie wenn sich ein Arm oder ein Bein selbstständig bewegen würden.

Einem *depressiv strukturierten Therapeuten* fällt fast jede Trennung schwer. Das gilt besonders, wenn die Trennung vom Patienten initiiert wird. Der depressiv strukturierte Therapeut sieht darin eine Kritik, die mit einer negativen Selbsteinschätzung konform gehen kann. Wenn ein solcher Therapeut glaubt, einem Patienten nicht genug geholfen zu haben, weil er sich nicht ausreichend einsetzte, kann die Trennung Schuldgefühle bei ihm erzeugen. Wenn er glaubt, dem Patienten nicht mehr helfen zu können, auch wenn er sich maximal einsetzt, kann ein depressiv strukturierter Therapeut es als Erleichterung empfinden, wenn der Patient von sich aus geht und nicht fortgeschickt werden muss.

Für *zwanghafte Therapeuten* hängt der Wert ihrer Arbeit stark davon ab, ob sie *vollständig* durchgeführt werden konnte, ähnlich wie ein Briefmarkensammler mit einem Satz Briefmarken unzufrieden ist, wenn eine Marke fehlt. Das unterscheidet den zwanghaft strukturierten Therapeuten vom Wunsch mancher narzisstisch strukturierter Therapeuten, im Patienten ein Kunstwerk zu schaffen. Ein unvollendetes Kunstwerk kann schön sein. Ein Künstler kann ein Werk unvollendet lassen, ohne das Gefühl haben zu müssen, dass er ganz versagt hat. Es ist für ihn vielleicht ein Schritt zu weiteren Produkten. Der »Sammler« unter den Analytikern findet das Fehlende so wichtig, dass er es überbewertet; im Vergleich zu dem, was er schon getan hat. Ein Patient, der zu früh geht, erinnert den Therapeuten daran, Vollständigkeit erlangen zu wollen. Auch entzieht sich der Patient der Kontrolle des Therapeuten, was in ihm ein Gefühl der Ohnmacht erzeugen kann.

Phobisch strukturierte Therapeuten sind vom Abbruch einer Therapie besonders betroffen, wenn der Patient für sie die Funktion eines steuernden Objekts hatte, das sich seiner Aufgabe jetzt entzieht. Ist der phobisch strukturierte Therapeut selbst ein steuerndes Objekt für den Patienten, wird er um dessen Wohlergehen fürchten. War der Patient für ihn während der Stunden ein steuerndes Objekt, hat der phobisch strukturierte Therapeut Angst vor einem leeren Behandlungsplatz. Er neigt dann dazu, den freigewordenen Platz bald zu besetzen, wobei es ihm sehr darauf ankommt, ob der Patient Qualitäten hat, die ihn als steuerndes Objekt geeignet erscheinen lassen. Mit jeder Neubesetzung eines Platzes muss er aber ein Risiko eingehen.

Kontraphobisch strukturierte Therapeuten können, wenn ein Patient vorzeitig geht, aus der Position des Kontraphobischen in die Position des Phobischen wechseln und große Angst um den Patienten empfinden. weil sie damit rechnen, dass es dem Patienten ohne Therapeut schlecht ergehen wird.

Phallisch-narzisstische Therapeuten und phallisch-narzisstische Therapeutinnen fühlen sich durch den Abbruch einer Therapie in ihrer geschlechtsbezogenen Attraktivität infrage gestellt. Die daraus resultierende Verunsicherung ist geringer, wenn andere Patienten vorhanden sind, die den Therapeuten oder die Therapeutin in ihren Geschlechtseigenschaften bestätigen. Hat ein Therapeut nur ein oder zwei Patienten, wie das während der Ausbildung und bei manchen auch gegen Ende der beruflichen Tätigkeit vorkommt, fehlt diese Kompensationsmöglichkeit.

Hysterisch strukturierte Therapeuten und Therapeutinnen vom ödipalen Typ fühlen sich durch den Abbruch eines Patienten dann besonders betroffen, wenn sie den Eindruck haben, in einer Rivalitätsauseinandersetzung mit dem Partner oder der Partnerin der Patientin oder des Patienten den Kürzeren gezogen zu haben. Das gilt analog, wenn ein Wechsel zu einem anderen Therapeuten oder einer anderen Therapeutin erfolgt. Hysterisch strukturierte Therapeuten und Therapeutinnen können den Abbruch durch einen Patienten oder eine Patientin aber auch als Schritt in die Selbstständigkeit umdeuten: »Wer weiß, wofür es gut ist, vielleicht findet er/sie aus eigenen Kräften weiter.« Das kann zutreffen oder eine rationalisierende Ausrede sein, die von einer Kränkung ablenken soll. Da hysterisch strukturierte Therapeuten und Therapeutinnen vom ödipalen Typ mehr in der Gegenwart leben als Therapeuten und Therapeutinnen mit einer anderen Struktur, verblasst der Patient, der sich getrennt hat, in der Erinnerung rasch. Mit einem neuen Patienten oder einer neuen Patienten wird unter Umständen ein neues ödipales Spiel begonnen.

Beendigung: Der Patient will nicht gehen

Manchmal meint ein Therapeut, dass das Erreichbare erreicht worden sei und die Therapie beendet werden sollte; der Patient ist anderer Meinung. Er möchte bleiben. Das kann damit zusammenhängen, dass er noch unter Krankheitserscheinungen leidet, von denen er hofft, dass sie zum Verschwinden gebracht werden können, während der Therapeut das nicht mehr für möglich hält. Es kann aber auch sein, dass die Therapieziele aus der Sicht des Therapeuten *und* des Patienten erreicht sind, der Patient sich aber nicht vom Therapeuten trennen möchte. Oft treten wieder Symptome auf. Manchmal meint dann der Therapeut, der Patient produziere die Symptome, um in Therapie zu bleiben, weil er durch sie die Notwendigkeit weiterer Behandlung demonstrieren möchte. Diese finale Betrachtungsweise kann falsch sein. Wenn der Patient gehen soll, kann das in ihm bisher unbearbeitete Konflikte im Bereich Autonomie versus Abhängigkeit aktivieren. Für manche Patienten hat der Therapeut noch eine unrealistisch hohe Bedeutung, die damit zusammenhängt, dass Übertragungen aus der frühen Kindheit unzureichend bearbeitet worden sind. Der Patient fühlt sich vom Therapeuten ähnlich abhängig wie ein Kind von der Mutter oder dem Vater. Dass solche Übertragungen nicht ausreichend bearbeitet werden, passiert besonders häufig bei Therapien, die sich auf alltägliche Schwierigkeiten des Patienten konzentrieren und die Beziehung des Patienten zum Therapeuten zu wenig angesprochen haben. Übertragungen auf den Therapeuten können vor allem dann unentdeckt bleiben, wenn es sich um positivere, relativ konfliktfreie »gute Beziehungen« handelt, die eine Beziehungsform reproduzieren, die in der frühen Kindheit des Patienten zweckmäßig war, zu einem Erwachsenen im Erwachsenenleben aber nicht mehr passt. Es kann auch sein, dass ein Patient vorhandene geringfügige Symptome aggraviert, Symptome, die vielleicht lästig sind, aber keinen Krankheitswert haben; ähnlich wie wenn ein Kind, das wegen einer Klassenarbeit nicht in die Schule gehen will, in seinem Körper nach Krankheitssymptomen sucht und dann auch fühlt.

Besonders schwer fällt einem Patienten die Trennung, wenn er zum Therapeuten die erste Ganzobjektbeziehung aufgebaut hat, aber noch keine zu anderen Personen. Das ist vor allem bei solchen Patienten der Fall, die außer mit dem Therapeuten mit niemandem näher umgehen. Bei der Indikationsstellung für die Therapien schwer gestörter Patienten wird nicht selten zu wenig daran gedacht, wie schwer es dem Patienten fallen könnte, Beziehungen aufzunehmen, die nicht durch die Beziehungsangebote eines Therapeuten erleichtert sind, sondern für die ein Partner *gewonnen* werden muss. Oft wird dann auch während der Therapie nicht genug darauf geachtet, *ob und wie* ein Patient mit anderen Menschen als dem Therapeuten umgeht. Der Therapeut befasst sich immer nur oder ganz überwiegend mit der Beziehung zu ihm selbst. Natürlich kann das dazu führen, dass der Therapeut übersieht, wie der Patient sich in anderen, weniger sicheren Beziehungen verhält und sie in die Therapie nicht mit einbezieht. Man kann sagen, dass in solchen Fällen der Transfer aus der Therapie in den Alltag (König 2007) vom Therapeuten nicht genug (oder gar nicht) beachtet und gefördert wurde.

Wenn es darum geht, eine Therapie zu beenden, obwohl der Patient das nicht oder noch nicht möchte, verhalten sich Therapeuten unter anderem nach ihren Persönlichkeitsstrukturen. *Schizoid strukturierte Therapeuten*, die sich mit ihrem Patienten besonders gut verstehen, weil sie mit ihm auf einer gleichen Wellenlänge kommunizieren, können einem Patienten nachgeben, der nicht gehen will, obwohl die Therapieziele erreicht sind. Sie möchten die Beziehung aufrechterhalten. Patient und Therapeut kommen überein, ihre Forschungsreise in die Psyche des Patienten gemeinsam fortzusetzen. Etwas zu entdecken wird es immer geben. Hier ist der Weg das Ziel. Die therapeutische Arbeit soll, auch wenn von Patient und Therapeut Entwicklungsziele benannt werden, in Wahrheit nicht zu etwas Bestimmtem führen, sie richtet sich also nicht auf noch fehlende Ergebnisse, wie ich das weiter unten für den zwanghaften Therapeuten darstelle.

Narzisstisch strukturierte Therapeuten, die ihre Therapieziele erreicht haben, zeigen sich durch Patienten, die länger bleiben wollen, meist »genervt«; es sei denn, sie wollen einen Patienten in einer bewundernden Funktion behalten, bis sich ein hierfür ebenso oder noch besser geeigneter Bewerber für den Therapieplatz findet. Ist ein solcher in Sicht, kann es sein, dass sie sich rasch trennen. Narzisstisch strukturierte Therapeuten, die den Patienten quasi in ihr Körperschema integriert haben, glauben ihn ebenfalls behalten zu müssen, bis ein Ersatz gefunden ist. Mit schizoid strukturierten Therapeuten haben sie gemeinsam, dass der Patient, wenn auch aus anderen Motiven, von ihnen wenig als Individuum gesehen wird. Für schizoid strukturierte Therapeuten sind Individuen Repräsentanten einer Gattung, für narzisstisch strukturierte Therapeuten sind sie Funktionsträger.

Depressiv strukturierte Therapeuten haben grundsätzlich Schwierigkeiten damit, einem Patienten unangenehme Gefühle zu verursachen, wie sie mit einer Trennung verbunden sein können. Der Wunsch, das zu vermeiden, kann bei ihnen zu einem Konflikt mit dem professionellen Gewissen führen. Da Trennungen auch ihnen schwerfallen, können sie sich gut in einen Patienten hineinversetzen, der sich schwer trennt. Im Vergleich zu anderen Faktoren, die eine Entscheidung zum Beenden einer Therapie beeinflussen können, hat der Wunsch, dem Patienten keine Trennung zuzumuten, beim depressiv strukturierten Therapeuten ein dysfunktional hohes Gewicht. Dazu kommt, dass der depressiv strukturierte Therapeut eine Trennung vom Patienten vermeiden möchte, weil sie ihn in der Regel *selbst* schmerzt. Es ist einem depressiv strukturierten Therapeuten aber meist unangenehmer, dem Patienten wehzutun, als selbst den Trennungsschmerz zu ertragen. Der Konflikt zwischen dem Wunsch, eine Trennung zu vermeiden, und dem *professionellen Gewissen* kann dadurch scheinbar gelöst werden, *dass rationalisierende Gründe* für eine Fortsetzung der Therapie gefunden werden. Schwierig wird es, wenn der Kostenträger keine Kostenübernahme mehr zusagt. Dann kann ein depressiv strukturierter Therapeut überlegen, ob er mit dem Honorar zurückgeht oder den Patienten umsonst behandelt. Reduktionen des Honorars sind häufiger, als viele annehmen. Kostenlose Behandlungen sind selten. Der Umkehrschluss gilt nicht: Jemand, der sich zu einer Behandlung mit reduziertem Honorar oder sogar zu einer kostenlosen Behandlung entschließt, muss keine depressive Struktur haben. Es kann zwingende Gründe für einen solchen Entschluss geben. Besonders schwierig wird es für den depressiv strukturierten Therapeuten auch, wenn er mit den therapeutischen Mitteln, über die er aufgrund seiner Ausbildung verfügt, dem Patienten, der in Behandlung bleiben will, nicht mehr weiterhelfen kann, für eine indizierte anderen Therapieform aber nicht ausgebildet ist. Depressiv strukturierte Therapeuten laufen Gefahr, das aktuelle Befinden des Patienten, der sich nicht trennen möchte, überzugewichten und Argumente, die im Interesse des Patienten für einen Therapeutenwechsel sprechen, unterzugewichten.

Für einen *zwanghaften Therapeuten*, der meint, dass die Therapie beendet werden sollte, während der Patient in Therapie bleiben will, stehen zwei verschiedene Auffassungen der realen Situation gegenüber, von denen aus seiner Sicht nur eine »richtig« sein kann. Das kann zu rechthaberischen Auseinandersetzungen führen. Im Prinzip sind zwanghafte Therapeuten fast immer geneigt, eine Therapie fortzusetzen, weil »noch etwas fehlt«. Da so gut wie immer noch etwas »fehlt«, kann ein zwanghafter Therapeut es willkommen heißen, wenn der Patient bleiben will, obwohl er seine Therapieziele erreicht hat. Die Therapie wird auch dann fortgeführt, wenn der Kostenträger eine weitere Kostenübernahme ablehnt, wenn der Patient bereit und in der Lage ist, eine weitere Therapie selbst zu bezahlen.

Andererseits kann ein zwanghafter Therapeut, der die Therapie gerne weiterführen würde, weil er sie als unvollständig ansieht, bei Abwägung aller ihm zugänglichen Faktoren doch zu dem Schluss kommen, dass die Therapie beendet werden muss, zum Beispiel wenn die äußeren Lebensumstände des Patienten eine Fortführung der Therapie so weit erschweren, dass die Relation von Aufwand und Nutzen unvertretbar geworden ist. Weil der zwanghafte Therapeut mehr als andere Wert darauf legt, »vernünftige«, also rational begründbare Entscheidungen zu treffen, kann das Bedürfnis, eine vernünftige Entscheidung zu treffen, größer sein als der Wunsch, Vollständigkeit zu erreichen, vor allem wenn der Therapeut längere Erfahrung hat und eben auch erfahren hat, dass es keine »vollständigen« Analysen gibt.

Phobisch strukturierte Therapeuten, für die ein Patient steuerndes Objekt ist und die einen Konflikt mit ihm scheuen, können Wünsche des Patienten nach Fortsetzung seiner Therapie übergewichten. Sie machen sich dann Argumente zu eigen, die der Patient für die Fortsetzung nennt, und denken: »Eigentlich hat er ja recht.«

Ist der Therapeut steuerndes Objekt für den Patienten und traut sich der Patient ein Leben ohne Therapie noch nicht zu, wirkt das in die gleiche Richtung wie die Befürchtungen des Therapeuten in der Rolle eines steuernden Objekts, der Patient käme nicht allein zurecht. Besonders vertrackt kann die Situation sein, wenn ein phobischer Therapeut und ein phobischer Patient zusammentreffen und die beiden für einander passende steuernde Objekte sind. Das kann zu langen Therapien führen, in denen wenig geschieht.

Kontraphobischen Therapeuten überfordern Patienten häufig am Ende einer Therapie. Der Patient soll mehr an Selbstständigkeit wagen, als er aufbringen kann. Auch wenn kontraphobisch strukturierten Therapeuten die Schwierigkeiten sehen, die ein Patient nach Beendigung der Therapie vor sich hat, erwarten sie oft vom Patienten, dass er sich den darin liegenden Herausforderungen mutig stellt. Die Schwierigkeiten werden unterschätzt, der Mut und die Fähigkeiten des Patienten werden überschätzt.

Phallisch-narzisstische Therapeuten und phallisch-narzisstische Therapeutinnen, die männlich identifiziert sind, können den Wunsch eines Patienten oder einer Patientin zu bleiben als Beleg dafür nehmen, dass der Patient oder die Patientin ihre therapeutische Potenz und ihre geschlechtsspezifische Attraktivität zu schätzen weiß. Sie können das Gleiche aber auch als Kritik an ihrer therapeutischen Potenz sehen. Der Patient teilt ihnen indirekt mit, dass ihre therapeutische Potenz bisher nicht ausgereicht hat.

Eine mit der klassischen weiblichen Rolle identifizierte phallisch-narzisstische Therapeutin neigt dazu, den Wunsch eines Patienten oder auch einer Patientin, in Therapie zu bleiben, als Beleg für ihre frauliche Attraktivität zu werten. Der Faktor »therapeutische Potenz« steht bei solchen Therapeutinnen weniger im Vordergrund. Wünscht sich ein Therapeut oder eine Therapeutin, von immer neuen Patientinnen und Patienten bestätigt zu werden, steht eine Fortsetzung der Therapie in Konkurrenz mit dem Beginn einer neuen, die neue Bestätigung bringen kann. Bei vielen Patientinnen und Patienten sind die Fortschritte in den ersten Wochen und Monaten einer Therapie besonders eindrucksvoll, was zur Bewunderung des Therapeuten oder der Therapeutin Anlass gibt; später ist sie mühsamer zu erreichen. Dem Patienten oder der Patientin wird dann vermittelt, dass es an Therapie genug sei und er oder sie den Therapieplatz räumen solle.

In den Therapien *hysterisch strukturierte Therapeuten vom ödipalen Typ* scheint es häufiger als in den Therapien anderer Therapeuten vorzukommen, dass eine Patientin sich von ihrem bisherigen Partner distanziert und sich dem Therapeuten mit ihren Liebeswünschen zuwendet. Der Therapeut hat die Konkurrenz mit dem Partner gewonnen. Die Patientin fühlt sich an den meist idealisierten Therapeuten als einen möglichen Partner gebunden und richtet alle Hoffnungen, die etwas mit der Partnerschaft mit einem Mann zu tun haben, auf ihn oder jemanden wie ihn. Wenn es nicht dazu kommt, dass die Therapie in eine private Partnerschaftsbeziehung umgewandelt wird, bedeutet eine Beendigung der Therapie für die Patientin, dass der Therapeut sie verlässt oder dass sie den

Therapeuten verlassen muss. Der Therapeut befindet sich in der Position eines Zauberlehrlings, der die Geister, die er rief, schwer loswerden kann.

Ödipale Liebesübertragungen von Männern auf Therapeutinnen sind seltener. Die Liebe zu Therapeutinnen bleibt meist auf einer präödipale Ebene. Dem Patienten, der eine Therapie bei einer Frau fortführen möchte, will im Allgemeinen eine präödipale Mutter behalten, nicht eine mögliche Partnerin auf ödipaler oder genitaler Ebene.

Hysterisch strukturierte Therapeuten und Therapeutinnen vom ödipalen Typ werden ähnlich wie Kinder im ödipalen Alter von Neuem fasziniert. Sie trennen sich von ihren Patientinnen und Patienten oft voreilig, ehe die therapeutische Aufgabe erfüllt ist. Das Neue hat einen besonderen Stellenwert, nicht unbedingt, weil eine neue Beziehung neue Bestätigung bringen kann, sondern weil dem *Neuen an sich* ein »Zauber innewohnt«, der in einer vertrauten Beziehung verloren gegangen ist. Für hysterisch strukturierte Therapeuten und Therapeutinnen vom ödipalen Typ kann ein jeder Abschied eines Patienten von ihnen die Freiheit zu einer neuen Beziehung bedeuten. Dem steht der Wunsch des Patienten oder der Patientin entgegen, zu bleiben. Nicht alle in den Therapeuten verliebt gebliebene Patientinnen drängen auf Erfüllung ihrer Liebeswünsche. Manche möchten den Therapeuten als ideale Person im Gedächtnis behalten und ahnen vielleicht, dass eine reale Beziehung zur Entidealisierung führen würde. Dass die Patientin den Therapeuten als eine ideale Person im Gedächtnis behält, kann auch dieser wünschen. Dann fördert der hysterisch strukturierte Therapeut vom ödipalen Typ, dass die Patientin sich trennt, ehe die Idealisierung in der Therapie bearbeitet wurde, also noch im Zustand der Idealisierung. Werden Therapeut oder Therapeutin idealisiert, kann es für die Therapie nützlich sein, wenn das innere Objekt »Therapeut« in der inneren Welt des Patienten stabiler als ohne eine Idealisierung etabliert wird und eine Art Gesprächspartner darstellt, mit dem »therapeutische Gespräche« geführt werden können. Der Patient fragt sich etwa, was der Therapeut zu etwas sagen würde, das er tut, getan hat oder tun will. Eine Idealisierung hält diese Möglichkeit stabil, bis eine Beziehung zum Therapeuten aufgebaut ist, die der Idealisierung des Therapeuten nicht mehr bedarf, um erhalten zu bleiben. Das innere Objekt Therapeut bleibt in der Regel auch nach Beendigung der Therapie erhalten. Es ist aber stabiler und zeigt sich meist auch realitätsbezogener, wenn die Idealisierung bearbeitet wurde.

Suizidalität

Suizide von Patienten, die sich in Therapie befinden, sind selten. In vielen Bereichen der Medizin gehört es zum Alltag, dass man einen Patienten verliert. Während meiner Ausbildungszeit an einer internistischen Universitätsklinik arbeitete ich zeitweise auf Stationen, wo die erwartete Sterblichkeit ein Drittel oder mehr betrug. Darunter waren viele alte Leute. Man konnte den natürlichen Krankheitsverlauf bei einem Großteil der Patienten aufhalten, rechnete aber damit, dass das nicht immer gelingen konnte. Man fragte sich nicht bei jedem alten Patienten, der starb, was man falsch gemacht hatte. Bei jungen Patienten wurde diese Frage häufig gestellt. Später, als ich als Psychotherapeut tätig wurde, hörte ich einmal von einem Internisten, er könne nicht glauben, dass Patientinnen mit einer Magersucht an dieser Krankheit sterben könnten, das Krankheitsbild sei ja »nur psychisch«. Bei manchen psychischen Krankheitsbildern, etwa bei Suchtkranken und auch bei der früher so genannten »endogenen Depression«, wird mit einem gewissen Prozentsatz an Todesfällen gerechnet. Mit einer richtigen Behandlung können sie oft vermieden werden. Man stellt sich deshalb meist die Frage, ob in der Behandlung Fehler gemacht wurden. Gerade weil Suizide oft vermieden werden, können sie den Therapeuten aber sehr belasten. Wenn sie tatsächlich eintreten, sind Suizidgedanken und Suizidwünsche bei Psychotherapiepatienten für den Therapierenden immer ein Alarmzeichen, was prinzipiell gut ist. Suizidgedanken eines Patienten (»ich könnte mich ja umbringen, dann wäre alles vorbei«) und Suizidwünsche (»ich halte es nicht mehr aus, am besten ich bringe mich um«) können den Therapeuten in seinem therapeutischen Handeln positiv, aber auch negativ beeinflussen. Ist ein Therapeut stark beunruhigt und meint er, einen Suizid durch stärkeren persönlichen Einsatz verhindern zu können, kann sich das schädlich auswirken. Gerade bei den früher so genannten »neurotischen Depressionen«, also Depression, bei denen die Psychodynamik eines Patienten eine große Rolle spielt, können durch den starken persönlichen Einsatz, der sich zum Beispiel darin äußert, dass der Therapeut dem Patienten mehr von seiner Zeit zur Verfügung stellt, Suizidwünsche letztendlich dadurch verstärkt werden, dass der größere zeitliche Einsatz des Therapeuten an Grenzen stößt; zum Beispiel wenn er abends nachhause geht und die weitere Verantwortung dem Dienst habenden Therapeuten übergibt, statt in der Klinik beim Patienten zu bleiben.

Deshalb kann es auch schädlich sein, wenn Praktikanten in einer Klinik nicht ausreichend beaufsichtigt und angeleitet werden, sondern unbegrenzt Gespräche mit Patienten führen, weil die Beaufsichtigung der Praktikanten für die fest angestellten Therapeuten eine zusätzliche Belastung bedeutet, die sie bei einem ungünstigen Bettenschlüssel, oder weil Stellen unbesetzt sind, nicht auf sich nehmen wollen oder können. Die Praktikanten suchen sich dann die Arbeit selber und es fehlt ihnen die Fachkompetenz, die es gestatten würde zu erkennen, wie weit sie beim Patienten mit ihrem zeitlichen Einsatz gehen können, ohne gefährliche, weil irgendwann unerfüllbare Erwartungen zu wecken. Gerade Anfängern fällt es oft schwer zu erkennen, dass auch in Psychotherapien die *Dosierung* wichtig sein kann.

Natürlich hat der Charakter eines Therapeuten Einfluss darauf, wie er auf Suizidgedanken und Suizidwünsche eines Patienten reagiert. Bei *schizoid strukturierten Therapeuten* kann es vorkommen, dass sie die Suizidalität eines Patienten nicht wahrnehmen. Ihre Aufmerksamkeit ist selektiv ausgerichtet. Sie sehen beim Patienten am ehesten das, was sie von sich selbst kennen. Unbekanntes fällt aus der Wahrnehmung heraus. Es fehlt ihnen ein breites Spektrum von Wahrnehmungsmöglichkeiten. Gegenstände auf einem farbigen Bild, das rot beleuchtet wird, kann man nur dann sehen, wenn die Gegenstände rot sind oder ihre Farbe eine rote Komponente hat. Die übrigen Gegenstände erscheinen schwarz. Ähnlich geht es den schizoid strukturierten Therapeuten. Kennt er Suizidgedanken oder Suizidwünsche von sich selbst, wird er sie beim Patienten vielleicht stärker wahrnehmen als es der Realität entspricht. Kennt er sie nicht, werden sie seiner Wahrnehmung eher entgehen. Sowohl das Übersehen von Suizidgedanken oder Suizidwünschen beim Patienten als auch deren übersteigerte Wahrnehmung können das therapeutische Handeln negativ beeinflussen.

Narzisstisch strukturierte Therapeuten überschätzen oft ihren therapeutischen Einfluss und ihre therapeutischen Möglichkeiten. Im Extremfall sehen sie sich als die großen Heiler. Es kann sie kränken, wenn ein Patient trotz ihrer therapeutischen Bemühungen an Suizid denkt oder sich umbringen möchte. Das kann ihre Wahrnehmung suizidaler Tendenzen beeinträchtigen. Sie versuchen vorbewusst motiviert, über sie hinwegzusehen. Nehmen sie die suizidalen Tendenzen eines Patienten wahr, kränkt sie das besonders, wenn sie die suizidalen Tendenzen nicht erwartet haben. Sie können dann mit einem Abbruch der Beziehung zum Patienten reagieren, etwa indem sie ihn auch dann auf eine geschlossene Abteilung verlegen, wenn er in der ursprünglichen Klinik behandelt werden könnte.

In einer ambulanten Praxis weisen sie ihn auch ein, wenn andere Therapeuten das nicht getan hätten.

Depressiv strukturierte Therapeuten neigen in besonderem Maße zu Schuldgefühlen. Sie neigen auch dazu, sich selbst zu entwerten: »Ich bin an allem schuld« – damit stellen sie ihre Kompetenz als Therapeuten global infrage. Bei manchen depressiv strukturierten Therapeuten findet sich etwas, was ich, in Analogie zu Angstpatienten mit so genannter frei flottierender Angst, als frei flottierende Schuldgefühle bezeichne. Solche frei flottierenden Schuldgefühle suchen eine Begründung. Wenn ein Patient Suizidgedanken oder Suizidwünsche aus Gründen entwickelt, die mit dem Therapeuten nichts zu tun haben, kann es dennoch sein, dass der Therapeut sich die Schuld an ihnen gibt. Er versucht dann vielleicht, mit gesteigertem persönlichem Einsatz das, was er in seiner Wahrnehmung verschuldet hat, wieder gutzumachen. Es kommt dann zu ähnlichen Phänomenen, wie ich es oben für die Praktikanten beschrieben habe, die zu viel Zeit mit einem suizidalen Patienten verbringen. Die Suizidalität wird am Ende verstärkt.

Zwanghaft strukturierte Therapeuten teilen mit anderen zwanghaften Menschen die Vorstellung, sie müssen immer alles »richtig« machen. Manche versuchen, sich solange es irgend geht die Einstellung zu erhalten, sie hätten alles richtig gemacht; auch dann, wenn sie tatsächlich Suizidgedanken und Suizidwünschen bei einem Patienten hervorgerufen oder verstärkt haben. Es fällt ihnen schwer, eigene Fehler vor sich und vor anderen zuzugeben. Kommt es tatsächlich zu einem Suizid, suchen sie die Schuld zuerst bei anderen: den Kolleginnen und Kollegen, die an der Therapie beteiligt waren oder beim Patienten selbst. Der Patient hat über seine Suizidgedanken und Suizidwünsche nicht gesprochen, also konnte man ihm nicht helfen, deshalb ist er am Suizid selber schuld. Zwanghafte Therapeuten neigen dazu, schematisch vorzugehen. Auch Zeitbegrenzungen werden von ihnen schematisch gehandhabt. Eine Therapiesitzung muss pünktlich beendet werden, auch wenn eine Indikation dafür besteht, die Stunde zu verlängern oder einen weiteren Termin zu vereinbaren. Hier verhalten sich zwanghafte Therapeuten spiegelbildlich zu den depressiv Strukturierten. Sie halten an einem starren Dosierungsschema fest, während die depressiv Strukturierten oft mehr geben als dem Patienten gut tut.

Phobisch strukturierte Therapeuten haben Angst vor jeder Art von Willkür, bei sich selbst und bei anderen. Darin gleichen sie den zwanghaft strukturierten. Nur reagieren sie, wenn sie Willkür befürchten, nicht mit Verboten oder einen Rückzug auf Rituale, sondern erst einmal mit Angst. Im Umgang mit einem suizidalen Patienten sind sie dann überprotektiv. Sie vermeiden auch Konfrontationen, wenn sie fürchten, dass sie den Patienten belasten und reaktive Willkürhandlungen auslösen könnten, wozu in ihrer Sicht Suizidhandlungen gehören würden. Treten beim Patienten tatsächlich Suizidgedanken und Suizidwünsche auf, trauen sie sich oft nicht zu, mit der Situation auf kompetente Weise fertigzuwerden. Sie suchen dann Hilfe bei anderen Therapeuten, was ja zweckmäßig sein kann. Es kommt aber leicht zu überflüssigen Einweisungen oder Verlegungen.

Kontraphobisch strukturierte Therapeuten können Patienten darin überfordern, Suizidimpulsen zu widerstehen.

Hysterisch strukturierte Therapeuten vom phallisch-narzissti-schen Typ können sich durch Suizidgedanken und Suizidwünsche eines Patienten depotenziert fühlen. Therapeutinnen können sich als Frau entwertet fühlen, im Sinne von: »Wenn ich für ihn attraktiver und wichtiger wäre, würde er mir das nicht antun.« Für Therapeuten beider Geschlechter wirkt sich das ähnlich aus wie bei allgemein narzisstisch strukturierten Therapeuten, nur dass sich die Selbstüberschätzung, die latente Unsicherheit und die Kränkbarkeit auf eigene Geschlechtseigenschaften beziehen.

Hysterisch strukturierte Therapeuten und Therapeutinnen vom ödipalen Typ, die in ihrer kognitiven Entwicklung dadurch teilweise gehemmt wurden, dass nach einer unabgeschlossenen ödipalen Entwicklung gewisse kognitive Entwicklungsschritte im Anschluss an die ödipale Zeit nicht erfolgen konnten, neigen zu einem propulsiven, nach vorne drängenden Handeln, das sie als »spontan« empfinden. Damit können sie Suizidimpulse auslösen, wenn sie den Patienten dadurch verunsichern oder kränken. Sie wünschen sich, dass der Patient oder die Patientin sie liebt, während die hysterisch strukturierten Therapeuten und Therapeutinnen vom phallisch-narzisstischen Typ eher in ihren Geschlechtseigenschaften geschätzt werden wollen. Von einer solchen »Liebesbeziehung« erwarten sie auch eine stabilisierende Wirkung für den Patienten. Denkt ein Patient daran, sich umzubringen, kündigte er die Beziehung gleichsam auf. Das »Liebesangebot« des Therapeuten oder der Therapeutin weist er zurück. Der Angriff auf die Beziehung wird meist sehr persönlich erlebt. Hysterisch strukturierten Therapeuten und Therapeutinnen vom ödipalen Typ fällt es dann schwer, in der professionellen Rolle zu bleiben. So kommt es zu gedachter oder ausgesprochener Zurückweisung (»wer nicht will, der hat schon«). Das kann Suizidalität verstärken.

Therapeutische Interaktionen in verbaler und nonverbaler Kommunikation

Schweigen und sprechen

Ein Therapeut kann aus »vernünftigen« Gründen schweigen: Er kann schweigen, weil er noch nichts zu sagen weiß und erst abwarten will, bis er besser versteht. Er kann auch abwarten, ob der Patient von selbst auf das kommt, was der Therapeut bisher verstanden hat, oder ob er Alternativen dazu entwickelt, die auch oder besser weiterführen könnten. Wie häufig ein Therapeut interveniert, hängt von der Art des Patienten, der Art des Settings, den theoretischen Vorstellungen des Therapeuten, seiner Persönlichkeitsstruktur einschließlich seines Charakters, seinen bisherigen Erfahrungen im Privatleben und dem Umgang mit Patienten ab, auch von seiner Tagesform. Kaum ein Therapeut interveniert bei allen Patienten oder beim gleichen Patienten in verschiedenen Stadien der Therapie gleich häufig. Im Gegenübersitzen sprechen die meisten Therapeuten häufiger als in der Couch-Sessel-Situation, die der Situation bei einem Alltagsgespräch weniger entspricht. Wenn ein Patient meint, er habe einen häufig intervenierenden Therapeuten, kann er vielleicht von einem anderen Patienten des gleichen Therapeuten hören, dass er im gleichen Setting viel schweigt. Solche Vergleiche wurden mir besonders von Lehranalysanden bekannt, wenn die Lehranalysanden eines Lehr-analytikers miteinander gesprochen hatten.

Therapeuten nehmen Material, das vom Patienten kommt, nicht nur passiv auf. Sie nehmen es entgegen. Dieses Entgegennehmen signalisiert ein Therapeut zum Beispiel durch Brummlaute wie »Hm« oder »Mhm«.

Jede therapeutische Schule tradiert eigene Rollenvorschriften, und innerhalb der Schulen variieren dann die Rollenvorschriften je nach der angewandten Methode. Bei einer Kurzzeittherapie interveniert der Therapeut meist häufiger als bei einer Langzeittherapie; nicht etwa, um in wenigen Sitzungen viel Material zu bearbeiten, sondern um den therapeutischen Prozess auf das Material zu konzentrieren, das er fokussieren will. Der verbale Austausch zwischen Patient und Therapeut variiert von einem Monolog zu einem Dialog. Wenn der Therapeut sich auf Kommentare zu dem vom Patienten Gesagten beschränkt, Fragen nicht direkt beantwortet, sondern nach dem Motiv für die Frage fragt, handelt es sich eher um einen kommentierten Monolog des Patienten als um ein Dialog zwischen Patient und Therapeut. Von da her gesehen gibt es ein Kontinuum hin zu einem Gespräch nach der formalen Art eines Alltagsdialogs, der sich freilich nicht nach den Konventionen eines Alltagsgesprächs richtet.

Auf die Einflüsse des Charakters im Hinblick auf das Sprechen oder Schweigen des Therapeuten möchte ich im Folgenden eingehen. *Schizoid strukturierte Therapeuten* überschätzen oft die Möglichkeiten eines stummen Sich-Verstehens. Meinen sie, mit einem Patienten »auf der gleichen Wellenlänge zu liegen«, können sie die Illusion haben, sich mit ihm wortlos verständigen zu können. In der Fantasie, die eine solche Vorstellung bedingt, sind die Grenzen zwischen dem Ich des Therapeuten und dem Ich des Patienten durchlässig oder aufgehoben. Manche schizoid strukturierte Therapeuten glauben auch an eine heilende Kraft gemeinsamen Schweigens. Gemeinsames, als passend empfunden Schweigen tritt natürlich vor allem dann auf, wenn ein schizoider Patient ebenfalls wünscht, sich mit dem Therapeuten schweigend zu verstehen.

Bei seinen Interventionen setzt ein schizoid strukturierter Therapeut oft zu viel voraus. Er schweigt vor einer Intervention, weil er davon ausgeht, dass im Schweigen bereits ein Stück Verständigung stattfindet, während ein Therapeut mit einer anderen Struktur die Zeit vielleicht dafür nutzen würde, die Deutung durch andere Formen der Intervention vorzubereiten. Die Interventionen des schizoid strukturierten Therapeuten können deshalb etwas Orakelhaftes haben.

Narzisstisch strukturierte Therapeuten trauen ihren Interventionen solch eine heilende Kraft zu, dass die ein simples Verstehen überflüssig mache. Oft schweigen sie lange und lassen dann eine »starke« Intervention los, von der sie erwarten, dass sie dann mindestens ebenso gut wirkt wie eine vorbereitete Intervention »weniger begabter« Therapeuten. Lange Schweigepausen machen Interventionen des Therapeuten aus der Sicht eines Patienten oft wertvoller. Versteht er sie oder glaubte sie zu verstehen, gewinnen sie für ihn eine besondere Bedeutung. Das entspricht den Wünschen des narzisstisch strukturierten Therapeuten.

Depressiv strukturierte Therapeuten schweigen selten über längere Zeit. Sie spüren oder fantasieren einen Sog, der vom Patienten ausgeht. Sie empfinden den Patienten als »hungrig nach Worten«. Das kann der Fall sein, es kann sich aber auch um eine Projektion des Therapeuten handeln. Depressiv strukturierte Therapeuten haben am Ende der Stunde auch dann, wenn sie viel gesprochen haben, oft den Eindruck, der Patient hätte nicht genug bekommen. Dann überziehen sie die Stunde vielleicht.

Es gibt aber auch depressiv strukturierte Therapeuten, bei denen die eigene orale Gier im Vordergrund steht. Sie nehmen die Worte des Patienten in sich auf, ohne aus dem, was der Patient gesagt hat, gezielte Interventionen abzuleiten. Man kann sagen, dass sie sich vom Patienten passiv mit Worten füttern lassen.

Depressiv strukturierte Therapeuten, deren Initiative geblockt ist, können sich nicht durch einen Wunsch nach eigener Aktivität bestimmen lassen. Sie werden im Prinzip nur tätig, wenn das Über-Ich sie gleichsam dazu auffordert oder wenn ein starker Sog vom Patienten ausgeht. Da sie einen solchen Sog sensibel empfinden und manchmal auch projizieren, werden sie vorwiegend durch ihn motiviert zu sprechen.

Zwanghaft strukturierten Therapeuten ist es wichtig, den Patienten vollständig zu verstehen und sich ihm vollständig verständlich zu machen. Deshalb neigen solche Therapeuten zum Nachfragen und zu langen Interventionen. Bevor sie intervenieren, können sie aber lange schweigen, weil sie meinen, dass die Intervention noch nicht gut genug vorformuliert und nicht vollständig genug auf das Material des Patienten bezogen sei. Am Ende kommt dann eine Intervention heraus, die zu lang sein kann, um vom Patienten aufgenommen zu werden. Auch kommt es vor, dass die Stunde zu Ende ist, ehe der zwanghaft strukturierte Therapeut interveniert hat.

Phobisch strukturierte Therapeuten neigen dazu, sich den Bedürfnissen ihrer Patienten anzupassen, wenn sich diese in der Position eines steuernden Objekts befinden. Wie viel oder wie wenig sie schweigen, ist deshalb variabler als bei anderen Therapeuten. Befindet sich der phobisch strukturierte Therapeut selbst in der Position eines steuernden Objekts, neigt er zu häufigen Erklärungen, weil er fürchtet, der Patient könnte ohne ausreichende Orientierung durch den Therapeuten außerhalb der Stunde in Schwierigkeiten geraten. Phobisch strukturierte Therapeuten sind in ihrer Initiative oft gehemmt. Im Unterschied zu depressiv strukturierten Therapeuten, die für eine Initiative oft ganz blockiert ist, so dass sie Anstöße von außen brauchen, bleiben die Impulse phobisch strukturierter Therapeuten im Vorbewussten stecken. Sie sind dann aber weit genug vorgedrungen, um ein wahrnehmbares Quantum Angst auszulösen. Diese verhindert, dass gehandelt wird. Bei phobisch strukturierten Therapeuten betrifft das nicht alle Impulse, sondern nur solche, die zu einem Handeln führen könnten, das misslingen kann. Manchmal beschränken sich phobisch strukturierte Therapeuten deshalb auf nichtssagende Interventionen.

Kontraphobisch strukturierte Therapeuten machen riskante Interventionen, mit denen sie ihre Angst überspringen. Der Patient soll aber auch selbstständig zurecht kommen. Deshalb können sie gelegentlich längere Zeit schweigen.

Phallisch-narzisstische Therapeuten und männlich identifizierte phallisch-narzisstische Therapeutinnen zeigen, was die Häufigkeit ihrer Interventionen angeht, ein variables Verhalten. Von anderen Therapeuten unterscheiden sie sich dadurch, dass sie ihre Interventionen davon mitbestimmen lassen, dass sie eine Bestätigung ihrer Geschlechtseigenschaften hervorrufen möchten. Dem kann Sprechen oder Schweigen dienen.

Phallisch-narzisstische Therapeutinnen, die mit der klassischen Frauenrolle identifiziert sind, wollen aufgrund von Verhaltensweisen bewundert werden, die dieser Frauenrolle entsprechen. Dazu kann geduldiges, einfühlendes Zuhören passen. Ihre nonverbalen Äußerungen möchte eine solche Therapeutin so klingen lassen, dass sie einladend und ermutigend wirken. Bei männlichen phallisch-narzisstischen Therapeuten und männlich identifizierten phallisch-narzisstischen Therapeutinnen kommen lange Schweigepausen deshalb selten vor, weil Männlichkeit meist mit Aktivität in Verbindung gebracht wird. Immerhin gibt es eisernes Schweigen, das männlich anmuten kann, und einfühlsames, rezeptives Schweigen, das weiblich anmuten kann und dem sich phallisch-narzisstische Therapeutinnen gerne hingeben, die mit der klassischen weiblichen Rolle identifiziert sind.

Hysterisch strukturierte Therapeuten und Therapeutinnen vom ödipalen Typ neigen zu einem »spontanen«, manchmal ungebremsten und willkürlichen Verhalten, was sich darin äußert, dass sie mit einer Intervention »herausplatzen«. Andererseits richten sie sich meist danach, wie ihre Patientin oder ihr Patient sie haben möchte. Klagt eine Patientin darüber, dass ihr Partner wenig spricht, fühlen sie sich motiviert, viel zu sprechen. Beklagt sich ein Patient darüber, dass seine Frau zu viel spricht, kann es sein, dass seine Therapeutin weniger spricht, als sie sonst sprechen würde. Wegen der eingeschränkten Impulskontrolle ist es aber selten, dass hysterisch Strukturierte vom ödipalen Typ lange schweigen. Dazu trägt auch bei, dass ihre Frustrationstoleranz oft wenig entwickelt ist. Hysterisch Strukturierte vom ödipalen Typ können schlecht warten.

Konfrontieren und klarifizieren

Konfrontieren heißt: dem Patienten sagen, dass er seine Aufmerksamkeit auf etwas lenken soll. Dabei kann es sich um den Inhalt einer Äußerung des Patienten handeln, es kann darum gehen, wie er etwas gesagt hat, darum, was er nicht gesagt hat, oder darum, dass er nichts sagt, also schweigt. So kann man sagen: »Sie schweigen« und den Patienten damit auffordern, sein Schweigen zu kommentieren oder zu begründen.

Das Lehrbuch *Theorie und Praxis der Psychoanalyse* von Greenson (1967) hat den Terminus »klarifizieren« (to clarify) in Deutschland eingeführt. Er wurde zunächst mit »Klären« übersetzt. Im alltäglichen fachlichen Sprachgebrauch spricht man heute aber meist von Klarifizieren, weil Klären eine breites Bedeutungsfeld abdeckt, in dem auch »Deuten« Platz hätte. Klarifizieren macht in der Regel Zusammenhänge zwischen bewussten Sachverhalten deutlich. Klarifizieren kann sich auf eine Äußerung des Patienten beziehen, die dann mit Sachverhalten in Verbindung gebracht wird, die dem Patienten bewusst sind oder aus dem Vorbewussten abgerufen werden können. Man kann auch auf Zusammenhänge innerhalb einer Äußerung des Patienten hinweisen. Aus einer Klarifizierung kann sich eine Konfrontation ergeben; der Therapeut möchte erreichen, dass der Patient sich mit einem bestimmten Aspekt oder Teilaspekt des Klarifizierten beschäftigt.

Klarifizieren bezieht sich immer auf Material, das vom Patienten kommt. Wenn der Therapeut meint, nicht oder nur teilweise verstanden worden zu sein, kann er das Gemeinte *erläutern* oder *erklären*. Dann spricht man *nicht* von Klarifizieren.

Manche Psychoanalytiker bezeichnen auch das Herstellen von Zusammenhängen zwischen bewussten Sachverhalten als *Deuten*. Man könnte sagen, dass die Begriffe Deuten und Klarifizieren unscharf gegeneinander abgegrenzt sind. Man kann aber auch sagen, dass die Grenzen von verschiedenen Analytikern unterschiedlich gezogen werden. Kernberg bezeichnete es in der Transference Focussed Psychotherapy (TFP) (Clarkin et al. 2000) als Deuten, wenn der Therapeut Verbindungen zwischen Inhalten herstellt, die nacheinander bewusst sein können, aber nicht gleichzeitig. Stellt er solche Verbindungen her, überbrückt er eine *Spaltung*. Konfrontieren und Klarifizieren können in Zyklen ablaufen. Der Therapeut konfrontiert etwas, klarifiziert Zusammenhänge mit etwas anderem und konfrontiert den Patienten mit etwas, das dieser in Antwort auf das Klarifizieren verbal oder nonverbal mitgeteilt hat, klarifiziert dann wieder etc.

Man kann deuten, ohne dass eine Konfrontation oder Klarifikation vorausgeht. Dann liegt im Deuten eine implizite Konfrontation: Der Analytiker macht, indem er deutet, auf das aufmerksam, worauf sich die Deutung bezieht. Versteht der Patient die Deutung nicht oder kann er sie nicht akzeptieren, kann sie nachträglich *erklärt* werden, um den bewussten Anteil des Sachverhalts, auf den sich die Deutung bezogen hat, verstehbarer zu machen, so dass eine Deutung, die diesen bewussten Sachverhalt mit dem unbewussten Sachverhalt verbinden soll, mehr Chancen hat verstanden zu werden.

Die von Greenson propagierte Technik war im Wesentlichen die der amerikanischen Ich-Psychologie. Der Analytiker sollte von der psychischen Oberfläche ausgehen, zunächst die Widerstände deuten, die sich gegen das Bewusstwerden von Unbewusstem richten, und den Inhalt erst deuten, wenn er schon fast zutage liegt. Im Bereich der kleinianischen Psychoanalyse werden Deutungen häufiger als in anderen analytischen Schulen ohne Vorbereitung gegeben. Sie beziehen sich dann auf unbewusste Fantasien, die vom Analytiker erschlossen werden. Die heutigen Kleinianer in London konzentrieren sich im Hier und Jetzt stärker auf die psychische Oberfläche, als es zu Lebzeiten von Melanie Klein üblich war.

Der Umgang mit Klarifizieren und Konfrontieren unterscheidet sich voneinander nicht nur zwischen den psychoanalytischen und psychotherapeutischen Schulen, sondern auch zwischen Therapeuten, die der gleichen Schule angehören. Dabei spielt der Charakter des Therapeuten eine besondere Rolle.

Der *schizoid strukturierte Therapeut* neigt dazu, durch die Oberfläche hindurch zu deuten, und zwar ohne Vorbereitung. Ich spreche von einer »stereotaktischen« Deutungspraxis. Sie erinnert an Operationen am Gehirn, bei denen Operationsinstrumente durch die Oberfläche des Gehirns gestoßen werden und in der Tiefe etwas bewirken sollen. Konfrontationen werden von schizoiden Therapeuten manchmal dazu benutzt, eine Distanz zwischen dem Patienten und ihnen selbst herzustellen, wenn *zu viel* Nähe entstanden ist. Die Konfrontation bezieht sich oft auf ein nebensächliches Detail und soll zeigen, dass man sich zur Zeit *nicht* ohne Worte versteht.

Auch konfrontieren schizoid strukturierte Therapeuten gerne, ohne der Konfrontation eine Deutung folgen zu lassen, weil sie davon ausgehen, dass der Patient schon weiß, weshalb der Therapeutin sie mit einer bestimmten Sache konfrontiert hat. In der Fantasie des schizoid strukturierten Therapeuten sind dann die Grenzen zwischen ihm und dem Patienten gelockert oder aufgehoben.

Manch *narzisstisch strukturierte Therapeuten* fühlen sich in der Position eines delphischen Orakels: Sie erwarten, dass eine Deutung auf besondere Weise wirkt, wenn sie von ihnen, einem besonderen Menschen, gegeben wird. Andere narzisstisch strukturierte Therapeuten legen Wert darauf, ihre Deutungen durch Klarifizieren vorzubereiten, damit sie optimal und »mit einem Schlag« wirksam werden. Narzisstisch strukturierte Therapeuten neigen dazu, ihre Patienten implizit zu entwerten. Man befindet sich gleichsam auf verschiedenen Ebenen, der Therapeut auf der oberen. Wenn der Therapeut mit einem »besonderen Patienten« ein ideales Paar bilden will, kann der Patient idealisiert werden. Wird ein Patient idealisiert, kann das beinhalten, dass er über besondere Fähigkeiten des psychodynamischen Verstehens oder der Introspektion verfügt. Diese Vorstellung setzt eine narzisstische Symbiose (zwischen zwei besonderen Menschen) voraus. Deutungen brauchen dann nicht durch Konfrontieren und Klarifizieren vorbereitet zu werden. Versteht der Patient die Deutung nicht, kann das zur Entwertung führen.

Depressiv strukturierte Therapeuten lehnen Konfrontationen, die dem Patienten unangenehm sein können, eher ab. Sie möchten auch nicht zu viel Aktivität vom Patienten verlangen, denn das Konfrontieren ruft den Patienten zu eigener Aktivität auf. Das Klarifizieren finden sie »zu theoretisch«. Klarifizieren sie dennoch, gebrauchen sie oft zu viele Worte, weil sie ihren verbalen Interventionen wenig Qualität zutrauen und sie durch Quantität ersetzen möchten.

Zwanghaft strukturierte Therapeuten konfrontieren gern und klarifizieren auch gern, wobei sie Vollständigkeit und Eindeutigkeit anstreben. Es liegt ihnen nahe, eine Deutung vorzubereiten, weil sie genau verstanden werden wollen. Im Konfrontieren kann sich latenter Sadismus manifestieren. Ein sadistisches Verhalten kann damit rationalisiert werden, dass es notwendig sei, dem Patienten weh zu tun, ihn zu provozieren oder ihn aufzurütteln, weil ihm sonst nicht geholfen werden könne. Das Streben nach Vollständigkeit und möglichst großer Sicherheit kann beim Klarifizieren verhindern, dass Unwesentliches beiseite gelassen wird. Das verlangsamt den therapeutischen Prozess.

Therapeuten mit einer phobischen Struktur vermeiden Konfrontationen, wenn sie die Harmonie der Beziehung zwischen Patient und Therapeut stören könnten. Wenn ein Therapeut konfrontiert, übernimmt er ja im Augenblick des Konfrontierens auf der Ebene der Arbeitsbeziehung die Führung und ein Stück Verantwortung. Eine Konfrontation leitete ein neues Thema ein oder akzentuiert bestimmte Aspekte eines Themas, um das es bereits geht. Befindet sich der Patient in der Rolle eines steuernden Objekts für den Therapeuten, soll er aus dessen

Sicht die Führung behalten. Befindet sich der phobisch strukturierte Therapeut selbst in der Rolle des steuernden Objekts, kann Direktivität ein Bestandteil dieser Rolle sein. Dann konfrontiert der Therapeut, um dem Patienten anschließend Einsichten zu vermitteln, die ihn vor unangenehmen Auswirkungen seines künftigen Handelns bewahren können.

Hysterisch strukturierte Therapeuten vom phallisch narzisstischen Typ und männlich identifizierte Therapeutinnen dieses Typs können das Konfrontieren als eindringend erleben, so dass Konfrontationen männliche Aspekte des Intervenierens darstellen. Auch durch das Etablieren von Verbindungen zwischen bewussten Sachverhalten können sie sich als männlich-kompetent zeigen. Konfrontierende und klarifizierende Interventionen gewinnen durch phallische Fantasien, mit denen sie verbunden werden, eine wichtige Nebenbedeutung. Sie werden nicht nur dann eingesetzt, wenn sie therapeutisch zweckmäßig sind, sondern auch dann, wenn sie phallische Fantasien stützen sollen. Phallisch-narzisstische Therapeutinnen, die mit der klassischen weiblichen Rolle identifiziert sind, konfrontieren ungern, wenn sie das als unweiblich empfinden.

Hysterisch strukturierte Therapeuten und Therapeutinnen vom ödipalen Typ sehen die Notwendigkeit zu klarifizieren oft nicht ein, weil sie selbst gewohnt sind, aufgrund weniger Informationen zu einer Einschätzung zu kommen. Konfrontiert wird intuitiv, »spontan« und »aus dem Bauch heraus«. Manchmal werden so neue Möglichkeiten eröffnet, manchmal wird dem Patienten eher geschadet.

Deuten

Wer eine Deutung ausspricht, will einer anderen Person etwas Neues mitteilen, etwas, das sie noch nicht weiß. Man könnte auch sagen: Wenn ein Psychoanalytiker deutet, *klärt er auf*. Das Neue liegt meist in Bezügen des Bewussten zum Unbewussten. Deutungen haben letztlich das Ziel, Unbewusstes ins Bewusstsein zu integrieren. Der Deutende befindet sich in der Rolle des Wissenden oder des begründet Vermutenden. Der Analysand soll über *Zusammenhänge* aufgeklärt werden. Hypothesen über unbewusste Sachverhalte gewinnt der Analytiker im analytischen Prozess. Er nimmt Mitteilungen des Patienten auf, verarbeitet sie innerlich und leitet daraus eine Deutung ab, die er dem Patienten mitteilt. Bei einer Analyse handelt es sich in der Sicht von Freud (1927a) um eine wissenschaftliche Untersuchung, die neues Wissen über den Analysanden produziert. Aus Analysen können auch allgemeine Gesetzmäßigkeiten abgeleitet werden. Freud (1933) scheint gegen Ende seines Lebens von der Psychoanalyse als Forschungsmethode mehr gehalten zu haben als von ihrer therapeutischen Funktion, obwohl er der Analyse als Therapie die Rolle eines Primus inter Pares zuschrieb.

Die Aufklärung wird dadurch ergänzt, dass der Analytiker dem Patienten nicht nur Erkenntnisse, sondern auch Erfahrungen in seiner Beziehung zum Analytiker vermittelt. Diese Erfahrungen schlagen sich auch im nonverbalen Gedächtnis nieder. Als Alexander (1956) von korrigierender emotionaler Neuerfahrung sprach, wurde er vom psychoanalytischen Establishment heftig kritisiert. Erkenntnis blieb lange das Primäre, obwohl Loewald (1960, 1988) vertrat, dass in der Beziehung zum Analytiker *neue Erfahrungen* gemacht werden können. In der inneren Welt des Patienten wird der Analytiker zu einem neuen, einflussreichen Objekt.

Das Deuten ist für die meisten Analytiker die von ihnen am höchsten geschätzte Aktivität. Andere Formen der Intervention dienen dazu, Deutungen vorzubereiten. Andererseits wird von Analytikern, und nicht nur von den Intersubjektivisten, fast durchweg betont, dass es sich bei Deutungen um Vermutungen handelt, die nicht apodiktisch ausgesprochen werden sollten. Es hat eine Diskussion darüber gegeben, woran man erkennen kann, ob eine Deutung zutrifft. Cremerius (1990, referiert bei König 2001) hat Kriterien dafür aufgestellt.

Das Deuten des Therapeuten soll dem Patienten ermöglichen zu erkennen, *was bei ihm der Fall ist, unter Einbeziehung bisher nicht bewusster Faktoren oder Sachverhalte.* Die Deutungen richten sich auf Innerpsychisches und Interpersonelles. Die Beziehung des Patienten zum Therapeuten und seine Beziehungen zu anderen Menschen als den Therapeuten können angesprochen werden. Wie der einzelne Analytiker seine deutende Funktion sieht, wie er zu Deutungen kommt und wie er sie mitteilt, ist verschieden. Die Schulenzugehörigkeit und die Persönlichkeit des Analytikers spielen eine Rolle. Natürlich kann sich Persönliches bei der Wahl einer Ausbildung auswirken, besonders dann, wenn verschiedene Ausbildungsgänge nebeneinander angeboten werden, wie zum Beispiel am Londoner psychoanalytischen Institut mit seinen drei Untergruppierungen.

Heute sind die meisten Analytiker darin einig, dass der Analytiker seinen Anteil am Zustande-Kommen einer bestimmten Art von Beziehung mit einem Übertragungsbestandteil reflektieren soll. Der Therapeut bietet Übertragungsauslöser. Keine Einigkeit besteht darüber, ob der Analytiker den Patienten gegenüber etwas von solchen Reflexionsvorgängen und deren Ergebnis explizit mitteilen soll.

In der amerikanischen Ich-Psychologie haben viele vertreten, dass er es nicht tun sollte. Greenson (1967), der in dieser Hinsicht heute als modern anmutet, hat vorgeschlagen, dass der Analytiker ein Verhalten, das als Übertragungsauslöser diente, bestätigen soll. Renik (1995) stellt die Indikation zur »Selbstenthüllung« (Thomä und Kächele 1986) weiter als Greenson es tat. Der Analytiker soll »mit offenen Karten spielen«. Ziel müsse dabei sein, dass der Patient in der Beziehung zum Therapeuten etwas Neues über sich erfährt und in dieser Beziehung frühere Erfahrungen korrigierende oder aber völlig neue Erfahrungen macht (vgl. auch Loewald 1988). Dabei sollte allerdings klar bleiben, wer der Patient und wer der Therapeut ist. Die so genannte mutuelle Analyse von Ferenczi (1988) hat sich nicht durchgesetzt. In der Psychoanalyse gab es lange Zeit Diskussionen darüber, ob Erkenntnis oder Erfahrung angestrebt werden solle. Heute sagen die meisten Psychoanalytiker, dass beides notwendig ist.

Daneben spielt das kathartische Moment in der Psychoanalyse und überhaupt in der Psychotherapie heute wieder eine Rolle. Über Traumen, auch über bewusst erlebte und erinnerte Traumen, soll unter Berücksichtigung der Toleranzgrenzen des Patienten gesprochen werden. Bei Freud (1895) findet sich ein Beispiel für eine Therapie, bei der das Sich-Aussprechen allein Erfolg gehabt zu haben scheint, in der Beschreibung des Falles Katharina.

Die Annahme, dass es genügen könne und eigentlich genügen müsse, zu erkennen, was richtig oder falsch sei, um sich vernünftig zu verhalten, findet sich in der Philosophie entlang ihrer ganzen Entwicklungsgeschichte. Sie lässt sich bis in die Antike verfolgen, fand in der Aufklärung einen Höhepunkt und war zu Lebzeiten Freuds, den man zu den Aufklärern rechnen kann, unter Wissenschaftlern weit verbreitet. Heute sind wir vorsichtiger geworden. Wir erfahren aus unseren Therapien, dass das Erkennen von Wahrheit nicht immer hilft. Wir kennen das aus dem Alltagsleben. Unangenehme Wahrheiten werden weggeschoben, unterdrückt (»suppressed«) oder es wird ihnen durch Leugnen ein Teil ihrer Bedeutung entzogen. Auch Psychoanalytikern kann es schwerfallen, das Rauchen aufzugeben, obwohl sie wissen, das Rauchen schädlich ist und das Aufgeben des Rauchens ein Weg zu mehr Gesundheit und einem längeren Leben wäre.

Es kann Freude machen, etwas Neues herauszufinden. Etwas Unangenehmes *über einen selbst* herauszufinden macht oft wenig Freude. Wenn ein Analytiker herausfindet – in Selbstanalyse, Supervision oder Intervision –, dass er in einer bestimmten Stunde eine Deutung aus Motiven gegeben hat, die ihm im Augenblick nicht klar waren, und dass er die Deutung unterlassen hätte, wenn sie ihm klar gewesen wären, ist ihm das nicht angenehm, auch wenn er sich darüber freut, seinen Fehler erkannt zu haben. Wir wissen das aus dem Alltagsleben: Wenn uns jemand sagt, wir hätten das Licht an unserem Auto brennen lassen, sind wir froh über diese Mitteilung, gleichzeitig ärgern wir uns aber über unseren Fehler, und oft bekommt der Überbringer der Botschaft einen Teil des Ärgers ab. Entsprechendes gilt in einer Therapie nicht nur für einen Patienten, sondern auch für einen Therapeuten. Das Geben einer Intervention wie auch das Unterlassen einer Intervention haben oft etwas mit der Persönlichkeit des Therapeuten zu tun, mit seiner Biografie, seine aktuellen Beziehungen, seinen Zukunftsperspektiven und seinem Charakter. Welche rationalen und irrationalen Motive können wir haben, eine Deutung zu geben oder zu unterlassen? Ich nenne einige:

- Durch eine Erkenntnis dem Patienten helfen wollen
- Eine Erkenntnis mit dem Patienten teilen wollen
- Den Patienten mit einer Erkenntnis beeindrucken wollen
- Dem Patienten mit einer Erkenntnis Schmerzen zufügen wollen
- Die eigene Überlegenheit zeigen
- Den Patienten füttern wollen
- Den Patienten beruhigen wollen
- Der Therapeutenrolle gerecht werden wollen.

Man kann auch aus persönlichen, eigennützigen Gründen etwas tun, was den Patienten nützt. So kann eine Deutung, die primär persönliche Gründe von Seiten des Therapeuten hat, dennoch wirksam werden und nützen. Persönliche Gründe führen aber oft dazu, dass eine Deutung zu früh gegeben wird. Sie können auch dazu führen, dass eine Deutung zu spät gegeben oder unterlassen wird. Wird eine Deutung zu früh gegeben, hat sie keine oder keine ausreichende Wirkung. Sie kann auch den Widerstand erhöhen. Durch eine Deutung können negativer Emotionen beim Patienten ausgelöst werden, die über ein Maß hinausgehen, das er ertragen will oder kann. Viele Kleinianer meinen, durch ihre Interventionen das infantile Unbewusste der Patienten *direkt* anzusprechen, jedenfalls mit dem infantilen Unbewussten *zusammenhängende* Fantasien. Wirkungen, die dafür sprechen, dass sie das erreichen, dürften damit zusammenhängen, dass sich Therapeut und Patient auf eine Spracheebene geeinigt haben, wo in körpernahen Metaphern kommuniziert wird. Die Einkleidung in Metaphern verhindert, dass die Interventionen traumatisch wirken oder zurückgewiesen werden. Widerstände werden umgangen.

Im Folgenden will ich erläutern, wie sich der Charakter eines Therapeuten auf seinen Umgang mit dem Deuten auswirken kann. Der *schizoid strukturierte Therapeut* sieht Zusammenhänge, wo Therapeuten mit einer anderen Persönlichkeitsstruktur keine erkennen können. Das kommt dadurch zustande, dass er von Details abstrahiert, die den Eindruck von Gemeinsamkeit zwischen zwei Sachverhalten stören würden. Er »sieht die Bäume vor lauter Wald nicht«. Oft setzt er beim Patienten zu viel voraus. Er verhält sich so, als habe der Patient seinen Denkprozess mitverfolgt, der zur Deutung führte. Die Ich-Grenzen eines schizoiden Therapeuten können von ihm als durchlässig fantasiert werden. In seiner Fantasie besteht eine Verbindung zwischen Patient und Therapeut, die es real nicht gibt. Der Patient hat dann oft Schwierigkeiten, die Deutung zu verstehen. Manche Patienten lassen sich durch Äußerungen des Therapeuten, die sie als geheimnisvoll empfinden, beeindrucken und versuchen, ihnen durch eigene Denkarbeit einen Sinn zu verleihen. Manchmal haben sie damit Erfolg. Bei der Anwendung von Deutungen auf das Alltagsleben haben Patienten von einem schizoid strukturierten Therapeuten kaum Hilfe zu erwarten. Details aus dem Alltag des Patienten interessieren ihn zu wenig. Schizoid strukturierte Therapeuten sind mehr oder weniger auf eine dyadische Beziehungsform fixiert. Auch deshalb haben sie meist mehr Interesse an der Beziehung des Patienten zu ihnen als an dessen Beziehungen zu anderen Personen. Entsprechend konzentrieren sie ihre Deutungen.

Narzisstisch strukturierte Therapeuten sehen sich als jemand, der eine Fähigkeit hat, Dinge zu erfahren und zu wissen, die gewöhnlicheren Menschen schwer oder gar nicht zugänglich sind. Ihren Deutungen schreiben sie auch deshalb eine besondere Brillanz und Wirksamkeit zu. Das Deuten sehen sie zumeist als ihr Privileg an, was sie daran hindert, die selbstanalytischen Fähigkeiten des Patienten zu fördern. Narzisstisch strukturierte Therapeuten unterlassen es meist auch, eine Deutung vorzubereiten, weil sie der Meinung sind, ihre Deutungen müssten ohne weitere Vorbereitung wirksam sein, eben weil sie eine besondere Brillanz aufweisen.

Da Menschen mit einem narzisstischen Charakter sich oft wenig für andere Menschen als Personen interessieren, sind narzisstische Therapeuten eher selten. Einige bringt die besondere Rolle des Therapeuten in den Beziehungen zu ihren Patienten dazu, den Beruf des Therapeuten zu wählen. Sie entdecken dann meist, dass die Rolle des Therapeuten mit ihrem scheinbaren Deutungsprivileg so besonders nicht ist oder nicht wie erwartet durchgehalten werden kann. Sie wenden sich in ihrem Berufsfeld dann gern anderen Tätigkeiten als der praktischen Arbeit mit Patienten zu.

Depressiv strukturierte Therapeuten sind häufig. Während bei der narzisstischen Struktur das Selbst wichtiger ist als die Objekte – die Objekte werden nur in ihren Funktionen wahrgenommen – sind bei der depressiven Struktur die Objekte wichtiger als das Selbst. Daraus resultiert bereits ein Interesse an Menschen. Steht der depressive Strukturanteil im Vordergrund, kommt es zu einer Vernachlässigung des Kognitiven. Aufklärung wird dann nicht oder nur eingeschränkt geleistet. Während der narzisstisch Strukturierte Objekte auf bestimmte Funktionen reduziert, füllt sich der depressiv Strukturierte von den im Sinne einer Ganzobjektbeziehung als Personen empfundenen Objekten und ihrem Wohlwollen abhängig. Aggressivität wird unterdrückt, weil sie den Verlust des Objekts herbeiführen könnte. Dem Objekt soll gegeben werden, was es möchte. Es darf nicht enttäuscht werden. Hier schließt der depressiv Strukturierte von sich auf das Objekt: Er selbst braucht die Objekte, weil er ohne sie »verhungern und verdursten« müsste. Er versucht, die Objekte zu *versorgen*. Deutungen sollen den Patienten »ernähren« und »tränken«. Das Geben von Deutungen ist also Bestandteil einer versorgenden Beziehung. Die Beziehung soll heilen, weniger der kognitive Gehalt von Deutungen. Meist kommt es dem depressiv strukturierten Therapeuten weniger auf die Qualität der Interventionen einschließlich der Deutungen an als auf die *Menge*. Die depressive Struktur mit ihrer Akzentuierung des Oralen entsteht ja in einer Zeit, wo das Kind noch keine Auswahl von Nahrungsmitteln hatte: Es erhält Milch, in Form von Muttermilch oder in Form von künstlicher Nahrung, die immer gleich zusammengesetzt ist. Der durch Nahrungsaufnahme gedehnte Magen erzeugt ein Sättigungsgefühl. Vom Gehalt der Nahrung hängt das Sättigungsgefühl auf dieser Entwicklungsstufe nicht oder nur wenig ab. Auch soll ein Mehr an Deutungen deren von depressiv strukturierten Therapeuten als unzureichend eingeschätzte Qualität kompensieren.

Bei *Therapeuten mit einer Zwangsstruktur* kommt es zu einer Überbetonung des Kognitiven. Die Wahrheit soll wirken. Viele zwanghafte Therapeuten sind mit Deutungen sparsam bis geizig. Das hängt einmal damit zusammen, dass sie alles, was sie hergeben, unbewusst mit Faeces gleichsetzen, die Faeces wiederum mit Körpersubstanz. Zum anderen möchte der zwanghaft strukturierte Therapeut sicher sein, dass die Deutung zutrifft. Deshalb möchte er viel hören, ehe er etwas sagt. Mit zutreffenden Deutungen kann der Zwanghafte Macht auszuüben. Wenn Deuten als Privileg des Therapeuten aufgefasst wird, kann das dazu beitragen, dass der Therapeut »oben« bleibt. Da Zwanghafte – in dieser Hinsicht sind sie ja ein Gegenstück zum Schizoiden – großen Wert auf Einzelheiten legen und durch

Einsatz des Abwehrmechanismus *Isolierung* aus dem Zusammenhang das Herstellen von Zusammenhängen bei sich und bei anderen unbewusst verhindern möchten, sieht der zwanghafte Therapeut weniger Zusammenhänge als Therapeuten mit einer anderen Struktur. Der zwanghafte Therapeut legt großen Wert darauf, dass die Grenzen des Settings eingehalten werden. Kommt ein Patient zu spät, muss das vorrangig konfrontiert und gedeutet werden, auch wenn klar ist, dass der Patient aktuell ein anderes, größeres Problem hat, mit dem das Zuspätkommen nicht zusammenhängt. Was die Ordnung stört, hat herausragende Bedeutung und wird vorrangig gedeutet.

Der zwanghafte Therapeut möchte alle Verästelungen eines Problems aufspüren und deuten. Da es ihm schwer fällt, sich in Menschen hineinzuversetzen, die anderer Meinung sind als er, deutet er aus seiner eigenen Perspektive, die er für die »richtige« hält. Die Meinung anderer kann er allenfalls ertragen, nicht übernehmen. So muss er immer Recht haben, was zu rechthaberischen Auseinandersetzungen mit Patienten führen kann, die eine eigene Meinung vertreten.

Für einen *phobisch strukturierten Therapeuten* ist besonders wichtig, dass zwischen ihm und dem Patienten Harmonie herrscht. Damit der Therapeut sich in der Rolle eines steuernden Objekts fühlen kann, muss ein steuerndes Verhalten des Therapeuten vom Patienten akzeptiert werden. Um Harmonie zwischen sich und dem Patienten zu erhalten oder um sie wieder herzustellen versucht der phobische Therapeut, ähnlich wie der depressive, eigene Aggressionen aus der Beziehung herauszuhalten, wobei er Deutungen als aggressiv erleben kann, die es aus der Sicht anderer Therapeuten nicht wären. Aggressionen des Patienten versucht er zu ignorieren, oder er deutet sie so frühzeitig, dass sie sich nicht zu voller Stärke ausbilden können, was die Deutung in ihrer Wirkung einschränkt. Deutungen, die vom Patienten als aggressiv erlebt werden können, versucht er mit freundlichen Bemerkungen zu umhüllen, was ihre Wirkung ebenfalls einschränken kann.

Kontraphobisch strukturierte Therapeuten verhalten sich beim Intervenieren spiegelbildlich zu den phobisch strukturierten. Sie neigen zu »mutigen« Deutungen, womit sie ihre Patienten überfordern können. Machen sie damit schlechte Erfahrungen, kann es sein, dass sie in die phobische Position kippen und dann besonders vorsichtig und zurückhaltend sind.

Für *hysterische Therapeuten vom phallisch narzisstischen Typ und männlich identifizierte Therapeutinnen mit einer solchen Struktur* zeigt sich in Deutungen ihre als Potenz fantasierte therapeutische Kraft. Der Wunsch, mit Deutungen zu imponieren, kann bewirken, dass mehr auf einen eindrucksvollen Inhalt geachtet wird als auf das Timing und die Dosierung im Hinblick auf mittel- und langfristige Wirkungen. Das gilt in anderer Weise auch für *Therapeutinnen, die mit der klassischen Frauenrolle identifiziert sind* und in dieser Rolle anerkannt und gemocht werden wollen. Auch sie achten mehr auf die augenblickliche Wirkung als auf mittel- und langfristige Wirkungen. Sie legen Wert darauf, dass die Deutungen weiblich-fürsorglich ankommen, gelegentlich weiblich-erotisch.

Hysterisch strukturierte Therapeuten und Therapeutinnen vom ödipalen Typ streben nach dramatischen Effekten. Das Denken solcher Therapeuten ist wenig für ein Planen in die Zukunft geeignet. Deutungen können sie verwenden, um ihre Stärke wie auch ihre Fürsorglichkeit *im Vergleich zu einem Partner oder einer Partnerin der Patientin oder des Patienten* unter Beweis zu stellen. Zum partiell kindlich gebliebenen Denken gehört auch die Urteilsbildung auf der Basis unzureichender Informationen. Sie führt zur Deutungen, die im Extremfall naiv wirken. Zur spezifisch hysterischen Qualität des Denkens gehört auch, dass Verbindungen zum bereits Bekannten, also zu den vorangegangenen Stunden, nicht hergestellt und die langfristigen Folgen von Deutungen nicht bedacht werden. So kann kurz vor dem Ende der Stunde eine stark wirkende Deutung gegeben werden, mit deren emotionalen Folgen der Patient alleingelassen wird. Hysterisch strukturierte Therapeuten vom ödipalen Typ haben überhaupt Schwierigkeiten mit dem Timing und der Dosierung von Deutungen. Diese Schwierigkeiten hängen mit mangelndem Planen zusammen, aber auch mit einer spezifischen Schwierigkeit im Umgang mit Grenzen.

Im vierten und fünften Lebensjahr, in dem eine ödipale Fixierung entsteht, werden dem Kind Grenzen von Seiten der Eltern gesetzt. Von einem Kind in diesem Alter kann man nicht erwarten, dass es in jeder Situation überlegt handelt. Zum Beispiel muss es mit Worten oder physisch festgehalten werden, wenn es, ohne auf den Verkehr zu achten, über die Straße laufen will. Man erwartet von Kindern dieses Alters auch nicht, dass sie eine Kritik so höflich äußern, wie man es von Erwachsenen erwarten würde. Es gibt den Spruch: »Kinder und Betrunkene sagen die Wahrheit«. Eine »Wahrheit«, die toleriert wird, wenn ein Kind sie sagt, kann man einem Erwachsenen übel nehmen.

Bei hysterisch Strukturierten vom ödipalen Typ kann man beobachten, dass sie vom Gegenüber erwarten, Grenzen gesetzt zu bekommen. Wenn dem Gegenüber ein bestimmtes Verhalten nicht passt, soll er es eben sagen. Man könne in den anderen nicht hineinsehen. Dass es zum zwischenmenschlichen Umgang gehört, die Reaktionen eines Gegenüber zu antizipieren oder sich wenigstens darum zu bemühen, voraussichtliche Reaktionen einzuschätzen, kommt hysterisch Strukturierten vom ödipalen Typ oft nicht in den Sinn. Sie fühlen sich berechtigt, »spontan« zu handeln. Eine solche Auffassung zwischenmenschlichen Umgangs eignet sich, wenn sie stark ausgeprägt ist, wenig für einen therapeutischen Umgang mit Patienten in einer psychoanalytischen Therapie. Zwar lernen hysterisch strukturierte Therapeuten vom ödipalen Typ durch Versuch und Irrtum meist, die Toleranzgrenzen ihrer Patienten zu berücksichtigen, und in einer therapeutischen Situation erwarten sie dann nicht so wie im Alltag, dass der andere ihnen Grenzen setzt. In Supervisionen fällt aber immer wieder auf, dass solche Therapeuten sich von der Begeisterung über eine attraktive Intervention, die ihnen eingefallen ist, fortreißen lassen. Natürlich kommt es auch immer wieder vor, dass eine unüberlegte Intervention günstige therapeutische Auswirkungen hat (Stern et al. 1998). Fälle, wo unreflektierte Interventionen negative therapeutische Folgen haben, kommen aber auch vor. Sie werden meist nicht publiziert.

Ähnlich wie die narzisstische Struktur ein Gegenstück zur depressiven Struktur darstellt, ist die hysterische Struktur vom ödipalen Typ in manchem ein Gegenstück zur zwanghaften. Während der hysterisch strukturierte Therapeut dieses Typs zu unbedachtem Intervenieren neigt, neigt der zwanghafte dazu, an die Richtigkeit von Interventionen dysfunktional hohe Ansprüche zu stellen. Während hysterisch strukturierte Therapeuten mit ihren Interventionen herausplatzen können, kann es passieren, dass zwanghaft strukturierte Therapeuten mit ihren Interventionen so lange warten, bis der günstige Zeitpunkt oder Zeitraum verpasst ist. Ein günstiges Therapeutenverhalten liegt irgendwo in der Mitte zwischen den Extremen einer stark ausgeprägten hysterischen Struktur vom ödipalen Typ auf der einen Seite und von einer stark ausgeprägten Zwangsstruktur auf der anderen Seite.

Gegenübertragung verbalisieren

Ein Mitteilen der Gegenübertragung in Worten, also ein Verbalisieren der Gegenübertragung, wurde von manchen Psychoanalytikern (z. B. Searles 1965, 1986) im Umgang mit strukturell gestörten Patienten früh als wichtige Interventionsform angesehen. Thomä und Kächele (1986) sprechen von einem »Bekennen« der Gegenübertragung. Ich ziehe die Bezeichnungen »mitteilen« oder »verbalisieren« der Gegenübertragung vor, wobei der Terminus »verbalisieren« klarer ausdrückt, was gemeint wird: eben ein Mitteilen in Worten. Spräche man nur von »mitteilen«, fielen unter dieser Bezeichnung auch ungewollte, meist nonverbale Mitteilungen. Mit dem »Verbalisieren« der Gegenübertragung ist hier also eine *gewollte Mitteilung in Worten* gemeint. In der interaktionellen Therapie des Göttinger Modells (z. B. Heigl-Evers und Heigl 1973; Heigl-Evers, Ott 1995; Streeck 2007; König 2008; Streeck und Leichsenring 2009) wird das Verbalisieren von Gegenübertragung zu einer zentralen Interventionsform erhoben. Durch das Antworten erhöht der Therapeut seine Transparenz und erleichtert es dem Patienten, sich ein zutreffenderes Bild vom Therapeuten zu machen. Das »Antworten« soll selektiv erfolgen. Die Auswahl geschieht nach dem Kriterium: Erwarteter Nutzen für den Patienten. Um den möglichen Nutzen beurteilen zu können, muss der Therapeut einschätzen, welcher Art die Beziehung des Patienten zu ihm gegenwärtig ist. Das Antworten hat zunächst das Ziel, das innere Bild, das der Patient vom Therapeuten hat, zu verändern. Es ist nicht immer leicht zu erkennen, ob die »Antwort« nur die Funktion hat, dem Patienten nützlich zu sein. Im Therapeuten können sich mit einer »Antwort« alle bewussten und unbewussten Motive verbinden, die auch bei Deutungen eine Rolle spielen. Der Therapeut als Person kann wünschen, Nähe zum Patienten herzustellen, den Patienten auf Abstand zu halten, den Patienten zu beeindrucken, die Asymmetrie der therapeutischen Beziehung zu vermindern oder zu vergrößern. Das Antworten kann auch der inneren Entlastung dienen. Der Therapeut möchte etwas »loswerden«.

Beim »Antworten« als Interventionsform kommt hinzu, dass es im Alltag weniger üblich ist, seine Affekte und Stimmungen in Worte zu fassen als in der Rolle des Therapeuten bei einem Patienten, wo *das Verfahren psychoanalytisch-interaktionelle Therapie* wegen einer strukturellen Störung oder eines strukturellen Störungsanteils angewandt werden soll. Im Alltag dienen Beschreibungen eigener Affekte oft auch der inneren Entlastung, oder der Gesprächspartner soll sein Verhalten ändern, *in direkter Reaktion auf die Antwort und weniger auf dem Umweg über eine Veränderung des inneren Bildes, das er vom Antwortenden hat.* Natürlich gibt es Situationen, wo der Antwortende wünscht, dass sich das Verhalten eines Gegenüber nicht nur dieses Mal, sondern auch künftig ändert.

Viele gehen davon aus, dass es Frauen leichter als Männern fällt, über ihre Gefühle zu sprechen, was mit einer unterschiedlichen Sozialisation, aber auch mit angeborenen, in der Evolution entstandenen Programmen in Verbindung gebracht wird, die Männer veranlassen, ihre Mitteilungen auf das sachlich Notwendige zu beschränken, wie es zum Beispiel auf der Jagd zweckmäßig sein kann, während die Frauen miteinander und mit den Kindern breiter kommunizieren und es wichtiger finden als Männer, sich in Beziehungen zu orientieren, was durch einen Informationsaustausch mit Hilfe von Worten erleichtert wird. Nach meinen Erfahrungen fällt es den meisten Therapeuten und vielen Therapeutinnen leichter zu deuten, also Zusammenhänge zu beschreiben, als über eigene Gefühle zu sprechen. Im »Bekennen« von Gegenübertragung bei Thomä und Kächele (1986) drückt sich auch aus, dass es schwerfallen kann, Gegenübertragung zu verbalisieren.

Wie schon erwähnt, wird der Umgang mit Antworten, wie der Umgang mit jeder Art von Interventionen, durch vielfältige persönliche Eigenschaften von Therapeuten bestimmt. Sie können etwas mit dem Geschlecht, der Konstitution, der Biografie, den aktuellen Beziehungen und den Zukunftsperspektiven des Therapeuten zu tun haben. Auf Auswirkungen verschiedener Charakterstrukturen auf den Umgang mit der Interventionsform »Antwort« gehe ich im Folgenden ein.

Interventionen der *schizoid strukturierten Therapeuten* lassen Vieles weg, das sie voraussetzen oder von dem sie fantasieren, es teile sich ohne Worte mit. Manche empfinden es als überflüssig, wenn jemand seine Gefühle mit Worten beschreiben möchte. Sie richten sich nach der Goetheschen Sentenz: »... wenn ihr's nicht spürt, ihr werdet's nie erjagen.«

Narzisstisch strukturierte Therapeuten finden es im Allgemeinen nicht schwierig, ihren Patienten Gefühlsreaktionen mitzuteilen, wenn das methodisch gerechtfertigt werden kann. Sie finden solche Mitteilungen bedeutsam – wie alles, was von ihnen kommt. Das Bedeutsame soll deutlich mitgeteilt werden. Es wäre schade, wenn etwas verlorenginge. Manche narzisstisch strukturierten Therapeuten neigen zu einer, im Unterschied zur phallisch-narzisstischen Struktur nicht auf das Geschlechtsspezifische beschränkten, exhibitionistischen Selbstdarstellung. Sie bewundern, welche interessanten und wichtigen Gefühle sie haben können, und möchten ihre Patienten damit beeindrucken.

Depressiv strukturierte Therapeuten empfinden sich als unwichtig, was auch für ihre Gefühle gilt. Nicht Worte sollen dem Patienten helfen, sondern persönliches Engagement, das bis zur Opferbereitschaft geben kann. Wenn depressiv strukturierte Therapeuten über ihre Gefühle sprechen, können sie sich »albern« vorkommen. Sie beanspruchen dann, meinen sie, Aufmerksamkeit für etwas, das unwichtig ist.

Zwanghaft strukturierte Therapeuten finden es wichtig, alle verfügbaren Mittel zu nutzen, um Einfluss auf den Patienten zu gewinnen. Wenn sie das Antworten zu ihren Mitteln zählen, antworten sie, wo es ihnen methodisch indiziert erscheint. Man kann von einem *pflichtgemäßen Antworten* sprechen. Zwanghaft strukturierte Therapeuten sehen die Beziehung zum Patienten meist auf einer sachlichen Arbeitsebene. Das schränkt ihr affektives Erleben ein, insbesondere wenn sie habituell, wie im Alltag auch, den Abwehrmechanismus Isolierung vom Affekt einsetzen. Erfahren zwanghaft strukturierte Therapeuten, dass andere Therapeuten ihre Gefühle beschreiben, etwa in der Diskussion einer Demonstrationsgruppensitzung oder beim Abspielen eines Videobandes oder Audiobandes einer Therapie, finden sie die in Interventionen benannten Gefühle »an den Haaren herbeigezogen«. Umgekehrt können andere, die zwanghaft strukturierte Therapeuten »antworten« hören, den Eindruck haben, sie zögen Gefühle »an den Haaren herbei«. Manchmal beschreiben zwanghaft strukturierte Therapeuten dann Gefühle, von denen sie glauben, dass sie sie in einer bestimmten Beziehungssituation haben *müssten*.

Phobisch strukturierte Therapeuten haben meist wenig Probleme damit, ihre Gefühlsreaktionen zu beschreiben, wenn sie sich in der Position eines steuernden Objekts befinden und dem Patienten Orientierung geben möchte. Sie sind für jedes geeignete Mittel dankbar, das ihnen eine therapeutische Methode dazu bietet. Ist der Patient für sie ein steuerndes Objekt, können sie fürchten, dass ihre Gefühle die Harmonie in der Beziehung stören werden, wenn sie ausgesprochen werden.

Kontraphobische Therapeuten überfordern ihre Patienten in der Dosierung ihrer Antworten, wie das auch bei anderen Interventionsformen der Fall sein kann.

Therapeuten vom phallisch-narzisstischen Typ und männlich identifizierte Therapeutinnen vom phallisch-narzisstischen Typ neigen zu einer exhibitionistischen Darstellung ihrer therapeutischen Kompetenzen, die sich in beeindruckenden Interventionen ausdrücken und ihre therapeutische Potenz demonstrieren soll. So suchen sie gegebenenfalls Antworten danach aus, ob und wie stark sie den Patienten oder die Patientin beeindrucken können. Mit der klassischen weiblichen Rolle identifizierte Therapeutinnen sprechen von ihren Gefühlen gern, wenn sie den Eindruck haben, dass die Mitteilung dieser Gefühle ihre Weiblichkeit unterstreicht.

Hysterisch strukturierte Therapeuten und Therapeutinnen vom ödipalen Typ befinden sich oft in einer Konkurrenz mit einem Partner oder einer Partnerin, manchmal auch mit fantasierten Partnern oder Partnerinnen von Patientinnen und Patienten. Wenn eine Patientin darüber klagt, das ihr Mann wenig über seine Gefühle spricht, kann sie das motivierten, in einer Rivalität mit dem Partner Gefühle ausdrückende Antworten auch dann zu geben, wenn sie therapeutisch nicht gerechtfertigt werden können. Eine mit der klassischen weiblichen Rolle identifizierte Therapeutin, deren Patient beklagt, dass seine Partnerin zu viel über ihre Gefühle spricht und ihm damit auf die Nerven geht, kann sich entweder im Antworten zurückhalten oder versuchen, dem Patienten die Wichtigkeit von Gefühlen dadurch zu demonstrieren, dass sie in einer Weise von Gefühlen spricht, von der sie meint, dass der Patient daraus lernen kann. Solchen Therapeutinnen fällt es meist leichter, einer Patientin ihre Gefühle zu offenbaren als einem Patienten. Bei Patienten fürchten sie eher, dass solche Mitteilungen negativ bewertet oder in irgendeiner Form gegen sie benutzt werden können.

Zur hysterischen Struktur vom ödipalen Typ gehört in der Regel ein gewisser Mangel an Impulskontrolle. Hysterisch strukturierte Therapeuten und Therapeutinnen können mit einer »Antwort« herausplatzen, weil sie es nicht ertragen, sie bei sich zu behalten, ohne vorher ausreichend überlegt zu haben, wie ihre Gefühlsäußerung auf den Patienten oder die Patientin wirken wird.

Nonverbale Kommunikation

Zur nonverbalen Kommunikation in einem Gespräch zählt das gesamte kommunikative Verhalten ohne den Inhalt der benutzten Worte. Stimmklang, Sprachmelodie, Sprechtempo, Pausen und begleitende Mimik und Gestik können das in Worten Mitgeteilte ergänzen. Manchmal widersprechen sie ihm auch. So kann jemand freundliche Worte sagen, nonverbal aber aversive Gefühle ausdrücken. Umgekehrt kann eine kritische Äußerung von einem »sozialen Lächeln« begleitet sein, das vermitteln soll, dass der Sprechende trotz der in Worten mitgeteilten Kritik an einer guten Beziehung interessiert bleibt. Nonverbales kann also abmildern, aber auch unterstreichen, wie das mit Gesten oft geschieht, Eine Couch-Sessel-Situation konzentriert die Kommunikation auf den akustischen Kanal. Stimmklang und Sprachmelodie, Sprechtempo und Pausen bleiben als nonverbale Kommunikationsmittel erhalten.

Bekanntlich gibt es sprachliche Äußerungen, die nicht aus Worten bestehen, sondern aus Lauten, wie das bekannte »Hm«. Cremerius (1979, 1980), der eine »väterliche«, sich klarer Worte bedienender Sprechweise des Analytikers propagierte, lehnte derartige Brummlaute als unerwünscht, weil regressionsfördernd ab. Heigl-Evers (persönlich Mitteilung) erzählte von einer Therapie, in der das »Hm« der Therapeutin, wie sich später herausstellte, von der Patientin wie das Grunzen eines Schweines erlebt wurde. Der Therapeut sollte um das Vorhandensein verschiedener Möglichkeiten wissen. So kann ein bestätigendes »Hm« vom Patienten als inhaltliche Bestätigung, als Ermunterung zum Weiterprechen, als Zeichen, dass der Therapeut das vom Patienten Gesagte verstanden hat, aber auch in unerwarteter Weise (siehe »Grunzen«) vom Patienten verstanden werden.

Greenson (1967) hat die Ansicht vertreten, das viele Analytiker an einer sozialen Phobie leiden. Die Position hinter der Couch werde von ihnen gern eingenommen, weil der Patient das Verhalten des Therapeuten dann nicht sieht. Menschen mit einer sozialen Phobie fürchten ja, sich fehlzuverhalten, zum Beispiel, wenn sie in einem Restaurant essen oder sich auf einer Party bewegen.

Meine Kenntnisse über den Umgang von Therapeuten mit der nonverbalen Kommunikation in ihren Therapien sind begrenzt. Was mir über das Erleben und Verhalten von Therapeuten bekannt geworden ist, weiß ich aus Berichten von Therapeuten und aus mitgebrachten Audioaufzeichnungen, ferner Videoaufnahmen von therapeutischen Gruppen. Hier liegt ein Forschungsgebiet, in das empirisch arbeitende Psychoanalytiker Zugang gefunden haben, so Krause (z. B. 2002) mit seinen Untersuchungen zur mimischen Kommunikation in Einzeltherapien im Gegenübersitzen und Streeck (2007) mit seinen Untersuchungen zur gestischen Kommunikation. Diese Untersuchungen beziehen sich aber nur zu einem kleinen Teil oder gar nicht auf persönliche Eigenschaften und Motive der an den Untersuchungen beteiligten Therapeuten. Ich vermute Folgendes:

Schizoid strukturierte Therapeuten suchen nach Patienten, mit denen sie sich mühelos verstehen können, möglichst ohne Worte, auch nicht über Mimik und Gesten. Manche entwickeln Fantasien von einer quasi telepathischen Kommunikation. Sie fürchten, ihr Gesichtsausdruck könnte etwas verraten, das eine bestehende *stumme Harmonie* stören würde und verbergen sich deshalb gerne vor ihren Patienten hinter der Couch.

Narzisstisch strukturierte Therapeuten haben es meist gelernt, ihre Gesprächspartner mit einer wirksamen Mimik und Gestik zu beeinflussen, die im Unterschied zu den hysterisch strukturierten Therapeuten vom ödipalen Typ selten auffällig ist. In der Couch-Sessel-Situation setzen sie bewusst eine Sprechweise ein, deren Wirkungen sie überprüft und so weit wie möglich optimiert haben. Gelingt ihnen die gewünschte Beeinflussung nicht, können sie das einer Unsensibilität des Patienten zuschreiben.

Depressiv strukturierte Therapeuten trauen ihrem persönlichen *Einfluss* wenig zu, obwohl sie den persönlichen *Einsatz* des Therapeuten für wichtig halten. Die Intensität der Anteilnahme und des Einsatzes für den Patienten seien wirksam. Die möchten sie dem Patienten auch vermitteln, in dem was sie sagen und wie sie es sagen. Von nonverbalen Äußerungen des Patienten lassen sie sich anrühren. Manche depressiv strukturierten Therapeuten reagieren so intensiv auf nonverbal Ausgedrücktes, dass sie das Gegenübersitzen nicht aushalten und sich lieber in die Couch-Sessel-Situation zurückziehen. Anderen ist gerade die optische Kommunikation wichtig, um die Verbindung zum Patienten aufrechtzuerhalten.

Therapeuten mit einer zwanghaften Struktur fürchten *Willkür jeder Art,* was mit verdrängten und sonst abgewehrten eigenen Willkürimpulsen zusammenhängt. Willkür und Ansätze von Willkür bei anderen bekämpfen sie, auch weil willkürliches Verhalten anderer als Auslöser eigenen willkürlichen Verhaltens wirken könnte. Eigene projizierte Willkür bekämpfen sie im Anderen. Zwanghaft strukturierte Therapeuten haben meist präsent, dass mit Mimik und Gestik ungewollt kommuniziert werden kann, und vermeiden spontane Mimik und Gestik. Soweit sie Mimik und Gestik zeigen, wird diese kontrolliert. Im Unterschied zu narzisstisch strukturierten Therapeuten, die Mimik und Gestik in der Kommunikation einsetzen und darin oft eine hohe Kompetenz erreichen, sind die Mimik und die Gestik zwanghafter Therapeuten eher gering. Die Couch-Sessel-Situation entlastet sie insofern, als sie in dieser Situation nicht gesehen werden können und weil ihnen das Gesicht des Patienten verborgen bleibt, so dass es *keine ungewollten Reaktionen* beim Therapeuten auslösen kann.

Therapeuten mit einer phobischen Struktur suchen ihr äußeres Verhalten ebenfalls zu kontrollieren. Die Kontrolle erfolgt aber nicht auf dem Niveau der sichtbar werdenden Mimik oder Gestik, sondern bereits auf dem Niveau des Erlebens. Gefühle und Handlungsimpulse, die eine Harmonie zwischen Patient und Therapeut stören könnten, wehren sie ab. Sie vermeiden aversive Gefühle und vermeiden es auch, solche Gefühle beim Patienten auszulösen. Willkürimpulse lösen erlebte Angst aus, gelangen aber nicht ins Bewusstsein. Der Impuls schiebt die Angst gleichsam vor sich her. Befindet sich ein phobisch strukturierter Therapeut in der Rolle eines steuernden Objekts, versucht er, dieser Rolle so auszufüllen, dass sein Verhalten keine aversiven Reaktionen auslöst. Phobisch strukturierte Therapeuten können aber ängstliche, nonverbale Mimik oder Gestik zeigen, wenn sie meinen, dass sich ihr Patient in Gefahr begeben könnte.

Kontraphobische strukturierte Therapeuten verhalten sich unbekümmert mutig und erwarten das von ihren Patienten und Patientinnen. Ihre Forderung nach Mut können sie auch nonverbal kommunizieren, meist auf den Weg über die Stimme.

Phallisch-narzisstisch strukturierte Therapeuten und Therapeutinnen setzen Mimik und Gestik imponierend oder verführend ein. Alles, was sie in Therapien tun, kann zum Teil oder ganz dadurch motiviert sein, dass sie sich die eigenen Geschlechtseigenschaften vom Patienten oder der Patientin bestätigen lassen möchten.

Hysterisch strukturierte Therapeuten und Therapeutinnen vom ödipalen Typ zeigen oft ein lebhaftes Kommunikationsverhalten, das nicht immer ausreichend situationsbezogen ist; auch im averbalen und nonverbalen Bereich. Während zwanghafte Therapeuten und Therapeutinnen kontrolliert kommunizieren möchten, halten sich hysterisch strukturierte Therapeuten und Therapeutinnen oft etwas auf ihre Spontaneität zugute. »Spontan« zu sein finden sie fast immer wünschenswert. Diese Auffassung steht in einem Konflikt zu den psychoanalytischen Abstinenzregeln und zu den meisten Auffassungen von einer psychoanalytisch ausgerichteten therapeutischen Rolle. Viele hysterisch strukturierte Therapeuten ziehen es vor, im Couch-Sessel-Setting zu behandeln. Das reduziert den Konflikt zwischen der eigenen Tendenz zur »Spontanität« und den Anforderungen der psychoanalytischen therapeutischen Rolle, weil wenigstens die optische nonverbale Kommunikation ausfällt. Allerdings gibt es unter den hysterisch strukturierten Therapeuten und Therapeutinnen solche, die Sprechen und Gestikulieren nicht trennen können. Das, was sie sagen, wird durch Gestik nicht nur unterstrichen, Gestik ist ein Bestandteil der inhaltlichen Mitteilung. Ohne sie zu sehen kann man sie inhaltlich oft nur unzureichend verstehen. Audio-Aufzeichnungen machen das deutlich. Solche Therapeuten gestikulieren vermutlich lebhaft hinter der Couch, ähnlich wie sie beim Telefonieren lebhaft gestikulieren, obwohl die Gestik nicht an den Gesprächspartner gelangt. Solche Therapeuten müssen oft erst lernen, sich ohne Gestik verständlich zu machen. Eine Voraussetzung dazu ist, dass sie sich über die besondere Gesprächssituation im Sessel-Couch-Setting im Klaren sind, wenn sie etwas mitteilen wollen. Das ist für hysterisch Strukturierte nicht immer leicht, weil sie dazu neigen, sich ihren Impulsen zu überlassen, ohne die Situation, in der sie sich befinden, hinreichend zu berücksichtigen.

Projektive Identifizierung und interaktioneller Anteil der Übertragung

In der Wortkombination »projektive Identifizierung« wird »Identifizierung« in einem anderen als dem sonst in der Psychoanalyse üblichen Wortsinn gebraucht: Von *Identifizieren* in einem transitiven Sinn spricht man im alltäglichen Sprachgebrauch dann, wenn es darum geht, die Identität einer Person oder einer Sache festzustellen. *Sich mit jemandem identifizieren* bedeutet im alltäglichen und besonders auch im psychoanalytischen Sprachgebrauch, dass man sich in eine andere Person hineinversetzt und ein Stück weit so empfindet oder denkt wie diese. *Bei der projektiven Identifizierung wird ein Gegenüber einer anderen Person gleich oder ähnlich gemacht, dem projektiv Identifizierenden selbst oder einem Objekt in dessen innerer Welt.* In der ursprünglichen Version von Melanie Klein (1946) bezog sich der Begriff projektive Identifizierung nur auf bestimmte Aspekte des Selbst der Person, die projektiv identifiziert. Ursprünglich galt die projektive Identifizierung erst einmal als Phantasie des Analysanden, die auf einem nicht näher bezeichneten Wege von ihm erwünschte Reaktionen, meist Affekte oder Stimmungen, beim Therapeuten hervorruft. Heute hat der Begriff »projektive Identifizierung« in der Psychoanalyse weite Verbreitung gefunden, auch außerhalb der kleinianischen Schule. Es gibt verschiedene Konzeptualisierungen der projektiven Identifizierung. Ich selber gehe davon aus, dass nicht nur mit dem Selbst des projektiv Identifizierenden, sondern auch mit Objekten seiner inneren Welt projektiv identifiziert wird. Ich sehe drei Kategorien von *Motiven,* projektiv zu identifizieren:

1. Konfliktentlastung: Das heißt, dass Selbstanteile, mit denen andere Selbstanteile in Konflikt liegen, und Objekte, mit denen das Selbst oder Anteile des Selbst in einem Konflikt liegen, durch projektive Identifizierung entlastet werden sollen. Der innerpsychische Konflikt wird interpersonell inszeniert, also gewissermaßen nach außen verlagert, was zu einer Entlastung in der inneren Welt führt. Die Aufmerksamkeit des projektiv Identifizierenden gilt dann dem äußeren Konflikt.
2. *Vertrautheit* oder, wie ich es auch nenne, *Familiarität:* Das ist auch das Motiv der Übertragung. Mit seinen inneren Objekten ist der projektiv Identifizierende bereits umgegangen, sie sind ihm insoweit vertraut, und wenn eine Per-

son, mit der ein projektiv Identifizierender umgeht, einem vertrauten Objekt ähnlich ist, fühlt sich der projektiv Identifizierende *sicherer* als im Umgang mit einem fremden Objekt. Per projektiver Identifizierung versucht er dann, möglichst große Ähnlichkeit des projektiv Identifizierten mit dem übertragenen Objekt herzustellen. Ein Therapeut »metabolisiert« dann die für den Patienten unerträglichen Gefühle und gibt sie in modifizierter Form im Gewand von Interventionen zurück. Der Wunsch nach Sicherheit wurde von Sandler (schon 1960, dann 1992) betont, ich selbst sehe die Motivation breiter. Es soll eine Art *Heimatgefühl* erzeugt werden, zu dem das Sicherheitsgefühl als eine Komponente gehört.
3. Schließlich gibt es das Motiv, die *interpersonelle Verständigung zu modifizieren*: Der projektiv Identifizierte soll die gleichen oder ähnliche Gefühle haben, wie der projektiv Identifizierende sie erlebt oder abwehrt, als eine Voraussetzung für ein besseres gegenseitiges Verstehen. Das Gegenstück ist dann der Wunsch, die Kommunikation einzuschränken, indem der projektiv Identifizierte zu einem *nicht verstehenden Objekt* gemacht wird. Er wird mit Objekten projektiv identifiziert, die den projektiv Identifizierenden früher nicht verstanden haben oder gegenwärtig nicht verstehen.

Auch *Projektion ohne Identifizierung* kann man als einen Angst oder Depressivität verhindernden oder reduzierenden Abwehrvorgang mit inneren Konflikten sehen. In der Projektion wird Eigenes, das nicht erlebt werden soll, einer anderen Person oder anderen Personen zugeschrieben. Es besteht ein Konflikt zwischen verschiedenen Anteilen des Selbst oder dem Selbst in der Gänze oder in Anteilen mit Objekten oder Anteilen von Objekten. Dieser innerpsychische Konflikt wird bei der projektiven Identifizierung durch Projektion *in Kombination mit einem interaktionellen Anteil* zu einem interpersonellen gemacht. Ogden (1979) sprach von einem *interaktionellen Anteil* der projektiven Identifizierung, der in verbalem und nonverbalem *Verhalten* besteht und bestimmte, unbewusst beabsichtigte Reaktionen im Therapeuten hervorruft. Bei Bion kann man im Zusammenhang mit den Begriffen Container und Containment schon Überlegungen finden, die in die gleiche Richtung gehen. Soweit Objekte oder Anteile von Objekten projiziert werden, kann man auch statt von einem interaktionellen Anteil der projektiven Identifizierung von einem interaktionellen Anteil der Übertragung sprechen.

Ein großer Teil der Gefühlsreaktionen eines Therapeuten auf seinen Patienten wird durch projektive Identifizierungen bewirkt. Sandler (1976) hielt es für zweckmäßig, das der Therapeut auf *Rollenangebote* seines Patienten ein Stück weit eingeht, um sie dann deuten zu können, wobei diese »Rollenübernahme« nicht bewusst intendiert, sondern vorbewusst motiviert zustande kommt und vom Therapeuten ein Stück weit zugelassen werden soll. Ob und wie ein Therapeut auf verbale oder nonverbale Signale, die zu einer projektive Identifizierung gehören, tatsächlich eingeht, hängt nicht nur von theoretischen Überlegungen oder deren Fehlen ab, sondern auch von der Persönlichkeitsstruktur des Therapeuten.

Schizoid strukturierte Therapeuten ohne paranoide Tendenzen beobachten ihre Patienten wenig. Ihnen entgeht bei Therapien im Sitzen, wo der optische Kanal an sich offen ist, ein Großteil der averbalen Signale im interaktionellen Anteil der projektiven Identifizierungen oder der Übertragung. Die schizoid strukturierten Therapeuten hören aber doch meist konzentriert zu, so dass sie von nonverbalen Signalen beeinflusst werden können, die in der Art zu sprechen liegen.

Das Verhalten eines Therapeuten, der sich seinen eigenen Gedanken und Fantasien überlässt, hat Bion (1970) als »Rêverie« bezeichnet. In der Rêverie, eine Art Tagträumen (*rêve* heißt im Französischen Traum, *rêver* heißt träumen), kann der Analytiker etwas Tiefes über den Patienten unter Umgehung der psychischen Oberfläche erfahren. Das ähnelt den Vorstellungen von Freud, der annahm, dass das Unbewusste des Analytikers mit dem Unbewussten des Patienten in Verbindung treten kann. In der Rêverie kann sich der Analytiker den pojektiven Identifizierungen des Patienten öffnen und diese dann diagnostisch auswerten, wobei er sich von einer afokalen in eine fokussierende Haltung (vgl. König 1991; Klüwer 2004) begibt. Eine Gefahr der Rêverie besteht darin, dass der Analytiker in diesem Zustand zu Überzeugungen gelangt, die er im fokussierenden Zustand nicht überprüfen und hinterfragen kann oder will. Ein solches Vorgehen in einer Therapie liegt schizoiden Therapeuten. Erkenntnisse über den Patienten können diesem ohne Bezug zu seiner psychischen Oberfläche aber schwer vermittelt werden. Es kommen dann aus der Sicht des Patienten kryptische Interventionen zustande, die ihn vielleicht beeindrucken, weil sie geheimnisvoll erscheinen, von ihm aber nicht ausgewertet werden können.

Narzisstisch strukturierte Therapeuten neigen dazu, die Möglichkeiten der Einflussnahme zu unterschätzen, die einem Patienten zur Verfügung stehen. Da ein narzisstisch strukturierter Therapeut sich, solange seine Omnipotenzphantasien nicht infrage gestellt werden, auf einer anderen Ebene wahrnimmt als diejenige, auf der sein Patient lebt, glaubt er, der Patient könne ihn nicht erreichen, wenn er selbst das nicht wolle. Dabei übersieht er unter Anderem den Einfluss, den er dem Patienten überlässt, wenn er sich von dessen Zustimmung oder Bewunderung abhängig macht. Wenn ein Patient mitbekommt, dass er den Therapeuten durch Zustimmung oder Bewunderung beeinflussen kann, wird er das bei projektiven Identifizierungen nutzen können, die ein »gutes« Erleben und Verhalten des Therapeuten bewirken sollen. Narzisstisch strukturierte Therapeuten sind darüber hinaus gerade dadurch, dass sie ihre Patienten unterschätzen, nonverbalen unauffälligen, aber wirksamen Signalen in besonderem Maße ausgeliefert.

Depressiv strukturierte Therapeuten sprechen besonders auf Signale an, die ihnen vermitteln, dass sie vom Patienten gebraucht werden. Meist leugnen sie, wie sehr sie selbst ihre Patienten brauchen, denn in der Beziehung depressiv strukturierter Therapeuten zu ihren Patienten geht es um orales Geben und Nehmen, um Füttern und Gefüttert-Werden. In ihren Patienten »füttern« die deprssiv strukturierten Therapeuten auch sich selbst. Ihr Einsatz wird aber vorwiegend durch die manifeste Bedürftigkeit des Patienten motiviert, seltener durch Funktionslust bei der Arbeit mit einem gut kooperierenden oder persönlich interessanten Patienten. Was der Patient kurz-, mittel- und langfristig haben möchte und was er im Sinne des Erfolges seiner Therapie benötigt, kann verschieden sein und kann sich widersprechen. Unmittelbare Befriedigung kann das langfristige Bedürfnis nach einem guten Therapieergebnis konterkarieren. Weil sie das meist wissen, befinden sich depressiv strukturierte Therapeuten oft in einem Konflikt zwischen ihrem Wunsch, dem Patienten im Hier und Jetzt etwas Gutes zu tun, und dem Wissen darum, dass es ihm mittel- oder langfristig schaden würde. In diesem Konflikt kann der Therapeut sich für die unmittelbare Befriedigung oder dagegen entscheiden. Letzteres geschieht dann nicht selten in der Weise, dass *alles* dem langfristigen Erfolg untergeordnet wird. Solche Therapeuten verlangen dann von ihren Patienten *Askese*. Mit Rücksicht auf mittel- und langfristige Ziele sollen die Patienten global verzichten. So kann der depressiv strukturierte Therapeut Signalen nach Bedürfnisbefriedigung nachgeben oder durch die gleichen Signale im Gegenteil veranlasst werden, sich zurückhaltender, schulmäßiger zu verhalten.

Zwanghaft strukturierte Therapeuten neigen zu genauer Beobachtung. In ihren Reaktionen auf die Patienten bringen sie oft ein hohes Maß an Selbstkontrolle auf, was ihnen dadurch erleichtert wird, dass sie Affekte und Stimmungen wenig intensiv durch den Einsatz des Abwehrmechanismus Isolierung vom Affekt empfinden.

Zwanghafte Therapeuten lassen sich von theoretischen Konzepten, mit denen sie identifiziert sind, meist stärker beeinflussen als durch die Patienten. Wenn es um Sicherheit und Ordnung auf der einen Seite, Risiko und Willkür auf der anderen Seite geht, können sie auf Patienten heftig reagieren. Da sie meist davon ausgehen, dass es in jedem Beurteilen einer Situation nur *eine richtige Meinung* und *eine richtige Perspektive* gibt, aus der die Dinge betrachtet werden können, geraten sie leicht in rechthaberische Auseinandersetzungen mit ihren Patienten. Ein Patient, der das mitbekommt, kann einen bestimmten Standpunkt nachdrücklich vertreten, wenn er den Therapeuten provozieren oder auf Distanz halten möchte. In der Vorstellung, es gebe *eine* richtige Meinung und *eine* richtige Perspektive ist der zwanghafte Therapeut vulnerabel, weil ihm leicht gezeigt werden kann, dass es sich um eine irrationale Position handelt. Wird ihm das vorgehalten, kann das den zwanghaften Therapeuten kränken und verunsichern. Bekommt der Patient das mit, kann er das bei projektiven Identifizierungen einsetzen.

Phobisch strukturierte Therapeuten können an ihrem Harmoniebedürfnis gepackt werden. Mit bösen Objekten lassen sie sich schwer projektiv identifizieren, wohl aber mit guten. Das sind dann gute Objekte im Sinne des Patienten, nicht gute Therapeutenobjekte im Sinne einer effektiven und effizienten Therapie. Zu einem guten Objekt im Sinne des Patienten kann zum Beispiel gehören, dass es nicht konfrontiert. Gelingt es dem Patienten, den Therapeuten zu einem nicht konfrontierenden Objekt zu machen, kann das eine Therapie verlängern oder ineffektiv werden lassen.

Kontraphobisch strukturierte Therapeuten werden durch Mut fasziniert. Bietet ihnen ein Patient an, dass er sie auf »mutigen« Unternehmungen billigend begleiten soll und akzeptieren sie das Angebot, können sie zu einem inkompetenten Objekt werden, das den Patienten bei riskanten Unternehmungen begleitet, deren Scheitern abzusehen ist. Der Patient kann sich durch die Transformation des Therapeuten in ein inkompetentes Objekt von dessen überfordernden Ansprüchen befreien. Er braucht ihn dann nicht mehr ernst zu nehmen. Natürlich kann sich ein Patient auch mit den Forderungen des kontraphobisch strukturierten Therapeuten *identifizieren* und ihn zu einem akzeptierten steuernden Objekt machen. Katastrophen kleiner oder große Art reichen nicht immer gleich aus, um beim Patienten Zweifel an der Kompetenz des Therapeuten zu wecken, besonders dann, wenn ein depressiv strukturierter Patient dazu neigt, sich selbst die Schuld an allem zu geben, was schiefläuft.

Phallisch-narzisstisch strukturierte Therapeuten und männlich identifizierte phallisch narzisstisch strukturierte Therapeutinnen, die ihre Aufmerksamkeit auf alles konzentrieren, was mit Geschlechtseigenschaften zusammenhängt oder mit ihnen in Zusammenhang gebracht werden kann, tun das oft so auffällig, dass Patienten und Patientinnen es mitbekommen und sich darauf einstellen können. Sie können sich dann ähnlich verhalten, wie sich ein Sohn oder eine Tochter in der präödipalen Entwicklungsphase auf einen phallisch-narzisstischen Vater oder eine phallisch-narzisstische Mutter einstellt, den er oder sie manipulieren möchte. Haben Patienten entsprechende Erfahrungen gemacht, verfügen sie meist über Verhaltensweisen, durch die sie den Therapeuten beeinflussen können, um ihre Erfahrungen zu reinszenieren.

Hysterische Therapeuten und Therapeutinnen vom ödipalen Typ aktivieren in ihren Patienten Dreieckskonstellationen, Auf deren Inszenierung steigen Patienten und Patientinnen besonders leicht ein, die in solchen Konstellationen eigene Probleme haben. Sie versuchen dann, den Therapeuten oder die Therapeutin in die Rolle zu drängen, die ihre eigenen früheren oder aktuellen Beziehungspartner einnahmen.

Patientinnen und Patienten, für die Dreieckssituationen keine wesentliche Rolle spielen, zum Beispiel deshalb, weil sie dyadisch fixiert sind und weder mit Mehrpersonenbeziehungen umgehen können, noch den Wunsch haben, solche Beziehungen einzugehen, fühlen sich von hysterisch strukturierten Therapeuten und Therapeutinnen des ödipalen Typs oft nicht verstanden. Dem Therapeuten oder der Therapeutin geht es um etwas, das ihnen fremd ist und bei dem sie nicht mitmachen können. Sie versuchen dann, durch verbale und nonverbale Signale eine dyadische Beziehung mit Therapeut oder Therapeutin herzustellen. Therapeuten und Therapeutinnen können sich daraufhin eingeengt und ihrerseits nicht verstanden fühlen.

Widerstand

Widerstand in psychoanalytischen Therapien wird je nach theoretischer Orientierung unterschiedlich bewertet. Kleinianer fokussieren den Widerstand ihrer Patienten wenig. Sie deuten Inhalte, die sie erschließen oder erraten. Die Inhalte beziehen sich auf unbewusste Phantasien, die in körpernaher Form benannt werden. Kleinianer gehen meist davon aus, dass eine Deutung wirkt, wenn sie zutrifft. Wenn die Deutungen in Metaphern gekleidet sind, in *körpernahen Metaphern* wie »gute und böse Brust«, »Bauch der Mutter«, »Penis des Vaters«, werden Widerstände oft weniger aktiviert als bei einer direkten Beschreibung von Inhalten. Man kann auch sagen, dass die Widerstände umgegangen werden.

Vertreter der US-amerikanischen Ich-Psychologie konzentrieren sich auf die Widerstände. Widerstand geht vor Inhalt. Es mache keinen Sinn, einen Inhalt zu deuten, wenn der Widerstand des Patienten verhindert, dass die Deutung wirksam wird. Mit Widerständen, vor allem solchen, die mit der Charakterstruktur eines Patienten zusammenhängen, hat sich Wilhelm Reich (1933) in seinen Anfängen ausführlich beschäftigt. Anna Freud arbeitete eng mit Vertretern der US-amerikanischen Ich-Psychologie zusammen, besonders auch mit Greenson, einem Analysanden und Schüler von Fenichel. Vom britischen Psychoanalytiker James Home (pers. Mitteilung) kenne ich den Ausspruch: »Resistance is boring«, also: Widerstand ist langweilig. Damit ist ein *Gegenübertragungsaspekt* des Umgangs mit Widerständen angesprochen. Ein Vertreter der amerikanischen Ich-Psychologie kann Widerstände positiver erleben als andere, weil die amerikanische Ich-Psychologie davon ausgeht, dass positive Veränderungen zentral durch eine Bearbeitung der Widerstände bewirkt werden.

Es ist wichtig sich klarzumachen, dass die meisten Widerstände unbewusst aktiviert werden, was unter anderem bedeutet, dass der Patient bei unbewusst motivierten Widerständen den Inhalt nicht kennt, der Widerstand auslöst. Ein unbewusst motivierter Widerstand soll gerade verhindern, dass ein Inhalt bewusst wird. Freilich gibt es auch Widerstände die verhindern, dass ein dem Patienten *bewusster* Inhalt dem Therapeuten *mitgeteilt* wird. Der Patient fürchtet, er würde sich schämen müssen, wenn er darüber spräche, oder er würde den Therapeuten kränken oder verletzen und bei ihm entsprechende Reaktionen hervorrufen.

Ein Therapeut wird sich von einem Widerstand weniger langweilen lassen oder sich weniger über ihn ärgern, wenn er sich klarmacht, dass Widerstände in einer Therapie ähnliche Funktionen haben wie die Bremsen bei einem Auto (König 1995a). Der Patient beeinflusst mit ihnen das Tempo des therapeutischen Prozesses. Mit einem Auto ohne Bremsen würde man nicht weit kommen. Im therapeutischen Prozess würde die Abwesenheit von Widerständen zu einer Symptomverstärkung und dann vielleicht zu einem Abbruch der Therapie durch den Patienten führen, *wenn die Einschätzung der Toleranzgrenzen des Patienten nur beim Therapeuten läge.* Der Patient hilft dem Therapeuten zu vermeiden, dass der therapeutische Prozess zu rasch fortschreitet und in einem Desaster endet. Freilich hat ein Patient mit der Einschätzung seiner eigenen Toleranzgrenzen nicht immer Recht. Sofern die Widerstände unbewusst ausgelöst werden, handelt es sich ja um einen Vorgang, der im Gegenwartsunbewussten (Sandler und Sandler 1985) stattfindet. Das Gegenwartsunbewusste steht in Verbindung mit dem Bewussten, richtet sich aber nicht immer nach »erwachsenen« Kriterien.

Manche Dispositionen zum Widerstand gegen das Bewusstwerden von Wünschen und Handlungsimpulsen sind in der Kindheit entstanden und passen nicht mehr zum erwachsenen Menschen. Ein derartiger, aus der Kindheit stammender Widerstand ist aber nicht immer überflüssig, weil Impulse, die in der Kindheit geblockt wurden, nicht sozialisiert werden konnten, so dass zum Beispiel ein für einen Erwachsenen berechtigter und gesellschaftlich akzeptabler aggressive Impuls von einem Patienten, der solche Impulse bisher abgewehrt hat, in einer Form in Handeln umgesetzt würde, die der Verhaltensweise eines Kindes entspräche und bei einem Erwachsenen unakzeptabel wäre. Einem Kind lässt man ja Vieles durchgehen, was man Erwachsenen nicht durchgehen ließe.

Ändert sich ein widerstandsbedingtes Verhalten eines Patienten lange Zeit nicht, tritt ein Additionsphänomen auf. Ein Verhalten, das keine aversiven Reaktionen hervorruft, wenn es ein- oder zweimal auftritt, führt zu aversiven Reaktionen, wenn es sich häufiger wiederholt. Ob ein Therapeut mit Ärger reagiert, wenn ein Patient, mit dem er umgeht, immer wieder das gleiche Verhalten zeigt, hängt auch davon ab, wie der Therapeut sich das Verhalten bezüglich dessen Motivation erklärt. Es macht einen Unterschied, ob er meint, der Partner gebe sich keine Mühe, an seinem Verhalten etwas zu ändern, oder er behalte es aus Trotz bei, oder ob man annimmt, der Andere könne sich nicht verändern.

Dass ein Nicht-Können nicht erkannt wird, kommt zum Beispiel in Therapien vor, in denen beim Patienten ein hoher ichstruktureller Störungsanteil übersehen wird. Der Therapeut deutet den unbewussten Anteil innerer Konflikte, ohne dass sich am Erleben und Verhalten des Patienten etwas ändert: Der Patient *kann* sich nicht ändern. Eine Voraussetzung dafür wäre, dass sein Ich mit den durch Deutungen freigelegten Konflikten umgehen kann. Das könnte es aber nur, wenn der ichstrukturelle Störungsanteil des Patienten in der Therapie von Seiten des Therapeuten Berücksichtigung fände und der Therapeut sich erst einmal auf dessen Bearbeitung konzentrieren würde. Wenn der Therapeut erkennt, dass der Patient Interventionen, die sich auf die unbewussten Anteile innerer Konflikte beziehen, noch nicht nutzen *kann*, wird sich auch weniger ärgern.

Bei Therapeuten verschiedene Struktur gibt es unterschiedliche Umgangsweisen mit dem Widerstand. *Therapeuten mit einer schizoiden Struktur* neigen dazu, gleichsam durch den Widerstand hindurchzublicken; auf unbewusste psychische Vorgänge, die sie teils intuitiv zu erkennen, teils zu erschließen meinen. Ein solches Vorgehen kommt allerdings nicht nur bei schizoid strukturierten Therapeuten vor. Die von Melanie Klein begründete psychoanalytische Schule hat, wie oben erwähnt, ein solches therapeutisches Vorgehen lange Zeit gelehrt. Mit Einschränkungen findet es sich bei den Kleinianern noch heute. Hier geht es, wenn man so will, um eine schizoide Tradition, die besonders deutlich bei Rosenfeld und bei Bion auffällt, weniger bei den modernen Londoner Kleinianern. Der Wunsch, durch die psychische Oberfläche zum Wesentlichen durchzudringen, findet sich bei Schizoiden in allen Lebenslagen; unter anderem zeigt er sich darin, dass schizoid Strukturierte Smalltalk ablehnen. Dabei beachten sie nicht, dass ein Gespräch über Nichtigkeiten einer Kontaktaufnahme und dem Vertiefen einer Beziehung dienen kann. Es kommt dann nicht darauf an, was gesagt wird, sondern dass man miteinander spricht. Ein Vernachlässigen der Widerstandsbearbeitung findet sich bei schizoid strukturierten Therapeuten nicht nur in der Stunde, sondern auch dann, wenn es um Widerstände geht, die sich beim Patienten oder dessen Beziehungspersonen dagegen richten, dass Veränderungen in der Therapie im Alltagsleben umgesetzt werden. Das behindert den *Transfer* (König 2007).

Narzisstisch strukturierte Therapeuten können durch Widerstände irritiert werden, wenn Widerstände ihre bewusste oder vorbewusste Fantasie des omnipotenten Heilers infrage stellen. Zu einer solchen Fantasie gehört, dass Veränderungen auf ungewöhnlichen, abkürzenden Wegen erreicht werden. Widerstände, die verhindern, dass sich beim Patienten etwas ändert, sind aber oft nur durch geduldiges Bearbeiten aufzulösen. Sieht ein narzisstisch strukturierter Therapeut die Notwendigkeit, solche geduldige Arbeit zu verrichten, kann ihm das deutlich machen, dass er nicht mehr kann als andere Therapeuten.

Depressiv strukturierte Therapeuten begegnen Widerständen, die geduldige Arbeit erfordern, geduldig. Die Geduld äußert sich allerdings eher im Ertragen von Widerständen als in deren Bearbeitung unter Einsatz kognitiver Mittel. Wenn die Beziehung und nicht Einsicht heilt, muss die Beziehung – denkt der depressiv strukturierte Therapeut – genug Zeit haben zu wirken. Ihren persönlichen Einsatz sehen solche Therapeuten auch im Ertragen langweiliger Stunden. Das ist eine passive Form des persönlichen Einsatzes, nicht eine aktive, das Bearbeiten der Widerstände steht dabei im Hintergrund. Zugespitzt formuliert: Es wird erwartet, dass die Widerstände im Laufe der Zeit unter dem Einfluss des regelmäßig anwesenden Therapeuten wie von selbst verschwinden.

Zwanghafte Therapeuten sind eher als die meisten anderen geneigt, Widerstände systematisch zu bearbeiten. Sie können sich über Widerstände ärgern, sehen sie aber meist als adäquate Reaktion auf bestimmte Aspekte der therapeutischen Aufgabe. Oft betreiben solche Therapeuten die Widerstandsbearbeitung jedoch über ein zweckmäßiges Maß hinaus. Sie überlassen zu wenig der spontanen Entwicklung. Da sie meinen, dass es nur ein »Richtig« und ein »Falsch« gibt, sehen sie es als einen zu bearbeiteten Widerstand an, wenn der Patient anderer Meinung ist als sie, vielleicht weil er einen bestimmten Sachverhalt aus einer anderen, ebenfalls sinnvollen Perspektive sieht.

Phallisch-narzisstisch strukturierte Therapeuten und phallisch-narzisstisch strukturierte Therapeutinnen – männlich identifizierte und auch solche, die mit der klassischen weiblichen Rolle identifiziert sind – fühlen sich durch Widerstände ähnlich in Frage gestellt wie narzisstisch strukturierte, aber mit dem Unterschied, dass die Fähigkeit, Patienten zu beeinflussen, von ihnen bewusst oder unbewusst mit Geschlechtseigenschaften in Verbindung gebracht wird. Sie fühlen sich in ihren Geschlechtseigenschaften infrage gestellt, wenn ein Patient schwer beeinflussbare Widerstände zeigt. Oft neigen sie dann dazu, die Schwierigkeiten beim Bearbeiten von Widerständen zu sehr dem Patienten und zu wenig sich selbst zuzuschreiben, ähnlich wie ein Mann eine Frau, die nicht auf ihn reagiert, als frigide oder lesbisch bezeichnen könnte. So strukturierte Therapeuten und Therapeutinnen empfinden es als kränkend, wenn sie Vorarbeit leisten müssen, um eine Patientin oder einen Patienten für sich zu gewinnen. Männliche hysterisch strukturierte Therapeuten vom phallischen Typ neigen eher der Goetheschen Maxime zu: »Komm den Frauen zart entgegen, du gewinnst sie auf mein Wort. Wenn du keck bist und verwegen, kommst du noch viel weiter fort.«

Hysterisch strukturierte Therapeuten und Therapeutinnen vom ödipalen Typ verstricken sich leicht in indirekte Rivalitätskämpfe mit dem abwesenden Partner oder der abwesenden Partnerin der Patientin oder des Patienten. Sie möchten in dieser Rivalitätssituation gewinnen, indem sie persönliche Eigenschaften demonstrieren, von denen sie annehmen, dass sie die Patientin oder der Patient besonders schätzt und bei ihrem Partner oder ihrer Partnerin vermisst. Handelt es sich dabei um besondere Friedfertigkeit, kann das die Widerstandsbearbeitung verhindern. Auch fehlt es solchen Therapeuten für das Bearbeiten von

Widerständen meist an Geduld. Oft haben sie die Vorstellung, ein Widerstand, den sie konfrontiert und gedeutet haben, müsse sich sofort auflösen. Sie berücksichtigen dabei nicht, dass die meisten Widerstände mehrmals angesprochen und gedeutet werden müssen, wenn sie aufgelöst werden sollen. Weil sie ihre diagnostischen Schlüsse oft aus zu wenig Material ziehen und deshalb zu falschen Ergebnissen kommen, kann es sein, dass sie einen Patienten oder einer Patientin einen Widerstand unterstellen, während der Patient oder die Patientin sich deshalb weigert, die Deutung zu akzeptieren, weil sie nicht zutrifft.

Durcharbeiten

Freud (1914) verstand unter Durcharbeiten das Bearbeiten von Widerständen gegen das Akzeptieren einer Einsicht. Dass eine Einsicht akzeptiert wird, bedeutet aber noch nicht, dass sie im Alltagsleben des Patienten wirksam wird. Wenn eine Einsicht dazu geführt hat, dass der Patient die Beziehung zum Therapeuten besser versteht, führt das vielleicht dazu, dass er in der Beziehung zum Therapeuten weniger Angst, Schamgefühle oder Schuldgefühle empfindet. Er kann dem Therapeuten gegenüber offener sein oder sich ihm gegenüber besser abgrenzen. Das heißt aber noch nicht, dass sich in den Beziehungen zu anderen Personen etwas ändert. Der Patient kann Widerstände dagegen haben, die neue Einsicht so umzusetzen, dass sie sich in seinem Verhalten ausdrückt, weil mit fast jeder Verhaltensänderung in bestehenden Beziehungen ein Risiko verbunden ist. Hat die Einsicht etwas mit dem Aufnehmen neuer Beziehungen zu tun, besteht das Risiko darin, dass eine Beziehung nicht zustande kommen könnte. In schon bestehenden Beziehungen können die Beziehungspartner wünschen, dass sich der Patient nicht ändert, sondern dass er so bleibt wie sie ihn bisher kannten.

Greenson (1965, 1967) hat eindeutig vertreten, dass zum Durcharbeiten das Bearbeiten der Widerstände des Patienten gegen das Umsetzen von Einsichten *im Alltag* gehört und dafür klinische Beispiele gegeben. Ich habe die Definition von Greenson in einer erweiterten Form übernommen. Greenson ging davon aus, dass das Motiv eines Patienten, eine Einsicht im Alltag nicht umzusetzen, etwas mit einem *Übertragungswiderstand* zu tun haben kann. In meiner Definition ist das aber nur eine von mehreren Möglichkeiten. Greenson, der in der einsichtsorientierten, ich-psychologischen US-amerikanischen Tradition stand, bezog sich bezüglich des Durcharbeitens auf Einsichten. Wie ist es aber mit Erfahrungen? Heute gehen die meisten Psychoanalytiker davon aus, dass Patienten in der Beziehung zum Therapeuten Erfahrungen machen, die auch etwas am nonverbalen, performativen Gedächtnis ändern. Veränderungen des performativen Gedächtnisses bewirken beim Patienten, ob er will oder nicht, Verhaltensänderungen im Alltag.

Dieses Argument wird vor allem von solchen Psychoanalytikern vorgebracht, die im Hier und Jetzt arbeiten und Berichte des Patienten über seine Außenbeziehungen nur insofern aufgreifen, als diese Berichte über Außenbeziehungen etwas über die Beziehung des Analysanden zum Analytiker aussagen. Eine solche Auffassung ist am Londoner psychoanalytischen Institut verbreitet und hat zu deutlichen Fortschritten bei der Bearbeitung von Beziehungsphänomenen im Hier und Jetzt der Stunde geführt.

Wird die Beschränkung auf das Hier und Jetzt und auf die Beziehung des Patienten zum Therapeuten aber zu streng durchgehalten, kann das dazu führen, dass der Patient in zwei Welten lebt: in der Welt seiner Beziehung zum Therapeuten und in der Alltagswelt. In der Alltagswelt sollen die Veränderungen, die in der Therapie erreicht wurden, das Verhalten nicht bestimmen, weil die Folgen gefürchtet werden. Ich spreche in diesem Zusammenhang von Guillaume-Syndrom nach dem DDR-Spion Guillaume, der einerseits Hauptmann der Volksarmee war und andererseits ein geschätzter Mitarbeiter des damaligen Bundeskanzlers Willy Brandt. Im Umgang mit Brandt und dessen Mitarbeitern musste er seine DDR-Identität verbergen.

Im Folgenden will ich noch darauf eingehen, wie sich Therapeuten verschiedener Persönlichkeitsstruktur zum Durcharbeiten in der von mir genannten Definition einstellen können. *Schizoid strukturierte Therapeuten* sind oft dyadisch, also auf die Zweier-Beziehungsform fixiert, was dazu führt, das sie sich für Außenbeziehungen ihres Patienten primär nicht interessieren oder sie als die Zweierbeziehung gefährdend empfinden. Fühlt sich der Therapeut mit dem Patienten auf einer Wellenlänge, versteht er sich mit ihm also gut, kann das Aufscheinen anderer, vom Patienten als wichtig ein geschätzter Personen in dessen Diskurs von ihm als uninteressant oder als störend erlebt werden. Wendet sich der Patient vom Therapeuten in der Stunde ab und seinen Außenbeziehungen zu, stört das die Beziehung zum schizoid strukturierten Therapeuten. Der ist also wenig motiviert, Schwierigkeiten des Patienten in dessen Außenbeziehungen als therapeutische Arbeitsaufgabe zu akzeptieren.

Narzisstisch strukturierte Therapeuten können sich gekränkt fühlen, wenn der Patient seine Aufmerksamkeit von ihnen ab- und anderen Menschen zuwendet. Er kann das als Anzeichen dafür werten, dass er für den Patienten nicht so wichtig ist, wie er fantasiert hat und sein möchte. Eine Ausnahme bilden Beziehungen des Patienten zu prominenten Personen. Berichtet er von solchen Personen, kann das vom Therapeuten als Bestätigung seiner eigenen Wichtigkeit aufgefasst werden: Er hat einen Patienten, der mit wichtigen Menschen umgeht. Schwierigkeiten des Patienten in Außenbeziehungen greift er am ehesten dann auf, wenn sie den Patienten daran hindern, Erfolge zu haben.

Depressiv strukturierte Therapeuten wollen für den Patienten wichtig sein, fühlen sich aber oft nicht ausreichend wichtig, weil sie von sich eine schlechte Meinung haben. Während sie die Wichtigkeit der Objekte überschätzen, unterschätzen sie die Wichtigkeit ihrer selbst. Wendet sich der Patient Personen außerhalb der therapeutischen Dyade zu, kann sie ängstigen. Sie fürchten, alleingelassen zu werden. Hier handelt es sich um eine frühe Form der »Eifersucht«, die von ödipaler Eifersucht zu unterscheiden ist. Bei der ödipalen Eifersucht geht es darum, mehr geliebt zu werden als eine andere Person, mit der jemand verbunden ist. Bei der frühen »Eifersucht« depressiv strukturierter Menschen geht es um eine orale Thematik: Der Therapeut wird durch Hinwendung zu einer anderen Person auf dem Trockenen sitzen gelassen, wo er »verhungert oder verdurstet«. Andererseits kann ein depressiv strukturierter Therapeut wünschen, für den Patienten Wichtigkeit dadurch zu gewinnen, dass er ihm dabei hilft, in Beziehungen zu anderen Personen besser zurechtzukommen. Hier handelt es sich um eine altruistische Abtretung. Der Therapeut möchte für den Patienten eigentlich der Wichtigste sein, das Zweitbeste ist aber, wenn er für ihn nützlich ist, indem er es ihm ermöglicht, besser zu leben. Der depressiv strukturierte Therapeut freut sich dann mit ihm per Identifizierung mit, während er sich eigene Freude über das Gleiche nicht gönnen würde.

Zwanghaft strukturierte Therapeuten möchten das Verhalten ihres Patienten kontrollieren. Deshalb begrüßen sie Berichte über dessen Verhalten außerhalb der Stunde, wozu seine Interaktionen mit anderen Menschen gehören – vorausgesetzt, ihre therapeutische Schulrichtung empfiehlt nichts anderes. Sie fürchten, der Patient könnte außerhalb der Stunde in chaotische Situationen geraten. Fördern sie Berichte des Patienten über sein Leben außerhalb der Stunde, kontrolliert das dessen Verhalten im Nachhinein. Der Patient kann sich in einer schwierigen Situation sagen, dass sie ihm voraussichtlich in der Stunde einfallen wird.

Das hindert ihn daran, dazu beizutragen, dass die Situation chaotisch wird. Der rationale Einfluss der Analyse wird über die Stunde hinaus in das Alltagsleben des Patienten ausgedehnt, was den Wünschen des Therapeuten entspricht.

Ähnlich ist es bei *phobisch strukturierten Therapeuten*, die sich dem Patienten gegenüber in der Position eines steuernden Objekts befinden. Sie befürchten nicht, wie die zwanghaft Strukturierten, der Patient könnte etwas »Verbotenes« machen, das letztlich ins Chaos führt, sondern sie befürchten, es könnte ihrem Patienten sozial Unerwünschtes passieren. Am Ende könnte er auf eine schiefe Bahn geraten und ins soziale Abseits rutschen. Am meisten würde sie beruhigen, wenn sie den Patienten im Alltag begleiten könnten. Nachträgliche Berichte über das Alltagsleben des Patienten sind das Zweitbeste. Ein Patient, der damit rechnet, dass ihm die betreffende Situation in der Stunde einfallen könnte, wird vielleicht mehr auf sich aufpassen. Der Therapeut ist dann ein virtueller Begleiter. Befindet sich aber der Patient in der Position des steuernden Objekts, nach dem sich der phobisch strukturierte Therapeut in der Stunde ausrichtet, können ihn Berichte über Außenbeziehungen ängstigen, weil zu einem idealen steuernden Objekt die Konzentration auf den Gesteuerten gehört. Zieht der Patient in der Stunde seine Aufmerksamkeit vom Therapeuten ab und wendet er sich anderen Personen zu, mit denen er im Alltag umgeht, fühlt sich der phobisch strukturierte Therapeut vom steuernden Objekt allein gelassen. Dann kann es geschehen, das er sich in seinen Interventionen auf die Bedeutung des Berichts für die Beziehung des Patienten zum Therapeuten konzentriert, um den Patienten in die Beziehung zurückzuholen.

Kontraphobisch strukturierte Therapeuten überfordern ihre Patienten nicht nur in der Stunde, sondern auch bezüglich ihres Verhaltens in den Außenbeziehungen. Die Patienten sollen mehr riskieren, als sie können oder als ihnen zuträglich ist. Das führt zu Misserfolgen.

Hysterisch strukturierte Therapeuten vom phallisch narzisstischen Typ und männlich identifizierte phallisch narzisstische Therapeutinnen möchten in ihrer therapeutischen Rolle wegen Eigenschaften und Verhaltensweisen geschätzt werden, die sie mit männlichen Geschlechtsmerkmalen in Verbindung bringen können. Dabei geht es um diagnostische und therapeutische Kompetenz, um brillante Interventionen, die starke Wirkungen haben. Therapeutinnen, die ihr Selbstwertgefühl daraus beziehen, das sie einer klassischen Frauenrolle entsprechen, zu deren Merkmalen, sie Charme und erotische Attraktivität, aber auch Fürsorglichkeit und Einfühlungsvermögen zählen, möchten in ihrer therapeutischen Rolle solchen Merkmalen entsprechenden.

Werden solche Therapeutinnen nur als eine Art präödipaler Mutter beansprucht, die versorgt statt zu verführen, fehlt ihnen die erotische Komponente. Damit können sie sich nicht immer leicht abfinden. Ein Therapeut und eine Therapeutin mit einer phallisch-narzisstischen Struktur können sensibel auf Berichte über andere Personen reagieren. Sie vergleichen sich mit ihnen bezüglich der Attraktivität, die sie für die Patientin oder den Patienten haben. Entsprechendes gilt für Therapeutinnen, die mit der klassischen Frauenrolle identifiziert sind. Die Beziehungen des Patienten zu anderen Personen als dem Therapeuten oder der Therapeutin werden bearbeitet – aber mit der verborgenen Agenda, Personen, deren Attraktivität dem Therapeuten oder der Therapeutin »gefährlich« werden könnte, herabzusetzen. Der Patient oder die Patientin sollen solche Personen »realistischer sehen«.

Hysterisch strukturierte Therapeuten und Therapeutinnen vom ödipalen Typ wollen im Unterschied zu den phallisch narzisstischen Therapeuten und Therapeutinnen nicht nur als attraktiv erlebt werden, was ihre Geschlechtseigenschaften angeht, sie wollen mehr als eine konkrete andere Person oder als andere Personen im Alltagsleben von Patientin oder Patient diesen vorgezogen und nach Möglichkeit geliebt werden. Wenn man so will, handelt es sich im Vergleich zur phallisch narzisstischen Struktur um einen reiferen Wunsch. Die ödipale Phase folgt der phallisch narzisstischen ja auch zeitlich nach.

Die Beziehungspersonen des Patienten oder der Patientin gewinnen in der Einschätzung solcher Therapeuten und Therapeutinnen eine große Bedeutung. Diese Personen sollen von Patient oder Patientin *weniger als der Therapeut oder die Therapeutin* geliebt werden. Gerät dieser Wunsch unerkannt in die Therapie, kann das ungünstige Folgen für die Außenbeziehungen der Patientinnen und Patienten haben.

Transfer

Die Anwendung des in der Therapie Erfahrenen und Erkannten im Alltag ist notwendigerweise erst einmal Aufgabe des Patienten. Wenn er die Erfahrungen und Erkenntnisse aus der Therapie im Alltag anwendet, ist der Therapeut physisch nicht dabei. Der Therapeut kann dem Patienten aber dadurch helfen, dass er mit ihm Schwierigkeiten, die sich bei der Umsetzung ergeben haben, nachträglich bespricht. Das kann bewirken, dass der Patient seine Bemühungen, das in der

Therapie erfahrene und Erkannte im Alltag umzusetzen, unter besseren Voraussetzungen fortsetzt. Ein Therapeut kann auch zusammen mit dem Patienten antizipierend ausfantasieren, wie der Patient sich in einer bestimmten, zu erwartenden Alltagssituation fühlen und verhalten würde. Einem solchem Vorgehen des Therapeuten können aber theoretische Positionen entgegenstehen, die sich auf seine Arbeitspraxis in der Stunde auswirken. In analytischen Therapien wird ein Großteil der Erfahrungen und Erkenntnisse in der Beziehung zum Therapeuten gewonnen. Es gibt gute Gründe dafür, an der Beziehung des Patienten zum Therapeuten zu arbeiten. Einsichten, die im Hier und Jetzt entstehen, gelten als besonders eindrücklich und wirksam.

Wie schon im Kapitel »Durcharbeiten« erwähnt, kann ein Therapeut die Konzentration auf das Hier und Jetzt übertreiben. Dass der Therapeut den Akzent auf die Beziehung des Patienten zu ihm legt, kann bewirken, dass der Patient immer weniger über seine Beziehungen zu anderen Menschen als dem Therapeuten spricht. Damit wird eine notwendige Voraussetzung dafür, dass der Therapeut dem Patienten bei Schwierigkeiten der Umsetzung des in der Therapie Gewonnenen im Alltagsleben helfen kann, eingeschränkt. Es gibt aber auch noch andere Gründe, weshalb eine ausschließliche Konzentration auf das Hier und Jetzt nachteilig sein kann.

Der Therapeut bietet nicht Übertragungsauslöser für jede mögliche Übertragung, und es können Übertragungen darunter sein, deren Bearbeitung wichtig wäre. Das gilt zum Beispiel für erotisch-sexuellen Aspekte einer ödipalen Übertragung, weil ein Mann sich in einen Mann nicht wie in eine Frau und eine Frau sich in eine Frau nicht wie in einen Mann verlieben kann. Eine ödipale Übertragungsliebe, in der einen Mann so geliebt wird wie eine Frau, oder eine Frau so geliebt wird wie ein Mann, habe ich weder in meiner eigenen Praxis, noch in Supervisionen, noch überzeugend in der Literatur angetroffen.

Eine Konzentration auf das Hier und Jetzt ist vor allem in hochfrequenten Analysen sinnvoll, etwa ab drei Stunden pro Woche. In seiner Wichtigkeit für den Patienten konkurriert der Therapeut ja mit dessen realen Beziehungspersonen. In Therapien mit ein oder auch zwei Wochenstunden wird der Therapeut, wenn die anderen Faktoren gleich sind, für den Patienten nicht so wichtig sein wie in einer dreistündigen, vierstündigen oder fünfstündigen Analyse. Der Patient regrediert in hochfrequenten Analysen auch stärker, so dass der Therapeut dem Patienten so wichtig vorkommen kann wie in der Kindheit Vater oder Mutter. Der Patient überträgt entsprechende Objekte auf den Therapeuten. Lässt sich der Therapeut von den therapeutischen Möglichkeiten einer Arbeit im Hier und Jetzt faszinieren, kann er übersehen, dass wichtige Übertragungsformen nicht vorkommen und dass der Patient zu wenig über seine Außenbeziehungen spricht, auch nicht oder zu wenig über Schwierigkeiten, das in der Therapie Erfahrene und Erkannte im Alltag umzusetzen.

Greenson (1967) hat in seinem Technikbuch, das lange Zeit die »Bibel« vieler Analytiker in Deutschland darstellte, neben anderen wichtigen und heute noch gültigen technischen Hinweisen geschrieben, dass der Analytiker aufmerksam werden solle, wenn sich sein Patient einseitig verhält. Das gilt auch für eine einseitige Hier-und-Jetzt-Orientierung des Patienten, die ihren Ursprung aber oft im Verhalten des Therapeuten hat. Ein Missverständnis, das den Transfer behindert, kann darin bestehen, dass der Therapeut übersieht, wie sehr eine jede therapeutische Beziehung von den Alltagsbeziehungen abweicht. Es wäre eine Illusion zu glauben, die Erfahrungen in der Therapie könnten eins zu eins im Alltagsleben umgesetzt werden. Aus einer solchen Annahme kann eine Überforderung des Patienten resultieren, weil eine sinnvolle Umsetzung des in der Therapie Erfahrenen und Erkannten eine Umformung dieser Erfahrungen und Erkenntnisse voraussetzt. Viele Patienten sind überfordert, wenn sie diese Umformung allein leisten sollen. Ein Therapeut, der sich diese realen Schwierigkeiten beim Transfer nicht klarmacht, kann dem Patienten schwer bei ihrer Bewältigung helfen.

In einer Therapie besteht, wie auch in vielen Alltagsbeziehungen, eine Rollenasymmetrie. Sie ist für eine therapeutische Beziehung spezifisch und von einer Art, wie sie in Alltagsbeziehungen nicht oder selten vorkommt. Die Beziehung eines Mitarbeiter zu seinem Chef ist etwas Anderes, die Beziehung eines Verkäufers zu Kunden auch, selbst die Beziehung eines Kindes zu seinen Eltern, und schon gar nicht sollte die Rollenverteilung in Partnerbeziehungen der spezifischen Rollenasymmetrie in einer Therapie entsprechen. Am größten ist der Unterschied zum Alltag wohl in einer klassischen Psychoanalyse. Der Patient soll entsprechend der Grundregel sagen, was ihm durch den Kopf geht und nichts zurückhalten. Der Therapeut soll seine Äußerungen sorgfältig auswählen und auf Formulierung und Timing achten. Er soll immer wieder zwischen einer frei schwebende Aufmerksamkeit, ein Gegenstück zu der Grundregel, die für den Patienten gilt, in eine reflektierende, beurteilende und konstruierende Rolle wechseln Auch der Patient wechselt von einem Verhalten, das der Grundregel entspricht, zu einem prüfenden Verhalten, wenn er eine Intervention des Therapeuten hört und sich überlegt, ob und wieweit sie zutrifft und sich dann über die Intervention und ihre Wirkung äußert, ohne etwas zurückzuhalten. Dennoch soll er vom Rationalen weiter entfernt bleiben, als wenn er sich in der Therapeutenrolle befände.

Ein Therapeut ist in der therapeutischen Situation meist toleranter, als er es in Alltagsbeziehungen wäre. Er soll sich auf die Entwicklung des Patienten ausrichten, sie fördern und eigene Interessen zurückstellen. Damit kann er in Patienten die Illusion erzeugen, dieser könne ein gleiches oder ähnliches Verhalten im Alltag von Partnerin oder Partner erwarten. Auch vom Therapeuten wird manchmal übersehen, welche Unterschiede es in der Therapie zur Rollenverteilung im Alltag gibt. Eine gleiche Thematik, zum Beispiel Arbeitsteilung, sieht in verschiedenen Beziehungen sehr unterschiedlich aus. In einer privaten Partnerschaft zwischen einem Mann und einer Frau wird, wenn es sich um eine annähernd symmetrische Beziehung handelt, über eine Arbeitsteilung anders diskutiert werden können und es werden meist andere Lösungen gefunden, als wenn eine Frau Sekretärin eines Mannes ist. Eine Sekretärin kann mit ihrem Chef in der Regel nicht frei über die Arbeitsteilung diskutieren. Die Arbeitsteilung ist innerhalb enger Grenzen festgelegt und weitgehend durch die betriebliche Hierarchie bestimmt.

Macht man sich alles das klar, wird einem deutlich, wie sehr eine Beziehung von der Rollenverteilung abhängig sein kann, die durch die äußeren Umstände gegeben ist. Durch die Umstände in einer Therapie kommt es zu einer für die Therapie spezifischen, für die meisten Beziehungen im Alltag untypischen Rollenverteilung. Wer solche Überlegungen anstellt, wird leicht sehen, dass eine therapeutische Beziehung nie in allem ein Modell für berufliche oder private Beziehungen sein kann. Das spricht dafür, sich in Therapien mit den Außenbeziehungen des Patienten zu beschäftigen, mit ihren andersartigen Rollenverteilungen.

Schizoid strukturierte Therapeuten streben nach engen Zweierbeziehungen, fürchten aber gleichzeitig, dass sie ihre Identität in einer solchen Beziehung verlieren. Im Umgang mit Menschen, die ihnen sehr ähnlich sind, ist diese Angst geringer oder sie fehlt. Verbleibende Unterschiede werden ausgeblendet. In einem klassischen psychoanalytischen Setting mit differenzierten, festgelegten Rollen und mit seinem Verbot des Agierens, das auch verhindert, dass zu viel physische Nähe hergestellt wird, ist eine nahe und dennoch gefahrlose Zweierbeziehung eher möglich als sonst. Eine enge Zweierbeziehung schließt für den schizoid Strukturierten dritte Personen aus, für einen schizoid strukturierten Therapeuten also auch Menschen, mit denen der Analysand im Alltag umgeht. In einer nahen Situation sollte nur voneinander gesprochen werden oder man schweigt gemeinsam. Spricht der Analysand über Dritte, stört das die Zweisamkeit.

Wenn ein Patient über Außenbeziehungen spricht, fragt sich der schizoid strukturierte Therapeut, was der Diskurs des Patienten mit ihm selbst zu tun hat. Er spricht dann an, was die Erzählung des Patienten für dessen Beziehung zu ihm selbst bedeutet. Um Schwierigkeiten des Patienten beim Transfer des in der Therapie Erfahrenen und Erkannten bearbeiten zu können, muss sich ein Therapeut für die Außenbeziehungen des Patienten aber »um ihrer selbst willen« interessieren.

Eine Beziehung von Gleich zu Gleich strebt der *narzisstisch strukturierte Therapeut* im Unterschied zu schizoid strukturierten Therapeuten nicht an. Er und die Patienten leben gleichsam auf verschiedenen Ebenen, der Therapeut auf einer höheren. Narzisstisch strukturierte Therapeuten interessieren sich für die Beziehung ihres Patienten zu ihnen selbst aus anderen Motiven als der schizoid strukturierte Therapeut. Ein Patient hat für sie unter Anderem, oft vor Allem, die Funktion, sie zu bewundern. Er kann dem Therapeuten aber auch durch die Fortschritte, die er in der gesamten Therapie macht, wozu Fortschritte im Alltagsleben ja gehören, Erfolgserlebnisse verschaffen. Menschen, mit denen der Patient im Alltag umgeht, können die Fortschritte seiner Therapie bewundern. Darüber kann der Patient dann in der Stunde berichten. Da der narzisstisch strukturierte Therapeut möchte, dass sein Patient Fortschritte macht, kümmert er sich auch um den Transfer. Er lässt sich von den Außenbeziehungen berichten und befasst sich mit Schwierigkeiten, die der Patient beim Transfer hat.

Depressiv strukturierte Therapeuten interessieren sich eigentlich weniger für die Außenbeziehungen des Patienten als für seine Beziehung zu ihnen selbst. Dieser Beziehung schreiben sie eine heilende Kraft zu. Hauptsächlich in der Beziehung des Patienten zum Therapeuten spielt sich die Therapie ab. Das heißt aber nicht, dass über diese Beziehung dauernd gesprochen werden muss. Der Patient erfährt sie in der gemeinsamen Arbeit, wobei sich die Arbeit auch auf andere Beziehungen des Patienten richten kann. Wenn ein Patient über Schwierigkeiten in den Außenbeziehungen klagt, stellt der depressiv strukturierte Therapeut sich ihm helfend zur Verfügung. Depressiv strukturierte Therapeuten leiden mit ihren Patienten mit, besonders wenn es um Enttäuschungen in Beziehungen geht. Das Gefühl, enttäuscht zu werden, spielt für sie in ihrem eigenen Leben meist eine große Rolle. Wenn sie meinen, dass eine Bearbeitung der Außenbeziehungen verhindert, dass der Patient in Beziehungen Enttäuschungen erlebt, befassen sie sich intensiv mit ihnen.

Zwanghaft strukturierte Therapeuten sind prinzipientreu. Was sie in ihrer Ausbildung gelernt haben, wenden sie an, soweit sie mit den Personen, die ihnen die Ausbildungsinhalte vermittelt haben, identifiziert sind und nicht in Opposition zu ihnen stehen. (Aus persönlicher Opposition sind viele Neuerungen in der Psychoanalyse entstanden, auch solche, die sich bewährt haben und heute zum Korpus der psychoanalytischen Technik gezählt werden.) Ob nur im Hier und Jetzt gearbeitet wird oder ob auch die Beziehungen des Patienten zu Dritten eine Rolle spielen sollen, hängt von den Theorien ab, denen der zwanghafte Therapeut folgt. Diese Theorien können Flexibilität beinhalten. Varianten der Technik werden meist unter dem Gesichtspunkt der Zweckmäßigkeit gesehen. Eine bestimmte Zahl von Sitzungen pro Woche oder eine Konzentration der therapeutischen Arbeit auf das Hier und Jetzt können zwanghaft strukturierte Therapeuten dogmatisch sehen, aber auch pragmatisch, wenn ihre theoretischen Positionen dafür Raum lassen. Dann befassen sich zwanghafte Therapeuten in Therapien mit hoher Wochenstundenzahl, in denen der Therapeut für den Patienten besonders wichtig wird, mehr mit der Beziehung des Patienten zu ihnen als in niederfrequenten Therapien, wo die Außenbeziehungen des Patienten wichtiger bleiben, solange der Therapeut vom Patienten als weniger wichtig erlebt wird als die Menschen in den Außenbeziehungen. Das therapeutische Handeln bleibt dabei theoriegeleitet.

Im Kapitel »Durcharbeiten« habe ich es schon erwähnt: Zwanghaft strukturierte Therapeuten möchten nicht nur mitbekommen, was der Patient in der Stunde tut. Sie wollen auch wissen, was der Patient außerhalb der Stunde tut. Sie möchten verhindern, dass der Patient in seinen Außenbeziehungen Chaotisches verursacht.

Phobisch strukturierte Therapeuten in der Rolle eines steuernden Objekts möchten ihre Patienten in den Außenbeziehungen begleiten, damit ihnen nichts Unangenehmes widerfährt, insbesondere damit sie nichts tun, was sozial nicht akzeptiert wird und sie in soziale Schwierigkeiten bringt. Deshalb lassen sie sich gern über Außenbeziehungen berichten und bearbeiten die Probleme, die dort auftauchen. Tatsächlich beschäftigen sie sich oft mehr mit den Außenbeziehungen des Patienten als mit dessen Beziehung zu ihnen selbst. In der Beziehung zu ihnen selbst soll Harmonie herrschen. Nur wenn ihnen die gefährdet erscheint, arbeiten sie mehr an der Beziehung des Patienten zu ihnen selbst. Herrscht Harmonie, kümmern sie sich um die Außenbeziehungen des Patienten, um dort Harmonie herzustellen. Insgesamt neigen sie mehr als andere Therapeuten dazu, sich mit Problemen des Transfers zu beschäftigen. Sie trauen ihren Patienten wenig Selbstständigkeit zu, besonders in der Bewältigung interpersoneller Probleme.

Befindet sich aber der Patient für den phobisch strukturierten Therapeuten in der Rolle eines steuernden Objekts, legt der Therapeut besonderen Wert darauf, dass der Patient das Thema der Stunde bestimmt. Spricht der Patient über seine Außenbeziehungen, befasst er sich damit; unterlässt er es, akzeptiert der phobisch strukturierte Therapeut das auch. Ein phobisch strukturierter Therapeut, für den der Patient ein steuerndes Objekt ist, konfrontiert den Patienten zu wenig, wenn dieser sich einseitig verhält, sich etwa nur für den Therapeuten und seine Beziehung zu ihm interessiert und keine Neigung zeigt, das in der Therapie Erfahrene und Erkannte in seinen Außenbeziehungen anzuwenden. So kann es sein, dass Probleme des Transfer nicht in die Bearbeitung kommen.

Kontraphobisch strukturierte Therapeuten überfordern ihre Patienten. Sie erwarten von ihnen, dass sie in ihren Außenbeziehungen Risiken eingehen, denen sie nicht oder noch nicht gewachsen sind. Was der Patient in der Stunde erfahren und erkannt hat, soll er mutig in den Außenbeziehungen anwenden, oft ohne genügende Vorbereitung auf die anderen Verhältnisse im Alltag. Scheitert der Patient damit, kann es aber sein, dass der Therapeut aus der kontraphobischen in die phobische Position kippt und sich bezüglich der Risiken, die der Patient eingeht, überängstlich verhält.

Therapeuten mit einer phalllisch narzisstische Struktur und phallisch-narzisstisch strukturierte Therapeutinnen, die männlich identifiziert sind, interessieren sich besonders für das Thema »Rivalität bezüglich der Geschlechtseigenschaften«. Von Patientinnen und Patienten wollen sie in ihren Geschlechtseigenschaften bestätigt werden. Die Rollenasymmetrie in einer Therapie, bei der Patienten oder Patientinnen Hilfesuchende sind, legt Rivalität auf gleicher Ebene nicht nahe. Ein Patient kann aber außerhalb der therapeutischen Sitzungen in Bereichen, die auch dem Therapeuten wichtig sind, mehr leisten als der Therapeut oder die Therapeutin. Davon können Therapeut oder Therapeutin vom Patienten oder der Patientin oder durch Dritte erfahren. Auch wenn sie dann die Tendenz haben, die Erfolge eines Patienten oder einer Patientin in ihrer Fantasie zu verkleinern oder real zu behindern, etwa indem sie einen Patienten oder eine Patientin verunsichern, folgen phallisch narzisstische Therapeuten und Therapeutinnen meist den Geboten der therapeutischen Rolle, die ihnen vorschreibt, den Patienten zu fördern. Dann beschäftigen sie sich damit, was der Patient außerhalb der Therapiesitzung tut, aber vorzugsweise in bestimmten, ausgewählten Bereichen. Dort empfinden sich Therapeut oder Therapeutin als Coach und geben denn Patienten

Hinweise, wie er besser konkurrieren kann. Ein Problem liegt darin, dass andere Bereiche vernachlässigt werden.

Therapeutinnen, die mit der klassischen weiblichen Rolle identifiziert sind, neigen weniger zu Rivalität im Leistungsbereich und mehr zur Rivalität im Bereich der Selbstdarstellung als attraktive Frau. Solche Therapeutinnen achten sehr darauf, wie sie auf andere Frauen »wirken«. Ist die Therapeutin älter aber noch nicht so alt, dass sie »außer Konkurrenz läuft«, disponiert sie das zur Rivalität mit einer jüngeren Patientin. Andererseits ist es ihre, meist akzeptierte Aufgabe, die Entwicklung der Patientin zu fördern; mit der klassischen weiblichen Rolle identifizierte Therapeutinnen neigen dazu, ihre Patientinnen darauf anzusprechen, wie sie sich kleiden und zurechtmachen, auch weil sie es für ihre Pflicht halten, den Patientinnen bei der Selbstdarstellung zu helfen. Themen, die sich im engeren oder auch weiteren Sinne auf die Akzeptanz als Frau in der klassischen weiblichen Rolle beziehen, finden ihr besonderes Interesse. Auch hier kommt es zu einer Konzentration auf bestimmte Bereiche mit der Gefahr, dass andere vernachlässigt werden. Was aus der Therapie in das Alltagsleben übertragen wird, ist zu einseitig und muss nicht im Interesse von Patient oder Patientin liegen. Die Selbstdarstellung als attraktive Frau hat heute allgemein Konkurrenz aus dem Leistungsbereich bekommen. Da haben sich die Geschlechter ein Stück weit angeglichen. Allerdings spielt die optische Selbstdarstellung beim Durchschnitt der Frauen immer noch eine größere Rolle als beim Durchschnitt der Männer, was z. B. deutlich wird, wenn man sich Zeitschriften ansieht, die sich primär an Frauen richten, und solche, die sich primär an Männer richten (*Brigitte* versus *Auto, Motor und Sport*); auch wenn man die *Anzeigen* in den Zeitschriften betrachtet.

Hysterisch strukturierte Therapeuten und Therapeutinnen vom ödipalen Typ neigen dazu, in Beziehungen das ödipale Dreieck zu inszenieren. Im ödipalen Dreieck können sie die Position eines Kindes oder die Position eines Elternteils einnehmen. Dabei kommt es aus der Position eines Kindes zu einer Rivalität mit dem gleichgeschlechtlichen Elternteil, aus der Position eines Elternteils zur Rivalität mit einem gleichgeschlechtlichen Kind. Im so genannten negativen Ödipuskomplex verhält es sich spiegelbildlich: Es kommt zur Rivalität mit dem gegengeschlechtlichen Elternteil um den gleichgeschlechtlichen. Entsprechend strukturierte Therapeuten und Therapeutinnen interessieren sich vor allem für Dauerbeziehungen oder prospektive Dauerbeziehungen, die eine Patientin oder ein Patient mit Partnern oder mit Person hat oder haben könnte, die als Partner infrage kommen. Dadurch dass sich die Aufmerksamkeit darauf konzentriert, können andere Bereiche vernachlässigt werden. Bei hysterisch strukturierten Therapeuten und Therapeuten vom ödipalen Typ ist Perspektivenübernahme, also das Erkennen und daraus folgend die Berücksichtigung der Interessen eines Gegenübers, oft nur sehr begrenzt möglich. Das wird dann meist als Spontanität ideologisiert. Die anderen sollen es sagen, wenn ihnen ein Verhalten des hysterisch Strukturierten nicht passt. Eigentlich sollten *alle* Menschen ihre Gefühle ungebremst ausdrücken, möglichst spontan handeln und ihre Wünsche durchsetzen, ohne auf die Interessen anderer zu achten, die diese ja selbst vertreten können. Das führt im Alltag zu sozialen Schwierigkeiten. Wenn ein Patient oder eine Patientin dem Einfluss von einem Therapeuten oder einer Therapeutin ausgesetzt ist, die einer hysterischen Ideologie anhängen, liegt es nahe, dass sie durch das implizit oder explizit vermittelte Menschenbild des Therapeuten oder der Therapeutin beeinflusst werden und sich im Alltagsleben entsprechend verhalten. Die daraus resultierenden Schwierigkeiten können schwer bearbeitet werden, wenn Therapeuten oder Therapeutinnen meinen, es handele sich um ein normales Verhalten und die Umwelt sei schuld an den Schwierigkeiten.

In der Psychotherapie gab es in den 1970er und 1980er Jahren eine hysterische Welle. Ein hysterisch gefärbtes Menschenbild wurde allgemein propagiert. Patienten, die durch dieses Menschenbild beeinflusst wurden, kamen in einer »toleranten« Umgebung gut zurecht. Dabei handelte es sich aber nicht um wirkliche Toleranz, sondern um Positionen, die ihren Ursprung in einem Protest gegen die damals noch zwanghaftere Gesellschaft hatten. Seither ist unsere Gesellschaft im Ganzen lockerer geworden, so dass Protest weniger Anlässe findet. Die hysterischen Ideologien, die auch zum Protest eingesetzt wurden, haben gemäßigtere Formen angenommen. In Supervisionen ist es wichtig, sie dennoch zu erkennen und zu berücksichtigen, vor allem dann, wenn ein Therapeut in einem Team arbeitet, wo Ideologien aus jener Zeit tradiert und akzeptiert werden.

Arbeitsstörungen des Therapeuten

Natürlich handelt es sich in der therapeutischen Arbeit um eine spezielle, manche sagen, eine »besondere« Art von Tätigkeit. Die therapeutische Arbeit lässt sich aber doch, wenigstens in Teilaspekten, mit anderen Tätigkeiten vergleichen, und Arbeitsstörungen (König 1998b), die man bei geistiger Arbeit sonst findet, gibt es auch in Therapien.

Schizoid strukturierten Therapeuten können Zusammenhänge sehen, die so nicht existieren, weil sie wichtige Details nicht berücksichtigt haben, die den gefundenen Zusammenhang infrage stellen würden. Das hängt damit zusammen, dass sie von Details abstrahieren, ohne deren Relevanz ausreichend geprüft zu haben. Für viele schizoid Strukturierte sind Details »unwesentliches Zeug«. Mit der Vernachlässigung von Details ist auch eine Vernachlässigung der psychischen Oberfläche eines Gegenübers verbunden. Schizoid strukturierte Therapeuten suchen zu erschließen, was unter der Oberfläche vor sich geht, missachten aber die Oberfläche selbst, was zu Problemen im Timing und in der Dosierung von Interventionen führt. So sprechen sie zum Beispiel erschlossene abgewehrte Aggressivität oder erschlossenes abgewehrtes sexuelles Begehren direkt an, so als ob die Abwehrschranke nicht existieren würde. Ein Wissenschaftler, der aufgrund von Beobachtungen oder Untersuchungen Hypothesen aufstellt, kann, wenn er die Beobachtungsergebnisse oder die Untersuchungsergebnisse interpretiert, analoge Fehler machen. Wichtige Befunde können als Nebenbefunde abqualifiziert werden oder gar keine Berücksichtigung finden.

Narzisstisch strukturierte Therapeuten funktionieren im Kognitiven oft gut, vor allem wenn sie von der emotionalen Befindlichkeit einer Person, mit der sie umgehen, absehen oder sie nicht wahrnehmen. Ein Personalchef, der die Personalpolitik seines Unternehmens vertreten muss, kann das unbefangener tun, wenn er sich in die Arbeiter und Angestellten seines Unternehmens, die von Entlassungen betroffen sind, nicht hineinversetzt. Dass er dies nicht tut, schließt nicht aus, dass er geschickt mit Menschen umgehen kann.

Der Umgang mit Menschen muss Identifikationen mit ihnen nicht einschließen. Man kann mit Menschen so umgehen wie ein Dompteur mit Tieren. Ein Löwenbändiger muss sich nicht mit den Löwen identifizieren. Er muss nach einem Reiz-Reaktions-Modell lernen, wie die Tiere auf bestimmte Verhaltensweisen des Dompteurs reagieren. Dann kann er Reaktionen voraussehen. Ein psychoanalytisch arbeitender Therapeut verhält sich, hoffentlich, anders. Er sollte sich mit dem Patienten identifizieren und dann aus der Identifikation wieder heraustreten können, um das während der Identifikation Erlebte kognitiv zu verarbeiten. Im Umgang mit einem Patienten sammelt der Therapeut Eindrücke. Diese entstehen in Reaktion auf den Patienten und in Identifikationen mit ihm (vgl. Racker 1968). Die auf diesen zwei Wegen gewonnenen Eindrücke muss der Therapeut dann »containen«, also in sich behalten und gleichzeitig verarbeiten, um im Verarbeitungsprozess auf Interventionen zu kommen. Das kann unterschiedlich lange dauern, Minuten, Stunden, Tage oder Wochen, aber auch nur Sekunden oder Bruchteile davon. Ein Therapeut, der nach einem Reiz-Reaktions-Modell arbeitet, könnte zu ähnlichen Ergebnissen kommen, auf einem anderen Weg. Von außen betrachtet könnte es so scheinen, als liefe bei ihm ein Prozess des Containens und der Verarbeitung ab. Tatsächlich wird unter Vermeidung emotionaler Beteiligung nach einem Reiz-Reaktions-Modell gearbeitet. Auch habe ich Therapeuten kennengelernt, die es zu vermeiden suchten, sich mit dem Patienten zu identifizieren, weil sie zu einer Art Überidentifikation neigten. Sie konnten aus der Identifizierung nicht heraustreten, um das während dieser Zeit Erlebte kognitiv zu verarbeiten. Dabei handelt es sich meist um Therapeuten mit einer stark ausgeprägten depressiven Struktur; wenn man so will: dem Gegenstück der narzisstischen Struktur. Narzisstisch strukturierte Therapeuten sind im psychoanalytischen und im psychoanalytisch orientierten Bereich der Psychotherapie oder auch deshalb selten, weil sie von vorne herein andere therapeutische Verfahren erlernen oder auch weil ihnen das Interesse an Menschen fehlt, das an der Wahl des Berufs eines Psychotherapeuten, vermute ich, fast immer beteiligt ist. Narzisstisch strukturierte Therapeuten können auch in Schwierigkeiten geraten, wenn sie ihr Handeln zu sehr nach Bestätigung oder Bewunderung ausrichten. Es geht ihnen dann ähnlich wie einem Wissenschaftler, der seine Arbeitsgebiete überwiegend danach aussucht, ob sie kurzfristige Erfolge versprechen und »in« sind. Seine Erfolgserlebnisse bezieht er weniger aus der Relevanz seiner Arbeit als aus der Zustimmung, die sie findet. Zwar ist kaum jemand von der Zustimmung anderer unabhängig. Es kommt aber auf die quantitative Relation zwischen inhaltlichen Interessen und Wünschen nach Bewunderung an.

Depressiv strukturierte Therapeuten neigen zu Überidentifizierung mit ihren Patienten. Man kann sagen, dass sie sich in diesem Bereich spiegelbildlich zu den narzisstisch strukturierten verhalten. Die kommen aus der Identifizierung mit ihren Patienten nicht – oder lange nicht und dann zu spät – wieder heraus. Man könnte sie mit einem Personalchef vergleichen, der über den Individuen, mit denen er sich identifiziert, seine Aufgaben im Betrieb vergisst. Analog kann ein depressiv strukturierter Therapeut seine therapeutischen Aufgaben vernachlässigen, weil er sich zu sehr mit seinem Patienten identifiziert und ihnen damit am Ende schadet; ähnlich wieder wie der Personalchef, der die Aufgaben seines Betriebes vergisst, am Ende die Arbeitsplätze gefährdet.

Es hat auch mit einem Mangel an Initiative zu tun, dass manche depressiv strukturierten Therapeuten sich in ihren Therapien zu passiv-rezeptiv verhalten und mit dem Rezipierten nicht gestaltend umgehen. Die Tätigkeit eines analytisch arbeitenden Therapeuten erfordert aber einen Wechsel von Rezeptivität und Aktivität. Dieser Wechsel von zuhörendem, gleichzeitig aber auch verarbeitendem Warten und zeitgerechter Außenaktivität liegt dem depressiv Strukturierten oft wenig. Entweder bleibt der depressiv strukturierte Therapeut in einer bestimmten Situation zu lange passiv oder er neigt zu kontinuierlicher Aktivität, die er nicht zu unterbrechen wagt, weil er fürchtet, dann nicht wieder in Gang zu kommen; so wie der Motor eines Autos, dessen Batterie leer ist, nicht mehr gestartet werden kann, nachdem der Motor abgestellt wurde. Depressiv strukturierte Therapeuten tun deshalb entweder zu wenig oder zu viel, sie bleiben zu passiv oder werden überaktiv.

Die gleiche Problematik findet sich auch bei geistiger Arbeit: Depressiv Strukturierte haben es bei einer schriftlichen Arbeit oft schwer anzufangen und wenn sie erst einmal beim Arbeiten sind, können sie keine Pausen machen. Sie können nicht locker zwischen Arbeit und Pausen wechseln.

Zwanghaft strukturierte Therapeuten übersehen Zusammenhänge, die für Menschen mit anderen Strukturen leicht zu entdecken sind; zum Einen, weil sie zu sehr mit dem Sammeln von Detailinformationen beschäftigt sind, zum Anderen ist ihre Einstellung zur Existenz von Zusammenhängen ambivalent. Dabei gehen sie mit faktischen Sachverhalten ähnlich um wie sie mit Personen umgehen. Verbindungen zwischen Personen können Sicherheit geben, so zum Beispiel Bündnisse zwischen gleich oder ähnlich gesinnten Personen. Verbindungen zwischen Personen, die unterschiedliche Standpunkte oder unterschiedliche Interessen vertreten, können zu Konflikten führen. Konflikthaftes in der inneren Welt des Zwanghaften soll getrennt bleiben, und dazu setzt er den Abwehrmechanismus *Isolierung aus dem Zusammenhang* ein. Das wirkt sich dann auch »außen« in der Arbeitsweise des zwanghaft Strukturierten aus. Wird der Abwehrmechanismus Isolierung aus dem Zusammenhang in bestimmten Konfliktbereich angewandt, können per Generalisierung Zusammenhänge *jeder Art* ausgeblendet werden. Der zwanghafte Therapeut gleicht dann einem Wissenschaftler, der eine Menge Informationen ansammelt, ohne sie in einen Zusammenhang zu bringen. Im Umgang mit Patienten möchte ein zwanghafter Therapeut innere Konflikte des Patienten aufspüren, verstehen und beeinflussen. Er fürchtet aber, dass eine chaotische Situation entstehen könnte, wenn er durch seine Deutungsarbeit die

Trennung in einem potentiellen Konflikt stehender Sachverhalte in der inneren Welt des Patienten zu sehr lockeren oder aufheben würde. Er hat Angst davor, dass dann aus innerpsychischen Konflikten des Patienten chaotisches Handeln entstehen könnte. Mit eigenen inneren Konflikten geht er ja auch per Isolierung aus dem Zusammenhang um, weil er bei sich ebenfalls das Entstehen einer chaotischen Situation fürchtet. Es besteht also die Gefahr, dass der zwanghaft strukturierte Therapeut Informationen sammelt, ohne die Zusammenhänge zwischen den Informationen zu sehen.

Hätte ein zwanghafterer Biologe Darwins Untersuchungen auf den Galapagos-Inseln gemacht, hätte er vielleicht interessante Tierarten beschrieben, ohne aber die Evolutionstheorie zu entwickeln. Darwin konnte sie entwickeln, weil er sowohl Details beachtete als auch Zusammenhänge sah. Das Beschreiben der neu entdeckten Tierarten hätte vielleicht ausgereicht, um aus Darwin einen anerkannten Zoologen seiner Zeit zu machen. Heute wäre vom ihm aber kaum mehr die Rede, sein Einfluss auf die Entwicklung der Biologie wäre minimal geblieben. In Therapien reicht es nie aus, Informationen einzusammeln. Sieht ein Therapeut existierende Zusammenhänge nicht, kann er sie dem Patienten auch nicht deutlich machen.

Phobisch strukturierte Therapeuten geraten in Schwierigkeiten, wenn ihr Bedürfnis, andere Menschen zu einem steuernden Objekt zu machen oder für andere Menschen diese Rolle zu übernehmen, mit der Arbeitsaufgabe in Konflikt gerät. Sind sie selbst in der Rolle eines steuernden Objekts, können sie sich ängstlich verhalten und die Initiativen anderer hemmen. In einem Betrieb kann es phobisch strukturierten leitenden Angestellten gelingen, die Mitglieder einer Arbeitsgruppe zu ihren Beratern zu machen. Die Gruppe übernimmt dann die Funktion eines steuernden Objekts für den Chef. Schwierig wird es, wenn der Chef Initiativen ergreifen muss und sein Team vorher nicht um Rat fragen kann; eine Situation, mit der Menschen in einer leitenden Position immer wieder konfrontiert werden können. In analytischen Therapien könnte während der Stunde nur der Patient »gefragt« werden. Tatsächlich machen phobisch strukturierte Therapeuten ihre Patienten zu steuernden Objekten. Der Patient bestimmt das Thema der Stunde, und der Therapeut lässt es geschehen, dass der Patient mit diesem Thema so umgeht, als wäre der Therapeut gar nicht anwesend. Er konfrontiert den Patienten nicht, sondern interveniert nur begleitend.

Der phobisch strukturierte Therapeut kann Initiativen seines Patienten ängstlich hemmen; nicht nur in der therapeutischen Situation selbst, sondern auch außerhalb. Wenn er zu beabsichtigten Aktivitäten des Patienten mit impliziten Warnungen Stellung nimmt, kann das eine Entwicklung des Patienten zur Selbstständigkeit behindern. Zur Entwicklung von Selbstständigkeit gehört ein Probieren, das ja meist mit einem *Risiko* verbunden ist. Von außen betrachtet kann das Verhalten eines phobisch strukturierten Therapeuten dem eines depressiv strukturierten ähneln. Die Motivationslage ist aber verschieden. Dem depressiv Strukturierten fehlt es an Initiative. Intervention fallen ihm nicht ein, er kann sich nicht zum Gestalten aufraffen. Die Initiative wird früher geblockt als beim phobisch strukturierten Therapeuten, wo sie dem Bewusstsein näher kommt, dann aber erlebte Angst auslöst. Das Ergebnis kann das gleiche sein: Es wird nicht gehandelt.

Kontraphobisch strukturierte Menschen neigen allgemein zu waghalsigen Unternehmungen, mit denen sie Schiffbruch erleiden können. Von Mitarbeitern oder Vorgesetzten, die sie zur Vorsicht mahnen, lassen sie sich ungern etwas sagen. *Kontraphobisch strukturierte Therapeuten* neigen zum waghalsigen Intervenieren und unterstützen ihre Patienten in waghalsigen Projekten.

Zu einer *hysterischen Struktur vom phallisch-narzisstischen Typ* gehören keine spezifischen Arbeitsstörungen, was den formalen *Arbeitsablauf* angeht. Problematisch sind die verfolgten *Ziele.* Phallisch-narzisstisch strukturierte Therapeuten und Therapeutinnen sind auf Bestätigung oder Bewunderung ihre Geschlechtseigenschaften aus. Das ist besonders problematisch, wenn *kurzfristige* Bestätigungen der Geschlechtseigenschaften angestrebt werden, statt mittel- und langfristige Erfolge, die einen Verzicht auf kurzfristige Effekte voraussetzen. Interventionen, die auf den augenblicklichen Effekt hin ausgerichtet sind, können mittel- oder langfristige Erfolge verhindern. Phallisch-narzisstisch strukturierte Therapeuten und phallisch-narzisstisch strukturierte Therapeutinnen, die männlich identifiziert sind, können ihre Bestätigung aber auch in mittel- und langfristigen Erfolgen suchen und aus Misserfolgen hinzulernen, die damit zusammenhängen, dass sie zu sehr auf kurzfristige Effekte aus waren.

Phallisch-narzisstische Therapeutinnen, die mit der weiblichen Rolle identifiziert sind, möchten als Frauen im klassischen Sinne auf ihre Patienten und Patientinnen wirken, wozu sie neben Attraktivität des Aussehens Einfühlungsvermögen und einen fürsorglichen Umgang mit anderen Menschen zählen. Beides kann in Therapien nützlich sein, problematisch wird es aber, wenn eine Therapie einseitig darauf hin ausgerichtet ist, solche Eigenschaften bestätigt zu bekommen. Die einseitige Ausrichtung auf eine Bestätigung der Geschlechtseigenschaften kann auch in anderen Berufen hinderlich sein, wo es auf mittel- und langfristige Arbeitsergebnisse ankommt. Mitarbeiter und Chefs können sich manipuliert fühlen, wenn sie merken, dass jemand, mit dem sie zusammenarbeiten, über die Geschlechtseigenschaften Einfluss nehmen will. Manchmal wird nicht auseinandergehalten, ob jemand Einfluss nehmen will oder ob nur die Bestätigung der Geschlechtseigenschaften gewünscht wird. Oft hat man es auch mit einer Kombination zu tun.

Hysterisch Strukturierte vom ödipalen Typ haben die Tendenz, in ihren Beziehungen das ödipale Dreieck zu inszenieren, wobei sie entweder die Position eines Kindes oder die Position eines Elternteils einnehmen können. Mögliche Partner sind für sie besonders attraktiv, wenn sie bereits gebunden sind, so wie Vater oder Mutter gebunden waren. Deshalb sind für einen hysterisch strukturierten Mann Frauen, die bereits in einer Partnerschaft leben, attraktiv; für eine hysterisch strukturierte Frau entsprechende Männer. Das führt zu vorhersehbaren Komplikationen im Privatleben.

Im Arbeitsleben kann so etwas stören, wenn sich ein Mitarbeiter in die Sekretärin seines Chefs verliebt oder die Sekretärin in den in einer Dauerbeziehung lebenden Chef. Hysterisch strukturierte Therapeuten und Therapeutinnen vom ödipalen Typ geraten in Schwierigkeiten, wenn sie ihr Verhalten in der Stunde so ausrichten, dass sie von der Patientin oder dem Patienten einem Partner oder einer Partnerin vorgezogen werden. Ähnlich wie bei der phallisch-narzisstischen Struktur richtet sich das Verhalten in der Stunde auf ein therapiefremdes Ziel.

Männer und Frauen mit einer hysterischen Struktur vom ödipalen Typ haben auch Schwierigkeiten beim Arbeiten, die mit einer Modifikation oder Störung ihrer Ich-Entwicklung zusammenhängen. Für die Entwicklung der Ich-Funktionen hat es Folgen, dass sie die ödipale Entwicklungsphase nicht abschließen konnten, sondern in ödipalen Konflikten befangen blieben. So konnten sie das Zeitfenster im Anschluss an die ödipale Entwicklungsphase, in dem wesentliche Weiterentwicklungen im Bereich der Ich-Funktionen stattfinden, nicht voll nutzen. Daraus resultieren Probleme im Bereich der Impulskontrolle, der Frustrationstoleranz, der Beurteilung von Sachverhalten, der Planung und des Durchhaltevermögens. Das führt zu Problemen in der Schule, im Studium oder in einer Ausbildung und schränkt die beruflichen Möglichkeiten auf Bereiche ein, wo vor allem positive Eigenschaften einer hysterischen Struktur, wie Lebhaftigkeit, gewinnendes Verhalten und schnelle Anpassung an neue Situationen gefragt sind, wie im Hotelgewerbe oder im Verkauf.

Je verschulter ein Studium ist, desto besser sind die Chancen eines hysterisch strukturierten Studenten. Nicht alle bei ihm weniger ausgebildeten Ich-Funktionen sind dann gefragt. Das Studium bietet einen festen Rahmen, der vor allem die Neigung eines hysterisch Strukturierten zu Willkürverhalten in Grenzen hält. Entsprechendes gilt für Ausbildungskandidaten, die an einem stark verschulten Institut ausgebildet werden.

Da hysterisch Strukturierte vom ödipalen Typ von Neuem fasziniert werden, eine Disposition, die für die Entwicklung eines Kindes wichtig ist, weil es die Welt entdecken und mit der Welt im Umgang mit ihr probierend vertraut werden muss, neigen sie besonders zu Kurztherapien, bei denen die Patienten rasch wechseln. Das kann man auch bei phallisch-narzisstischen Therapeuten finden. Deren Motivationslage ist allerdings anders: Sie wünschen sich aufeinander folgende »therapeutische Flitterwochen«, in denen sie immer wieder neu und intensiv in ihren Geschlechtseigenschaften bestätigt werden.

Gespräche mit Angehörigen von Patienten

Freud (1916/1917, S. 477) hat bekanntlich davor gewarnt, mit Angehörigen von Patienten Kontakt aufzunehmen. Er fand sie störend, ähnlich wie Angehörige stören würden, die bei einer Operation dabei wären. Thomä und Kächele (1986) haben in ihrem Lehrbuch für eine Entscheidung im Einzelfall plädiert. Angehörige beeinflussen den Transfer (vgl. Kapitel Transfer, auch König 2007) von Erkenntnissen und Erfahrungen aus der Therapiesitzung in das Alltagsleben. Oft möchten sie den Patienten oder die Patientin so behalten, wie sie ihn oder sie kennen, auch dann, wenn sie sich über bestimmte Verhaltensweisen beklagen.

Das bedeutet noch nicht, dass der »widerständige« Angehörige zur Therapie hinzugezogen werden muss. Es kann schon ausreichen, wenn der Therapeut seinen Patienten dabei hilft, die Motive der Angehörigen zu verstehen. Das kann er dadurch tun, dass er *Vermutungen* über deren Motive anstellt. Gegenüber den Verhältnissen zu Freuds Zeiten hat sich in der westlichen Gesellschaft Vieles verändert. Unter anderem trennt man sich heute leichter. Bekanntlich werden im deutschen Durchschnitt ein Drittel der Ehen geschieden, in den Großstädten die Hälfte. Das bedeutete auch, dass Konflikte in Beziehungen weniger leicht ausgehalten werden. Es kommt zu Trennungen auch dann, wenn eine Lösung der Probleme möglich gewesen wäre, vorausgesetzt, dass man sich mehr Zeit genommen hätte. In diesem Zusammenhang ist es auch wichtig, dass Psychoanalysen heute länger dauern als früher, wo man in vielen Fällen mit Monaten und nicht mit Jahren rechnete. Eine lange Therapie hat oft ein besseres Ergebnis (Leichsenring und Rabung 2008; Sandell et al. 1999; Sandell et al. 2001,). Es dauert aber auch länger, bis ein bestimmter Konfliktbereich bearbeitet ist. Das hat den Nachteil, dass, wenn eine Analyse als Therapie gewählt wird, Beziehungen über eine längere Zeit mit Konflikten belastet bleiben, die sonst früher in einer erträglichen, wenn auch nicht optimalen Weise gelöst worden wären.

Natürlich sind die meisten Therapeuten gegenüber den Angaben von Patienten über Partner skeptisch, weil sie wissen, wie subjektiv solche Angaben sind, vor allem weil nicht reflektiert wird, was der eigene Anteil an einem interpersonellen Konflikt sein könnte. Auf den Therapeuten wirken aber nicht nur Beschreibungen ein, die der Patient liefert. Durch projektive Identifizierung kann der Therapeut, ohne dass er es merkt, zu einem Objekt gemacht werden, das als Bundesgenosse den Patienten oder die Patientin entlastet. Patient oder Patientin können ein Gespräch mit der Partnerin oder dem Partner wünschten und verlangen, in dem der Therapeut als Bundesgenosse auftritt. Geschieht das dann nicht, kommt es zu Enttäuschungen oder Kränkungen oder zu beidem. Hysterisch strukturierte Frauen vom ödipalen Typ haben eine besondere Neigung dazu, Männer gegeneinander antreten zu lassen.

Ein Familientherapeut tritt von vorneherein als jemand in Erscheinung, der Einfluss auf alle Familienangehörigen nehmen möchte und sich nicht als Anwalt eines Familienmitglieds beauftragen lässt. Der Einzeltherapeut wird vom Patienten als sein Anwalt gesehen oder gefordert, und viele Therapeuten oder Therapeutinnen fühlen sich auch als ein solcher Anwalt. Der Einzeltherapeut hat mit dem Patienten eine gemeinsame Geschichte und wird auch nach einem Partygespräch mit ihm weiterarbeiten wollen. Manche Therapeuten sehen hier eine Schieflage, die sie veranlasst, auf Gespräche mit den Angehörigen ganz zu verzichten. Ob jemand mit den Angehörigen spricht oder nicht, hängt allerdings von mehreren Faktoren ab und auch von der therapeutischen Schule, der er sich zugehörig fühlt, seinen bisherigen Erfahrungen, seinen theoretischen Konzepten und von seiner Persönlichkeitsstruktur.

Schizoid strukturierte Therapeuten möchten sich mit ihren Patienten gut verstehen, andere Personen stören dabei. Oft sind solche Therapeuten auch dyadisch fixiert; das heißt, es kann für sie immer nur einen wichtigen *anwesenden*

Menschen gleichzeitig geben. Andere Menschen können auf indirektem Wege stören, indem sie das beeinflussen, was der Patient fantasiert und was er sagt. Aus dem Gedächtnis des Patienten drängen sie sich in die therapeutische Stunde hinein und werden dann vom schizoid strukturierten Therapeuten als zwischen dem Patienten und ihm selbst stehend erlebt. Das ist noch mehr der Fall, wenn die Angehörigen in Persona zu einem Gespräch erscheinen.

Narzisstisch strukturierte Therapeuten, die sich als große Heiler eines Patienten sehen möchten, empfinden seine Angehörigen meist als störendes Beiwerk. Sie lenken den Patienten von der Aufgabe ab, mit dem Therapeuten zusammenzuarbeiten und beeinträchtigen seine Entwicklung. Der Therapeut ist ihnen gegenüber hilflos. Er kann nicht persönlich auf sie wirken, wenn er keinen Kontakt mit ihnen hat. Er kann aber fantasieren, stärker zu sein als die Angehörigen, und es kann ihn kränken, wenn sich das nicht bewahrheitet. Positiv kann er erleben, wenn der Patient berichtet, dass Angehörige seine Therapiefortschritte bewundern und die Bewunderung auf sich beziehen; eine Bewunderung, die freilich selten zustande kommt, wenn die Angehörigen den Patienten so behalten möchten wie sie ihn kennen. Ein Gespräch mit den Angehörigen findet der narzisstisch strukturierte Therapeut eher riskant. Er weiß nicht, wie sich die Angehörigen ihm gegenüber einstellen werden und wie weit er sie beeinflussen kann. Kann er wenig Einfluss nehmen, könnte er seinen Nimbus gegenüber dem Patienten verlieren.

Depressiv strukturierte Therapeuten fühlen Verantwortung auch für die Angehörigen eines Patienten. Diese Verantwortung kann sie überlasten. Es ist für sie dann unangenehm, wenn der Patient von Angehörigen spricht. Auch hat für depressiv strukturierte Therapeuten der in der Stunde anwesende Patient gegenüber dessen Angehörigen Vortritt. Das motiviert zusätzlich, die Angehörigen als lästig zu empfinden. Kommt es zu einer Konkurrenz mit den Angehörigen, ist es eine Konkurrenz im Einsatz für den Patienten. Es geht darum, wer ihn am besten versorgt. Bittet der Patient darum, dass der Therapeut in seiner Gegenwart mit Angehörigen spricht, kann der depressiv strukturierte Therapeut aversiv reagieren, weil dann mehrere Leute da sind, die Ansprüche an ihn stellen und für die er sich während des Gesprächs und auch noch im Anschluss daran verantwortlich fühlt. Ob er einem Gespräch zustimmt, hängt dann auch von seiner Schulenzugehörigkeit ab. Manche depressiv strukturierte Therapeuten begrüßen die Möglichkeit, mit den Angehörigen zu sprechen, weil sie möglichst vielen Menschen helfen wollen; vorausgesetzt, sie meinen, dass das Gespräch auch dem Patienten hilft, mit dem sie bisher gearbeitet haben und voraussichtlich weiterarbeiten werden.

Ob die Aussicht auf ein Gespräch positiv oder negativ erlebt wird, hängt auch damit zusammen, wie weit der Therapeut emotional ausgelastet ist. Hat er noch emotionale Kapazitäten frei, wird er eher zustimmen.

Zwanghaft strukturierte Therapeuten möchten den Patienten und alles, was ihn beeinflussen kann, unter Kontrolle halten. Bei den Angehörigen ist das noch weniger möglich als beim Patienten selbst. Das kann ihn veranlassen, die Angehörigen auszublenden, was aber seinem Wunsch zuwiderläuft, die Situation eines Patienten vollständig zu erfassen. Manch zwanghafte Therapeuten behelfen sich damit, dass sie die Angehörigen eines Patienten nach der Art ihrer Beziehung zum Patienten in Kategorien einteilen. Dadurch gewinnen sie an Übersicht, was sie emotional entlastet. Kommt es zu Gesprächen mit Angehörigen, die der zwanghafte Therapeut wünschen kann, weil sein Bild vom Patienten in seinen Beziehungen durch die Gespräche vollständiger wird, verhält er sich schematisch. Er versucht, den Angehörigen klarzumachen, was sie von ihm erwarten können und was nicht. Damit bringt er eine gewisse Ordnung in das Gespräch.

Für *phobisch strukturierte Therapeuten* sind die Angehörigen des Patienten besonders wichtig. Phobisch strukturierte Therapeuten haben eine besondere Sensibilität für soziale Bezüge. Im Zentrum ihrer eigenen Befürchtungen steht eine Angst vor negativer sozialer Bewertung (König 1981). Entsprechend finden sie es wichtig, wie ein Patient in seinen Beziehungen außerhalb der Therapie zurechtkommt und wie er in diesen Beziehungen angesehen ist. Dabei geht es nicht nur um Angehörige im engeren Sinne, sondern es gilt für alle Menschen, mit denen der Patient umgeht, etwa im Beruf oder wenn er sich in einem Geschäft oder einem Restaurant aufhält. Im Allgemeinen wird der phobisch strukturierte Therapeut aber die Möglichkeit eines Gesprächs mit den Angehörigen positiv bewerten, wenn er sich in der Rolle eines steuernden Objekts befindet und sich zutraut, diese Position in der Beziehung zum Patienten in einem Angehörigengespräch zu behalten.

Befindet sich der Patient in der Rolle eines steuernden Objekts, die ihm vom Therapeuten übertragen wurde, fürchtet der phobisch strukturierte Therapeut, dass der Patient in seiner Funktion als steuerndes Objekt durch Menschen außerhalb der therapeutischen Dyade beeinträchtigt werden könnte. *Kontraphobisch strukturierte Therapeuten* können eine solche Konfrontation als Abenteuer erleben, dem sie sich stellen müssen.

Phallisch-narzisstisch strukturierte Therapeuten und Therapeutinnen erwarten von ihren Patienten und Patientinnen zweierlei: Einmal möchten sie in ihren eigenen Geschlechtseigenschaften vom Patienten oder der Patientin bestätigt werden, zum anderen wollen sie, dass Patient oder Patienten ihre eigenen Geschlechtseigenschaften in einem positiven Sinne entwickeln. Sie sollen andere Menschen mit ihren Geschlechtseigenschaften beeindrucken können. Angehörige im engeren Sinne könnten die Geschlechtseigenschaften des Patienten oder Patienten bewundern oder nicht, Veränderungen positiv oder negativ bewerten. Sie könnten sich auch dem Therapeuten oder der Therapeutin gegenüber unterschiedlich einstellen und sie nicht so gut finden, wie sie erscheinen möchten.

Zu Gesprächen mit Angehörigen sind phallisch-narzisstische Therapeuten im Allgemeinen bereit, wenn sie sich davon versprechen können, Genaueres über den Umgang des Patienten oder der Patientin mit anderen Menschen zu erfahren, die sich nicht in einer therapeutischen Position befinden, sondern mit denen der Patient oder die Patientin im Alltag umgeht. Das kann der Entwicklung der Geschlechtseigenschaften beim Patienten dienen, im Sinne eines Erfolgs der Therapie, die den Wünschen und Erwartungen des Therapeuten oder der Therapeutin entspricht.

Hysterisch strukturierte Therapeuten und Therapeutinnen vom ödipalen Typ neigen dazu, Grenzen des Settings locker zu handhaben. Wenn Angehörige sie interessieren, wollen sie die kennenlernen. Wenn sie mit ihren Patienten oder Patientinnen ein ödipales Dreieck inszenieren, interessieren sich für den Partner oder die Partnerin der Patientin oder des Patienten. In einer Konfrontation mit Partner oder Partnerin in einem Angehörigengespräch gehen sie aber ein Risiko ein. Es könnte sich herausstellen, dass sie neben dem Partner oder der Partnerin nicht so gut erscheinen, wie sie möchten.

Angehörige des Therapeuten

Von einem Psychoanalytiker wurde erzählt, dass seine Tochter sich unter die Analysencouch legte, um herauszufinden, was der Vater mit seinen Patientinnen machte. Liegt die Praxis von der Wohnung getrennt, und Vater oder Mutter gehen dorthin arbeiten, bieten sich den Kindern weniger Übertragungsauslöser für Übertragungen des ödipalen Dreiecks. Hat die Partnerin eines Therapeuten oder der Partner einer Therapeutin einen anderen Beruf, kann es ihnen schwerfallen zu verstehen, welcher Art eine therapeutische Beziehung sein könnte und inwieweit sie mit den Patientinnen oder Patienten konkurrieren sollten, können oder müssen. Von Analytikerfrauen hört man öfters, dass sie sich wünschen, der Mann möge mit ihnen so viel sprechen wie mit seinen Patientinnen.

Viele Therapeuten und Therapeutinnen wollen ihre Beziehungen zu den Patientinnen und Patienten als Tabuzone betrachten können, auf einer Beziehungsebene, die ihnen allein überlassen bleibt und nicht mit der Partnerin oder dem Partner geteilt werden muss. Das schließt aber nicht aus, dass sie selbst Vergleiche zwischen Patientinnen und Patienten und ihren Partnerinnen und Partnern anstellen. Viele Therapeuten und Therapeutinnen entlastet es, wenn sie über das, was in Therapien geschieht, mit jemandem sprechen können. Gesprächspartnerin oder Gesprächspartner müssen aber nicht fachfremde Angehörige sein. Für Therapeuten, die ihre Arbeit nicht mehr supervidieren lassen, bieten sich Intervisionsgruppen an. In einer Intervisionsgruppe wird mit Informationen, die von Patienten stammen, unter professionellen Aspekten umgegangen. Dazu ist es eine Voraussetzung, dass die Mitglieder der Intervisionsgruppe kein gemeinsames Privatleben führen. Wenn bei ihnen eine Gefühlsantwort auf das vorgetragene Material ausgelöst wird, hat diese Gefühlsantwort einen anderen Charakter und andere Folgen als in einem Gespräch mit eigenen Angehörigen. Gefühlsantworten werden in einer Intervisionsgruppe im Allgemeinen nicht als störend empfunden. Sie sind willkommen, weil sie diagnostisch ausgewertet werden können. Dadurch, dass sich die Mitglieder der Intervisionsgruppe in einer professionellen Wahrnehmungseinstellung befinden (meist wird imaginiert, man selbst hätte es mit dem Patienten in einer therapeutischen Rolle zu tun), sind die entstehenden Gefühlsantworten nicht durch private Beziehungen zum Therapeuten beeinflusst. Über den Patienten in einer Intervisionsgruppe zu sprechen, ohne dass der Patient davon in Kenntnis gesetzt wird, kann im Rahmen einer professionellen Ethik gerechtfertigt werden.

Auch Gespräche mit Partnerin oder Partner, bei denen es um Patienten geht, können für die Therapie nützlich sein, wenn sie dem Therapeuten dabei helfen, sich von Gefühlen zu entlasten. Sie sind meist aber weniger nützlich als Gespräche in einer Intervisionsgruppe.

Es kann sein, dass Therapeuten und Therapeutinnen über Patienten mit ihren Partnern sprechen, weil es zu ihrer Auffassung einer Partnerbeziehung gehört, man solle keine Geheimnisse vor einander haben. Es solle keinen Lebensbereich geben, der dem Partner verschlossen ist. Eine solche Einstellung finde ich problematisch. Der therapeutische Raum und die Gegenübertragungen verändern sich, wenn der Therapeut oder die Therapeutin die Partnerin oder den Partner als »mit von der Partie« betrachtet. Ob der Therapeut über seine Therapien mit dem Partner spricht oder nicht: die Therapien können die Beziehung zum Partner beeinflussen.

Deutlich stellt sich das, was in einer Therapie geschieht, zwischen den Sitzungen in der Beziehung zum Partner dar, wenn die Partner in einer Gruppentherapie als Kotherapeuten tätig sind. Besonders stark ist der Einfluss auf die Partnerschaftsbeziehung dann, wenn ein Therapeutenpaar eine Gruppe gemeinsam leitet, an der Ehepaare teilnehmen. Ich habe von mehreren Kolleginnen und Kollegen gehört, dass sie das einmal versucht haben, diesen Versuch aber nicht wiederholen möchten. Das gemeinsame Leiten einer solchen Gruppe hatte zu erheblichen Konflikten in der Partnerschaft geführt. Latent vorhandene Konflikte waren aktiviert worden, und es waren neue Konflikte hinzugekommen, die durch Gruppenteilnehmer per projektiver Identifizierung in dem Therapeutenpaar ausgelöst wurden. Umgekehrt können vorhandene Konflikte des Therapeutenpaares die Beziehungen zu den Patienten verändern.

In Supervisionen habe ich immer wieder erfahren, dass Therapeutinnen und Therapeuten bei Partnerschaftskonflikten ihrer Patientinnen und Patienten solche Lösungen für die besten hielten, die sie selbst einmal gewählt hatten oder für sich in Erwägung zogen. Wurden oder werden Konflikte durch Trennung bewältigt, liegt einem Therapeuten oder einer Therapeutin die Lösungsmöglichkeit Trennung nahe, und das wirkt sich auf den Umgang mit den Problemen des Patienten aus. Entsprechendes habe ich beobachtet, wenn die Therapeuten mit privaten interpersonellen Konflikten per Leugnung oder Vermeidung von Konfliktfeldern, durch Regulierung des Umgangs, meist durch Reduktion der Kontaktzeiten oder durch eisernes Durchhalten damit umgingen. Im Extremfall kann das zur Enttäuschung über ein Leben führen kann, das bei einer anderen Lösung besser verlaufen wäre, aber auch zu Depression oder Selbsthass, je nach Persönlichkeitsstruktur. Narzisstische Therapeuten neigen zu globalem Selbsthass, depressive zu globalen Schuldvorwürfen, die sich auf die eigene Person richten (»Da habe ich alles falsch gemacht«).

Auf Angehörige des Therapeuten oder der Therapeutin, von denen ein Patient oder eine Patientin weiß, kann er oder sie übertragen. Welche Objekte oder Selbstanteile auf Angehörige des Therapeuten externalisiert werden, hängt davon ab, was über die Angehörigen des Therapeuten bekannt ist. Manche Patienten haben lediglich Kenntnis davon, dass ein Therapeut oder eine Therapeutin verheiratet ist oder nicht, dass er oder sie Kinder hat oder nicht. Diese Informationen können als Übertragungsauslöser ausreichen, es bleibt aber viel Raum für eigenes Fantasieren. Der Patient oder die Patientin können auch spezifischere Informationen haben. So kann bekannt sein, dass der Partner oder die Partnerin einer Therapeutin oder eines Therapeuten einen bestimmten Beruf ausübt, zum Beispiel den gleichen Beruf wie der Behandler selbst. Die Bearbeitung damit verbundener Fantasien kann fruchtbar sein, sie können die Therapie aber auch verkomplizieren. Viele Therapeuten ziehen es vor, wenn der Patient wenig oder nichts über ihre Beziehungen außerhalb der Therapie weiß. Befindet sich die Praxis im gleichen Haus wie die Wohnung, ist es oft nicht zu vermeiden, dass die Patienten Angehörigen des Therapeuten begegnen. Befindet sich das Therapiezimmer direkt in der Wohnung des Therapeuten, kann es zum Beispiel sein, dass im Flur Kleidungsstücke hängen, die Informationen darüber geben, wer sonst noch hier wohnt.

Wie ein Therapeut dazu steht, dass Patienten etwas über seine Angehörigen erfahren können, hängt auch von seinem Charakter ab. *Schizoid strukturierte Therapeuten* möchten sich mit ihren Patienten gut verstehen: Einvernehmliches einander Verstehen ist umso leichter möglich, je mehr man von differenzierenden Details absieht. Ähnlich wie er sich bei seinen Patienten auf das Wesentliche konzentrieren will, möchte der schizoid strukturierte Therapeut, dass der Patient sich auf das Wesentliche in der Beziehung zu ihm konzentriert. Eine Beschäftigung mit Angehörigen lenkt aus seiner Sicht von Wesentlichem ab. Dazu soll kein Anlass geboten werden.

Narzisstisch strukturierte Therapeuten möchten alles aus der Therapie heraushalten, was ein Bild vom großen Heiler beeinträchtigen könnte: Dazu gehört zum Beispiel die Information, dass der Therapeut verheiratet ist und vielleicht ein alltägliches Leben führt. Zur Illustration ein Rilke-Zitat: »... er ist auch ein Bürger, und geht durch seine Küche in die Wohnung.« Sonst wird vom Patienten vielleicht ein Privatleben fantasiert, das zu den Vorstellungen eines großen Heilers passt, den der Patient sich wünscht. Nach der Überlieferung war Jesus unverheiratet und brachte Zeit allein in der Wüste zu.

Depressiv strukturierte Therapeuten, die der Auffassung sind, nur eine Therapie mit vollem, ein Privatleben fast ausschließendem Einsatz könne optimal sein, entwickeln ihren Patienten gegenüber ein schlechtes Gewissen, wenn sie überhaupt ein Privatleben haben, das sie in Anspruch nimmt. Beschäftigt sich ein Patient in der Stunde mit Angehörigen des Therapeuten, kann der depressiv strukturierte Therapeut den Eindruck haben, der Patient befasse sich mit Nebensächlichkeiten. Die geringe Selbsteinschätzung des depressiv strukturierten

Therapeuten dehnt sich auf die eigenen Angehörigen aus. Der Patient soll über den Therapeuten sprechen, weil das nützlich sei, als Person sei der Therapeut aber nicht wichtig und seine Angehörigen auch nicht. Das schließt nicht aus, dass der depressiv strukturierte Therapeut seine Angehörigen in anderen Situationen für wichtig hält, jedenfalls für wichtiger als sich selbst. Depressiv strukturierte Therapeuten lassen meist zu, dass die Arbeit mit ihren Patienten in ihr Privatleben eindringt, indem sie auch nach Beendigung der konkreten therapeutischen Tagesarbeit über die Patienten nachdenken. Dabei kommt es zu einem inneren Konflikt zwischen der Verpflichtung, die Patienten optimal zu behandeln, wozu ein Nachdenken über die Therapien gezählt werden kann, und der Verpflichtung, für die eigenen Angehörigen da zu sein. Wendet sich der depressiv strukturierte Therapeut seiner Familie zu und denkt er nicht mehr an die Patienten, weil für ihn die Anwesenden Vorrang haben, plagen ihn vielleicht Schuldgefühle bezüglich seiner Verpflichtung, die Patienten möglichst gut zu behandeln, wozu gehört, dass er über sie nachdenkt.

Zwanghafte Therapeuten sind oft der Meinung, dass Patienten im Grunde kein Recht dazu haben, sich mit den Angehörigen des Therapeuten zu befassen. Andererseits fühlen sie sich verpflichtet, alles Material zu berücksichtigen, das ein Patient in die Stunde einbringt. Eine Lösung kann sein, dass der zwanghafte Therapeut die Beschäftigung eines Patienten oder einer Patientin mit Außenpersonen, zu denen die Angehörigen des Therapeuten gehören, als Widerstand gegen die Beschäftigung mit dem Therapeuten selbst definiert. Das geht allerdings nur, wenn der Therapeut mit einer entsprechenden therapeutischen Schule identifiziert ist, die verlangt, dass im Hier und Jetzt gearbeitet wird.

Um eigenen Tendenzen zum Nachgrübeln entgegenzuwirken, versuchen viele zwanghaft strukturierte Therapeuten, eine scharfe Trennlinie zwischen der Arbeit und dem Privatleben zu ziehen. Damit vermeiden sie Konflikte ähnlich denen, die ich für depressiv strukturierte Therapeuten beschrieben habe: Konflikte zwischen der Verpflichtung den Patienten gegenüber und der Verpflichtung den Angehörigen gegenüber. Manchmal sind es auch Konflikte zwischen Pflicht und Neigung, der Pflicht gegenüber den Patienten und der Neigung, ein Privatleben zu genießen. Dann hilft eine eindeutige Trennung: »Dienst ist Dienst, und Schnaps ist Schnaps.«

Phobisch strukturierten Therapeuten ist es wichtig, mit ihren Patienten in Harmonie zu arbeiten. Fantasien ihrer Patienten, die sich auf Angehörige des Therapeuten beziehen, bewerten sie unter diesem Aspekt. Es geht auch um

Lebensformen: Ein Patient oder eine Patientin, der oder die allein oder verheiratet lebt, mit Kindern oder ohne und der oder die weiß, dass ihr Therapeut oder ihre Therapeutin eine andere Lebensform praktiziert, können ihm oder ihr unterstellen, etwas gegen die Lebensform des Patienten oder der Patientin zu haben und für die die Motive, so und nicht anders zu leben, kein Verständnis aufzubringen. Handelt es sich aber um eine Lebensform, die vom Patienten oder der Patientin angestrebt wird, oft geht es um ein Leben in einer Partnerschaft bei allein lebenden Patienten oder Patientinnen, kann es die Harmonie zwischen Patient und Therapeut fördern, wenn der Therapeut in seiner Lebensweise als Vorbild genommen wird, weil Neidgefühle dann vermieden werden können.

Beim *kontraphobisch strukturierten Therapeuten*, der in der Therapie seinen Patienten oder seine Patientinnen auf eine Abenteuerreise begleiten möchte, soll Harmonie zwischen dem Patienten und ihm herrschen. Angehörige des Patienten, aber auch Informationen über Angehörige des Therapeuten, können die Zusammenarbeit stören.

Bei phallisch-narzisstisch strukturierten Therapeuten und Therapeutinnen geht es ja wesentlich um Geschlechtseigenschaften. Dass jemand verheiratet ist, geschieden ist, in einer Partnerschaft ohne Trauschein lebt oder nie eine mehrjährige Dauerbeziehung hatte, muss nicht mit dem Vorhandensein oder Fehlen positiver Geschlechtseigenschaften zusammenhängen. Es kann aber so interpretiert werden. Ein phallisch-narzisstischer Therapeut oder eine phallisch-narzisstische Therapeutin wird Informationen über Angehörige, die ein ungünstiges Licht auf ihre eigenen Geschlechtseigenschaften werfen können, vom Patienten fernzuhalten suchen. Können Angehörige in Bezug auf die Geschlechtseigenschaften des Therapeuten oder der Therapeutin positiv interpretiert werden und erwartet der Therapeut oder die Therapeutin eine solche Auffassung von Patient oder Patientin, lässt er vielleicht entsprechende Informationen einfließen.

Hysterisch strukturierte Therapeuten und Therapeutinnen vom ödipalen Typ, für die mögliche Partnerinnen oder Partner dann attraktiv sind, wenn sie bereits in einer Beziehung leben, weil das die Inszenierung eines ödipalen Dreiecks ermöglicht, können ihren Patientinnen und Patienten leicht unterstellen, dass es ihnen ähnlich geht. Wenn solche Therapeuten und Therapeutinnen das Bedürfnis haben, mit einer Patientin oder einem Patienten ein ödipales Dreieck zu inszenieren, weisen sie vielleicht implizit oder direkt darauf hin, dass sie in einer Partnerschaft leben. Da hysterisch strukturierte Therapeuten und Therapeutinnen vom ödipalen Typ Probleme mit der Impulskontrolle haben, was sie oft als wünschenswerte »Spontaneität« rationalisieren und auch ideologisieren, kann ihnen eine Information über ihr Privatleben »herausrutschen«, selbst wenn sie das nicht für angebracht halten. Zum Beispiel kann es sein, dass ein Therapeut seine Tendenz, ödipale Dreiecke zu inszenieren, kennt und das unterlassen möchte, weil er weiß, dass es sich in Therapien ungünstig auswirken kann. Es »rutscht ihm aber heraus«, dass er in einer Partnerschaft lebt, was ihn für die ähnlich strukturierte Patientin attraktiver macht. Entsprechendes gilt mit vertauschten Geschlechtern für Therapeutinnen sowie beim negativen Ödipuskomplex.

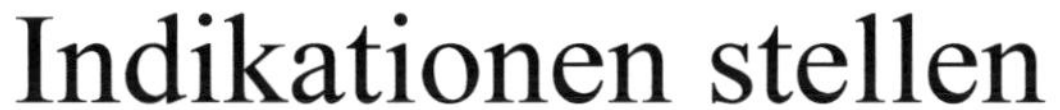
Indikationen stellen

Verschiedene Wege

In der Frühzeit der Psychoanalyse hat man sich mit der Indikationsstellung wenig Mühe gemacht. Freud (1933) empfahl bekanntlich eine Probetherapie. Allerdings entwickelte er schon Ausschlusskriterien: Psychosen ließen sich nach der Meinung von Freud nicht mit Psychoanalyse behandeln. Heutige Indikationen hängen von vielen Faktoren ab, unter Anderem von der Ausbildung des Psychotherapeuten.

Psychoanalytikern, die ausschließlich in der hochfrequenten Langzeitanalyse ausgebildet wurden, liegt es nahe, die Indikation für eine solche Therapie häufiger zu stellen als Psychoanalytiker das tun, die vor, während oder nach ihrer Ausbildung in Kliniken, Polikliniken oder Beratungsstellen gearbeitet und dort ein niederfrequentes, fokussierendes Vorgehen kennengelernt haben oder die an einem Institut ausgebildet wurden, das auch tiefenpsychologisch fundierte Psychotherapie (dynamische Psychotherapie) lehrte. In den USA sind Analysen mit vier oder fünf Wochenstunden selten geworden. In der amerikanischen psychoanalytischen Vereinigung entfallen durchschnittlich etwa 1,1 solcher Analysen auf ein Mitglied (Owen Renik, pers. Mitteilung 2006). Auch in der Deutschen Psychoanalytischen Vereinigung werden viele Therapien niedrigerer Frequenz durchgeführt. Selbst Mitglieder des Londoner psychoanalytischen Instituts, an dem Lehranalysen mit fünf Wochenstunden und supervidierte Ausbildungsanalysen von Patienten mit fünf Wochenstunden die Regel sind, führen niederfrequentiert Therapien durch, zum Teil als Angestellte von Polikliniken und Beratungsstellen oder im Rahmen einer Tätigkeit an einer stationären Einrichtung, aber auch in den ambulanten Praxen.

Als ich 1968 meine psychoanalytische Ausbildung an einem Institut begann, das der DPG nahestand und später zu einem DPG-Institut wurde, kannte der dort ausgebildete psychoanalytische Therapeut drei Möglichkeiten: Analyse, tiefenpsycholgisch fundierte (analytisch orientierte) und stationäre Psychotherapie. Die Verhaltenstherapie hatte sich noch nicht durchgesetzt und wurde von den Kostenträgern nicht bezahlt. Die Gesprächspsychotherapie nach Rogers wurde von den Kostenträgern, wie auch heute, nicht bezahlt. Die systemische Therapie befand sich in Deutschland noch in ihren Anfängen und wurde im Allgemeinen nur an Kliniken und an Beratungsstellen durchgeführt.

Heute hat sich die Verhaltenstherapie durchgesetzt. Die Gesprächspsychotherapie noch nicht, zumindest nicht in der fremdfinanzierten Versorgung. Das

Gleiche gilt für die systemische Therapie. Elemente der systemischen Therapie werden aber, besonders in Kliniken und in der ambulanten Familientherapie, von Psychoanalytikern genutzt (vgl. König und Simon 2001). Seit der kognitiven Wende in der Verhaltenstherapie erscheint es eher möglich als zu der Zeit des Reiz-Reaktion-Modells, dass jemand sowohl Psychoanalyse als auch Verhaltenstherapie praktiziert, und das wird auch von Therapeuten mit ursprünglich psychoanalytischer Ausbildung vertreten. Wolfgang Senf hat ein Lehrbuch der Psychotherapie zusammen mit einem Verhaltenstherapeuten herausgegeben (Senf und Broda 1996). Zu der Differentialindikation zwischen psychodynamischer Therapie und Verhaltenstherapie will ich in diesem Buch über Charakter und psychoanalytische Therapieformen nicht Stellung nehmen, weil das auch eine Darstellung der Verhaltenstherapie erfordern würde.

Zunächst möchte ich mich mit dem Fall befassen, dass ein in Psychoanalyse und in fokussierender tiefenpsychologisch fundierter Therapie ausgebildeter Kollege vor der Aufgabe steht, unter diesen zwei Alternativen die für den Patienten bessere auszuwählen. Es gibt Psychoanalytiker, die davon ausgehen, dass für jeden Patienten eine klassische Psychoanalyse die beste Behandlung sei. Das klassische Standardverfahren könne durch die Einführung von Parametern (Eissler 1953, 1958) dem Patienten angepasst werden. Geht man aber davon aus, dass es für die analytische Psychotherapie und die tiefenpsychologisch fundierte Therapie Indikationen gibt, die sich unterscheiden, sind bei der Indikationsstellung die Schwere der Symptomatik, die Art der Widerstände und die Ressourcen des Patienten zu berücksichtigen. Es ist zu bedenken, wie dringend es ist, dass die Symptomatik relativ rasch gemildert wird oder verschwindet. Hier geht es um die aktuelle und auch spätere *Lebenssituation des Patienten.*

Ein Beispiel: Eine Patientin Mitte oder Ende Dreißig mit dem Wunsch, eine Familie zu gründen, hat Schwierigkeiten im Umgang mit dem Partner. Hier ist eine rasche Beeinflussung der interpersonellen Problematik zu wünschen und eine Psychoanalyse nicht immer die beste Wahl. Es kann nämlich sein, dass die Psychoanalyse zunächst in die präödipale Tiefe geht, aber eine ödipale Problematik in der aktuellen Partnerbeziehung dieser Patientin eine große Rolle spielt. Während es in der Analyse um frühere Entwicklungsstadien geht, verliert die Patientin ihren Partner aufgrund von interpersonellen Konflikten, die mit der ödipalen Thematik zusammenhängen, und muss einen neuen Partner suchen, was gelingen kann oder nicht; oder die Problematik wird erst ausreichend beeinflusst sein, wenn das Kinderkriegen aus biologischen Gründen schwierig oder unmöglich geworden ist. Auch jemand, der vor einem Examen steht und Probleme damit hat, sich vorzubereiten oder sich der Prüfung zu stellen, braucht in der Regel eine fokussierende Therapie.

In Deutschland ist die stationäre Psychotherapie weiter entwickelt und breiter vertreten als in vielen anderen Ländern, zum Beispiel in England. Eine stationäre Therapie ist bei schwer kranken Patienten zunächst oft die beste Wahl, weil sie in einem geschützten Raum stattfindet. Manchmal kann eine ambulante Therapie aber indiziert sein, obwohl eine stationäre Therapie besser wäre; nämlich dann, wenn eine stationäre Therapie nicht realisierbar ist, aus beruflichen oder familiären Gründen. Ist bei einem Patienten, der an sich ambulant behandelbar wäre, die Motivation für eine Behandlung ungenügend ausgebildet, kann eine stationäre Therapie indiziert sein, in der ein Patient mit anderen Menschen in ähnlicher Situation zusammenkommt, die dabei helfen ihn zu motivieren (König 1995b) und wo ein breites therapeutisches Angebot zur Verfügung steht. Erfordert ein Krankheitsbild, dass dauernd therapeutische Hilfe erreichbar ist, wie in einer psychotherapeutisch arbeitenden Klinik, kommt eine ambulante Therapie nicht in Betracht. In Ländern, wo es wenig stationäre Psychotherapie gibt, müssen solche Patienten während kurzer Aufenthalte in psychiatrischen Kliniken und nachfolgend auch ambulant mit Medikamenten und mit sozialpsychiatrischen Maßnahmen behandelt werden. Ganz wenige erhalten in Großbritannien nach der Entlassung eine Analyse mit vier oder fünf Wochenstunden.

Ein besonderes Problem stellen suizidale Patienten dar. Ob eine ambulante Behandlung infrage kommt, hängt wesentlich von der Erfahrung des Therapeuten ab. Hat jemand längere Zeit in einer psychiatrischen Klinik gearbeitet, wird er den Umgang mit suizidalen Patienten eher gelernt haben als jemand, der über diese Erfahrungen nicht verfügt.

Es kommt ja in allen Berufen vor, dass man außerhalb seiner Kompetenz beansprucht wird. Ein Uhrmacher wird nicht gekränkt sein, wenn er kein Antibiotikum verkaufen kann. Wenn aber ein Psychotherapeut, der für tiefenpsychologisch fundierte Therapie ausgebildet ist, aber nicht für analytische Psychotherapie, von einem Patienten konsultiert wird, für den eine analytische Psychotherapie die geeignete Behandlungsform wäre, kann es ihn kränken, einsehen zu müssen, dass er für diesen Patienten von seiner Ausbildung her nicht kompetent ist. Rationalisierend wird er vielleicht Gründe finden, die es ihm vor dem eigenen Gewissen ermöglichen, den Patienten dennoch in Behandlung zu nehmen. Zum Beispiel, dass der Patient Vertrauen gefasst hat oder dass der Patient über besonders gute

Ressourcen verfügt, die es überflüssig machen, ein aufwändigeres Verfahren einzusetzen.

Das Argument, dass ein Therapeutenwechsel für den Patienten schädlich wäre, wird besonders häufig vorgebracht. Natürlich ist Psychotherapie anders als eine somatische Behandlung, sie ist persönlicher, und es wird auch mehr Zeit zur Verfügung gestellt. So entsteht in der Regel rasch ein Mehr an persönlicher Bindung. In der somatischen Medizin sind die Patienten in der Regel damit einverstanden, zu Fachärzten geschickt zu werden, auch von einem Facharzt zu einem anderen. Bei einem Psychotherapeuten ist für den Patienten nicht offensichtlich, wofür der Therapeut kompetent ist und wofür nicht. Aus den Angaben auf dem Praxisschild kann der durchschnittliche Patient das nicht entnehmen. Der Unterschied zwischen Psychotherapie und Psychoanalyse oder zwischen tiefenpsychologisch fundierter Therapie und analytische Psychotherapie ist den meisten Patienten nicht bekannt. Es kann aber ebenso notwendig sein wie in der somatischen Medizin, dass der Behandler wechselt, wenn sich herausstellt, dass der bisherige außerhalb seiner Kompetenz beansprucht wird.

Viele *depressiv strukturierte* Therapeuten fürchten, dem Patienten zu viel zuzumuten und vor allem auch, ihn zu enttäuschen, wenn sie ihn weiterschicken. *Narzisstisch strukturierte Therapeuten* fürchten eher die eigene Kränkung. Wird ein Psychoanalytiker von einem Patienten beansprucht, für den eine fokussierende Therapie das beste wäre, und ist dieser Therapeut mit einem solchen Vorgehen wenig vertraut, weil er seine Erfahrungen nur mit analytischen Psychotherapien oder klassischen Analysen gesammelt hat, kann eine ähnliche Problematik auftreten, wie wenn ein Patient, der eine Analyse bräuchte, zu einem Psychotherapeuten geht, der dafür nicht ausgebildet ist. Es kommt viel zu selten vor, dass Analytiker Patienten an Kolleginnen oder Kollegen mit Psychotherapie-Zusatztitel überweisen, von denen sie wissen, dass sie mehr Erfahrungen mit fokussierenden Therapien haben. Psychoanalytiker sehen sich gern als »Spezialisten für alles«. Es gibt aber auch Patienten, die auf eine analytische Psychotherapie oder eine klassische Analyse fixiert sind, weil sie gehört oder gelesen haben, dass es sich dabei um das Optimum für jedes Krankheitsbild handelt.

Weiter gibt es Patienten, die vor Lebensentscheidungen stehen, die ihnen Angst machen. Ehe sie die anstehende Entscheidung treffen, glauben sie, eine lange Therapie machen zu müssen, damit die Entscheidung richtig ausfällt. Es kann dann sein, dass die Entscheidung überflüssig wird, weil sie nur in einem bestimmten Zeitfenster getroffen werden konnte. Das kann aber zumindest weniger kränkend sein als zuzugeben, dass man von der Entscheidung Angst hatte. Manche Entscheidungen sind auch mit Belastungen verbunden, so die Beendigung einer Partnerschaft oder ein Berufswechsel. Solche Belastungen können durch eine Therapie vermieden oder hinausgeschoben werden, bis die Chance des Patienten, die Situation aktiv zu gestalten, vorbei ist.

In einer häufig zitierten schwedischen Untersuchung (Sandell et al. 1999, 2001) hat sich gezeigt, dass höherfrequente Therapien bessere Ergebnisse haben, besonders was die Nachhaltigkeit angeht. Solche Therapien verschaffen dem Patienten auch mehr selbsttherapeutische Kompetenzen, die er nach dem Ende der Therapie weiter nutzen kann, was erklären könnte, dass sich bei dieser Untersuchung die Ergebnisse bei den mit höherer Frequenz behandelten Patienten nach dem Ende der Therapie noch verbesserten. Dass eine lange Therapie dennoch kontraindiziert sein kann, habe ich schon erwähnt. Gegen viele vergleichende Untersuchungen kann man einwenden, dass die Zuteilung zu den einzelnen Therapieverfahren nicht nach dem Zufallsprinzip erfolgte, sondern dass es sich um klinische Indikationsstellungen handelte, in die viele Faktoren eingingen, u. a. Ressourcen des Patienten, aktuelle Lebenssituation und Zukunftsperspektiven. Das kann eine Zuweisung nach dem Zufallsprinzip erschweren.

Es gibt Versuche, die Indikationsstellung zu systematisieren und dadurch zu objektivieren. Die operationale psychoanalytische Diagnostik (Arbeitskreis OPD 2006) ist ein kollektiver Versuch von Psychoanalytikern, die alle an psychotherapeutisch arbeitenden Kliniken tätig sind oder waren, die Diagnostik und im Zusammenhang damit die Indikationsstellung zu systematisieren. Dieser Versuch ist in unterschiedlichen Bereichen unterschiedlich gut gelungen. Die Angaben zur Motivation des Patienten und die Angaben zu seiner Ich-Struktur (von den Autoren der OPD kurz als »Struktur« bezeichnet) liefern für Therapeuten wertvolle Informationen und Hinweise. Die Angaben zu den inneren Konflikten sind weniger gut gelungen, weil Konflikte in ziemlich allgemeiner Form beschrieben werden und zwischen den Angaben zu inneren Konflikten und ihrer Ausformung in der Persönlichkeitsstruktur ein Hiatus bestehen bleibt, der die Verwendbarkeit der Typologie einschränkt.

Die Persönlichkeit eines Therapeuten hat aber auch Einflüsse auf die Indikationsstellung: *Therapeuten mit einer schizoiden Struktur* halten sich ungern mit Details auf. Es liegt ihnen nicht, sich einen detaillierten Überblick über den Patienten und seine Lebenssituation zu verschaffen und von diesem Überblick aus zu einer abgewogenen Indikation zu kommen. Für sie entscheidet sich die Indikation in den meisten Fällen daran, ob sie mit dem Patienten »können«. Damit ist gemeint, ob sie sich mit dem Patienten verstehen, ob sie mit ihm »auf einer Wellenlänge« kommunizieren können. Die Adaptation eines schizoid strukturierten Therapeuten an Patienten ist dadurch eingeschränkt, dass er selbst nur wenige »Wellenlängen« zur Verfügung hat, auf denen er kommunizieren kann. Ist ein »Mit dem Patienten können« das hauptsächliche Kriterium, kann es sein, dass Faktoren, die in der Vergangenheit, den Zukunftsperspektiven, der aktuellen Lebenssituation und den sonstigen Ressourcen des Patienten liegen und für oder gegen die Indikation sprechen, keine Beachtung finden. Das Ergebnis kann eine unzweckmäßige Indikation sein.

Narzisstisch strukturierte Therapeuten sind in ihrer Indikationsstellung realistischer als die schizoid strukturierten. Für sie ist es nicht das primäre Ziel, den Patienten zu verstehen und sich auf einen gemeinsamen zurückzulegenden Weg zu begeben, wobei der Weg das Ziel ist. Narzisstisch strukturierte Therapeuten wollen Erfolge sehen. Ihre Indikationsstellung kann allerdings verzerrt sein, weil sie ihr eigenes Potenzial »heilen zu können« überschätzen. Hat ein Patient unrealistisch hohe Erwartungen an den narzisstisch strukturierten Therapeuten, kann es sein, dass der das positiv bewertet, weil er meint, der Patient schätze ihn richtig ein, das sei ein gutes Omen für die Therapie. Die Erwartungen des Patienten korrespondieren mit Omnipotenzphantasien des Therapeuten. Einen hohen Stellenwert haben für narzisstisch strukturierte Therapeuten die Ressourcen des Patienten. Sie möchten optimale Therapien mit optimal mitarbeitenden Patienten machen. Da sie sich gute Ressourcen beim Patienten dringend wünschen, kann es geschehen, dass sie Patienten weiterschicken, deren Ressourcen ausreichen würden. Sie können aber auch die dringend gewünschten Ressourcen des Patienten überschätzen und so einen Patienten in Therapie nehmen, dessen Ressourcen nicht ausreichen. Andere narzisstisch strukturierten Therapeuten fragen allerdings kaum nach den Ressourcen des Patienten. Sie haben zu ihren eigenen Kompetenzen so viel Zutrauen, dass es ihnen auf die Ressourcen des Patienten wenig ankommt.

Für *depressiv strukturierten Therapeuten* ist entscheidend, ob der Patient leidet. Dann müssen sie ihm helfen. Dabei kann es sein, dass sie die eigenen therapeutischen Möglichkeiten überschätzen, oft auch die Ressourcen des Patienten. Sie wollen eine Therapie bei diesem Patienten begründen können und täuschen sich deshalb selbst. Das ist die Situation zu Anfang einer Therapie. In deren weiterem Verlauf tritt meist in den Vordergrund, dass sich depressiv strukturierte Therapeuten im Grunde wenig zutrauen, was die Qualität ihrer Arbeit angeht.

Das versuchen sie durch mehr Quantität ersetzen, durch mehr Interventionen, aber auch durch mehr emotionalen Einsatz für die Patienten. Das kann beim Therapeuten im Extremfall zu einem Burnout führen.

Zwanghaft strukturierte Therapeuten möchten sich einen vollständigen Überblick über den Patienten, seine Biografie, seine Lebenssituation, seine Zukunftsperspektiven und seine inneren Ressourcen verschaffen, ehe sie die Indiktionsentscheidung treffen. Das kann in der gewünschten Vollständigkeit zu lange dauern. Probleme resultieren auch daraus, dass zwanghaft strukturierte Therapeuten versuchen, die Informationen über den Patienten in einem Schema unterzubringen, auch wenn sie nicht ganz hineinpassen. Diagnostische und indikatorische Schemata werden von ihnen als eine Art Prokrustesbett verwendet. Prokrustes hatte bekanntlich ein Bett, in dem seine Gäste schlafen sollten. Waren sie zu lang, schnitt ein Stück ab. Waren sie zu kurz, streckte er sie. Bei der Indikationsstellung kann sich ein analoges Vorgehen so zeigen, dass wesentliche Informationen nicht berücksichtigt, beiseite geschoben oder fallengelassen werden, damit der Patient ins Schema passt. Eine schwierige Diagnostik wird in dem Augenblick beendet, wo der zwanghafte Therapeut meint, die Informationen korrekt in das Schema eingepasst zu haben. Statt eine schwierige Passung als Hinweis darauf zu nehmen, dass die Diagnostik erweitert werden sollte, hören sie mit ihren diagnostischen Bemühungen auf, wenn sie ein Ergebnis erzielt haben, das formal richtig erscheint. Indem der zwanghafte Therapeut diagnostische und indikatorische Schemata wie ein Prokrustesbett verwendet, täuscht er sich selbst, um eine Schein-Vollständigkeit zu erreichen.

Phobisch strukturierte Therapeuten, die sich in ihren Patienten steuernde Objekte wünschen, achten darauf, dass der Patient Merkmale von Selbstständigkeit aufweist. Befindet sich ein phobisch strukturierter Therapeut lieber selbst in der Rolle eines steuernden Objekts, sucht er nach Patienten, die den Eindruck erwecken, ihn in diese Rolle zu akzeptieren. In beiden Fällen können andere Faktoren, die zu berücksichtigen notwendig wären, übersehen oder vernachlässigt werden.

Mehr als anderen Therapeuten achtet der phobisch strukturierte Therapeut darauf, ob die Interaktionen mit dem Patienten in den diagnostischen Sitzungen erkennen lassen, dass eine harmonische Zusammenarbeit möglich sein wird. Es spielt sich etwas Ähnliches ab wie bei den Gesellschaftstänzen in früheren Zeiten. Sie gaben den Tänzerinnen und Tänzern die Gelegenheit herauszufinden, ob sie sich mit einem prospektiven Partner oder einer prospektiven Partnerin im Einklang und in Harmonie bewegen konnten.

Kontraphobisch strukturierte Therapeuten suchen sich ihre Patienten und Patientinnen vor allem danach aus, ob sie ihnen Mut zutrauen können. Sie sehen Patienten und Patientinnen als Begleiter und Begleiterinnen auf einer Abenteuerreise. Auch hier werden andere Faktoren vernachlässigt.

Phallisch-narzisstisch strukturierte Therapeuten und Therapeutinnen achten auch bei der Indikation auf alles, was mit Geschlechtseigenschaften zusammenhängt. Die Aussichten einer Therapie beurteilen sie dann oft zu sehr danach, ob der Patient oder die Patientin die Chance haben, noch nicht vorhandene oder unterentwickelte Geschlechtseigenschaften zu entwickeln. Sie sollen auch die Geschlechtseigenschaften von Therapeuten oder Therapeutinnen bestätigen oder ihnen Gelegenheit geben, ihre Geschlechtseigenschaften zu demonstrieren. Bei phallisch-narzisstisch strukturierten Therapeuten und männlich identifizierten phallisch-narzisstischen Therapeutinnen sind es Geschlechtseigenschaften, die in unserer Gesellschaft vorwiegend den Männern zugeschrieben werden. Ist eine phallisch-narzisstischen Therapeutin aber mit der klassischen weiblichen Rolle identifiziert, zieht sie Geschlechtseigenschaften vor, die vorwiegend den Frauen zugeschrieben werden. Was als männliche oder weibliche Geschlechtseigenschaft gilt, hängt von gesellschaftlichen Bewertungen ab, die sich über die Zeit ändern. Ein älterer Therapeut und eine ältere Therapeutin können ein anderes Männer- oder Frauenbild haben als ihre jungen Patienten und Patientinnen.

Die phallisch-narzisstischen Therapeuten und die phallisch-narzisstischen Therapeutinnen vom männlich orientierten Typ neigen zu Konkurrenzkämpfen. Es kann sein, dass sie in ihrem Patienten oder ihrer Patientin einen Partner oder eine Partnerin suchen, mit dem oder der sie konkurrieren können. Fehlen eigenem Patienten oder einer Patientin bestimmte, aus der Sicht des Therapeuten oder der Therapeutinnen wünschenswerte Geschlechtseigenschaften, die sie aber entwickeln können, ist die Konkurrenz aktuell nicht bedrohlich. Das kann sich aber im Verlauf der Therapie ändern.

Manche phallisch-narzisstischen Therapeuten und Therapeutinnen suchen sich Patienten und Patienten aus, weil denen von vornherein klar ist, dass sie den Therapeuten oder die Therapeutin in den erwünschten Eigenschaften nicht übertreffen können. Zum Beispiel nimmt ein Therapeut einen beruflich gehandicapten Mann in Therapie, eine phallisch-narzisstische Therapeutin, die mit der klassischen weiblichen Rolle identifiziert ist, nimmt eine Frau in Therapie, bei der von vornherein klar ist, dass sie nie besser aussehen kann als die Therapeutin oder von der sicher erscheint, dass sie nie mehr Charme als diese entwickeln wird.

Therapeuten und Therapeutinnen mit einer hysterischen Struktur vom ödipalen Typ treffen ihre Indikationsentscheidungen oft »aus dem Bauch heraus«. Darin gleichen sie schizoid strukturierten Therapeuten, allerdings nicht, was die Gründe angeht. *Der schizoid strukturierte Therapeut* interessiert sich für Zusammenhänge und kommt zu Fehlurteilen, weil er von Details abstrahiert oder sich für sie nicht interessierte. Er sucht nach Patienten, die ihm wenigstens partiell ähnlich sind. Manchmal blendet er Details aus, die den Patienten von ihm selbst unterscheiden.

Hysterisch strukturierte Therapeuten vom ödipalen Typ sind in ihrer kognitiven Entwicklung stehengeblieben, weil sie während der Zeit, wo diese Entwicklung stattfindet, in ödipalen Konflikten befangenen waren. Deshalb haben sie eine erwachsene Art, zu Beurteilungen zu kommen, wenig entwickelt. Sie stützen ihre Urteile oft auf unzureichende Informationen. Darin sind sie ein Gegenstück zu zwanghaften Therapeuten, die beim Sammeln von Informationen kein Ende finden können und keinen zweckmäßigen Cut-off-Point setzen. Die hysterisch Strukturierten setzen ihn zu früh. So lassen hysterisch strukturierte Therapeuten und Therapeutinnen Informationen unbeachtet oder unverarbeitet, die sie zu einem anderen Urteil gelangen ließen, oder sie suchen erst gar nicht nach Informationen, die andere Therapeuten für wichtig halten würden. Dazu können zum Beispiel frühere Therapien und ihre Ergebnisse oder ein schädlicher Gebrauch von Alkohol oder Medikamenten zählen.

Zu einer rationalen Indikationsstellung gehört, dass das Erleben und Verhalten des Patienten in der Vergangenheit und seine Zukunftsperspektiven berücksichtigt werden. Die Berücksichtigung der Kindheit gehört zur Psychoanalyse, auch wenn Psychoanalytiker heute mehr im Hier und Jetzt arbeiten als früher. Wie sich ein Patient in Schwellensituationen seines Lebens verhalten und ob und wie er sie bewältigt hat, wird von hysterisch strukturierten Therapeuten vom ödipalen Typ oft als nicht so wichtig angesehen. Die Zukunftsperspektiven eines Patienten oder einer Patientin werden auch nicht immer in die differenzialindikatorischen Überlegungen einbezogen. Sie können aber für eine vernünftige Wahl des Behandlungsverfahrens von entscheidender Bedeutung sein, Besonders deutlich zeigt sich das, wenn wesentliche Lebensziele nur in einem Zeitfenster erreicht werden können, zum Beispiel Kinder bekommen mit einem passenden Dauerpartner.

Hysterisch strukturierte Menschen vom ödipalen Typ leben, ein wenig wie Kinder im ödipalen Alter, ganz überwiegend in der Gegenwart. Für die Vergangenheit interessieren sich solche Therapeuten oft weniger als andere, und das Gleiche gilt für die Zukunft. Mit dem Ergebnis, dass eine Beschäftigung mit differenzialindikatorischen Überlegungen erspart wird, vertreten manche hysterisch strukturierten Psychoanalytiker und Psychoanalytikerinnen die Position, dass eine klassische Psychoanalyse für alle Menschen gut und für jeden Patienten das Beste sei. In Regionen mit knapper Versorgung suchen sie sich ihre Patienten danach aus, ob sie dem zeitlichen und finanziellen Aufwand einer klassischen Psychoanalyse zustimmen.

Hysterisch strukturierte Therapeuten und Therapeutinnen vom ödipalen Typ interessieren sich, vorbewusst motiviert, besonders für Beziehungsformen, in denen das ödipale Dreieck inszeniert wird oder inszeniert werden kann. Darauf konzentriert sich ihre Aufmerksamkeit. Andere Bereiche menschlichen Erlebens und Verhaltens werden weniger beachtet und deshalb vernachlässigt. Das spielt bei der Gewichtung von Symptomen eine Rolle.

Ziele der Therapie, Über-Ich und Ich-Ideal

Während im Über-Ich gespeichert wird, welches Verhalten gefordert und welches verboten ist, bezieht sich das Ich-Ideal auf die Optimierung von Handlungen und Zielen. Während viele Über-Ich-Inhalte in Handeln oder das Unterlassen von Handlungen umgesetzt werden können, sind Inhalte des Ich-Ideals oft illusorisch. Wer die Ziele, die das Ich-Ideal vorgibt, nicht erreicht, kann versuchen, den Mangel, den er dann empfindet, durch eine besonders strenge Umsetzung von Über-Ich-Geboten zu kompensieren. Das kann gelingen, weil das einen Verzicht auf Handeln bedeutet; man braucht nur nichts zu tun. Man denke an den Satz von Wilhelm Busch: »Das Gute, dieser Satz steht fest, ist stets das Böse, was man lässt.« Über-Ich- und Ich-Ideal-Inhalte können das Leben einschränken und krank machen, wenn sie so gut wie jede Triebbefriedigung »untersagen« und unerreichbare Leistungsziele setzen.

Darüber, welche Ziele man sich setzen soll, gibt es Diskussionen. Manche meinen, man solle sich Ziele setzen, die möglichst hoch liegen, weil sie zur Leistung anspornen. Das tun sie aber nur, wenn der Leistende meint, sie erreichen zu können. Meint er das nicht, führen sie zu Resignation. Dass Therapeuten sich in ihrer Arbeit Ziele setzen, die mehr ihrem Ich-Ideal entsprechen als den Bedürfnissen des Patienten, ist nicht selten. Freud meinte, man solle dem therapeutischen Prozess Raum lassen, sich zu entwickeln und keine bestimmten Ziele anstreben, das sei für die Therapie am besten. Psychoanalytiker, die eine Psychoanalyse als Forschungsprozess ansehen, der quasi als Nebeneffekt bewirkt, dass es dem Patienten besser geht, folgen Freud (1927a), der das in seiner Junktim-Formel ausgedrückt hat.

In einer Analyse kann das Über-Ich des Analytikers in Kombination mit Ich-Ideal-Vorstellungen verlangen, dass die Analyse so lange weitergeführt wird, bis alle Konfliktbereiche bearbeitet sind, was praktisch nicht möglich ist. Eine solche unrealistische Ausrichtung der Therapie kann dem Patienten schaden.

Die persönlichen Ziele eines Analytikers müssen nicht zu denen des Patienten passen, auch nicht zu dessen Lebenssituation und dessen Ressourcen. Sie können den Patienten überfordern oder bewirken, dass er zu Gunsten seiner Analyse auf vieles andere verzichtet, nur weil der Analytiker einem unerreichbaren Ideal oder unerfüllbaren Forderungen seines Über-Ich nachstrebt und der Analysand sich dem Analytiker als einer Fachautorität oder aus Übertragungsgründen unterwirft.

Schizoid strukturierte Therapeuten können Hinweise darauf, dass bestimmte Ziele nicht erreichbar sind, übersehen. Oft handelt es sich um konkrete Informationen, deren Bedeutung nicht erkannt wird, weil sie dem Theraputen als unwesenliche Details erscheinen. Im Extremfall kann man den Eindruck gewinnen, dass der schizoid strukturierte Therapeut einen anderen Patienten behandelt als denjenigen, den er vor sich hat. Mit diesem »anderen Patienten« will er Behandlungsziele erreichen, die dem realen Patienten nicht erreichbar sind.

Bei *narzisstisch strukturierten Therapeuten* spielen Omnipotenzphantasien eine entscheidende Rolle. Sie führen zu einem Leugnen der Realität, wenn die Realität sie widerlegen würde. Omnipotenzphantasien beinhalten oft hohe Ich-Ideal-Forderungen, von denen geglaubt wird, dass sie erfüllbar seien, obwohl sie unrealistisch sind. Hinweise darauf, dass die Ziele nicht erreichbar sind, werden geleugnet.

Depressiv strukturierte Therapeuten machen sich oft wenig Gedanken darüber, welche Ziele erreicht werden sollen und erreichbar sind. Dem Patienten »muss einfach geholfen werden«. Wenn sich der depressiv strukturierte Therapeut genügend einsetzte, könnte sogar ein Wunder geschehen: »Es sind ja schon viele Menschen gesund geworden, von denen man es nicht erwartet hat«, sagt der depressiv strukturierte Therapeut. Eine solche Einstellung entsteht unter dem Einfluss von Über-Ich-Anforderungen, die beinhalten, dass der Therapeut dem Patienten helfen *muss*. Auch Ich-Ideale des depressiv strukturierten Therapeuten können eine Rolle spielen. Ideal ist für den Therapeuten jemand, der sich maximal einsetzt und eigene Interessen zurückstellt, wobei es zu Selbstüberforderungen kommt. Dem depressiv strukturierten Therapeuten sind Patienten aber, oft vorbewusst, auch aus egoistischen Gründen wichtig, weil sie sich auf sie als »nährende« Objekte angewiesen fühlen, und zwar über das Honorar hinaus, wobei ein Honorar aber auch symbolisch für »Nahrung« stehen kann.

Zwanghafte Therapeuten sind Ich-Ideal-Forderungen gegenüber skeptisch. Meist sind sie mehr Über-Ich-gesteuert. Wenn sie ihre Pflicht tun und der Patient nicht gesund wird, sind sie dafür nicht verantwortlich: Sie haben das *Geforderte* getan.

Bei ihnen kommt es zu Konflikten zwischen den Interessen des Patienten, zu denen es meist gehört, manchmal aber nur gehören sollte, dass die Wirkung dem Aufwand entspricht und nicht den Ich-Ideal-Anforderungen des Therapeuten, der eine Perfektion anstrebt, die für ihn in *Vollständigkeit* besteht, aber Effektivität und Effizienz nicht beinhaltet. Es gibt aber auch Therapeuten, bei denen Effizienz eine Ich-Ideal-Anforderung darstellt. Dann kann die Übereinstimmung mit den Zielen des Patienten größer sein.

Phobisch strukturierte Therapeuten neigen wenig dazu, sich unerreichbare Ziele zu setzen, vielmehr trauen sie sich das Erreichen erreichbarer Ziele nicht zu (König 1981). Ein Streben nach Harmonie findet sich als Ich-Ideal-Anforderung und als Über-Ich-Anforderung. Befindet sich der Patient einem phobisch strukturierten Therapeuten gegenüber in der Position eines steuernden Objekts, überlässt dieser dem Patienten das Formulieren von Zielen. Er kann dann einer Selbstüberforderung eines Patienten zustimmen. Befindet sich der phobisch strukturierte Therapeut selbst in der Position des steuernden Objekts, achtet er darauf, dass der Patient sich nicht durch übersteigerte Zielvorstellungen schadet. Das große Harmoniebedürfnis phobisch strukturierter Therapeuten macht Harmonie in der Therapie zu einem dysfunktionalen, andere Zielvorstellungen beiseite drängenden Ziel. In einer psychoanalytischen Therapie sollen sich innere Konflikte in der Beziehung zum Therapeuten darstellen, wo sie oft auch am wirksamsten bearbeitet werden können. Verhindert der Therapeut Konflikte zwischen ihm und dem Patienten, ist dieser Weg schwer begehbar. Das kann zu harmonischen, aber ineffektiven Therapieverläufen führen.

Kontraphobische strukturierte Therapeuten verhalten sich insofern spiegelbildlich zu den phobisch strukturierten, als sie die Therapie als eine Art Abenteuerreise betrachten, in der sich der Patient als mutig erweisen und Prüfungen bestehen soll. Das muss nicht den Wünschen und Interessen des Patienten entsprechen.

Phallisch-narzisstisch strukturierte Therapeuten unterscheiden sich von narzisstisch strukturierten dadurch, dass sie sich auf Sexualität im Sinne attraktiver Geschlechtseigenschaften konzentrieren. Entsprechend sind ihre Ich-Ideale auf diese Thematik ausgerichtet. Ihre eigenen Geschlechtseigenschaften sollen *wirken*. Sie sollen Anerkennung oder Bewunderung auslösen. Ihren Patienten unterstellen sie leicht, dass ihnen das Gleiche wichtig ist, was der Fall sein kann oder nicht.

Männlich identifizierte Therapeutinnen vom phallisch-narzisstischen Typ legen Wert darauf, dass sie wegen Eigenschaften bewundert werden, die man auch an Männern bewundern könnte. Mit männlichen Patienten rivalisieren sie, wollen aber gleichzeitig deren Männlichkeit stärken. Männliche Patienten sollen sie bewundern, nach männlichen Kriterien. Die Auswirkungen sind ähnlich wie bei phallisch-narzisstischen männlichen Therapeuten.

Mit einem klassischen, durch Charme und Fürsorge wirkenden Frauenbild identifizierte *phallisch-narzisstische Therapeutinnen* wollen sich ihre Weiblichkeit im Sinne dieses Frauenbildes bestätigen lassen. Entsprechend rivalisieren sie mit attraktiven Patientinnen, wollen aber auch deren Attraktivität erhöhen und freuen sich, wenn das gelingt. Solche Bemühungen können schädlich sein, wenn sie sich auf Patientinnen richten, die andere Ziele haben oder deren Physis nicht auf Attraktivität ausgelegt ist. Solche Patientinnen erleben derartige Ziele als überfordernd.

Therapeuten und Therapeutinnen mit einer hysterischen Struktur vom ödipalen Typ streben danach, ein attraktiver Partner für eine bestimmte, bereits gebundene Person zu sein: nicht ein für viele Menschen attraktiver Partner oder eine attraktive Partnerin im Vergleich zu anderen. Unbewusst wollen sie eine ödipale Dreieckkonstellation aktualisieren. Da ist der Partner des Patienten zentral wichtig. Nicht nur Eigenschaften, die geschlechtsspezifisch sind, sondern auch attraktive Eigenschaften, die bei Männern und bei Frauen gleichermaßen vorkommen, spielen dabei eine Rolle. So können Einfühlsamkeit, Einsatz für den anderen oder auch die Fähigkeit, den Anderen aufzuheitern, wichtig sein. Der hysterisch strukturierte Therapeut oder die hysterisch strukturierte Therapeuten vom ödipalen Typ versucht, sich so zu geben, wie es gewünscht wird (»Wie du mich willst, so will ich sein«). Eigene Ich-Ideal-Vorstellungen des Therapeuten oder der Therapeutin sind dann zweitrangig. Der Therapeut identifiziert sich mit den Vorstellungen seiner Patientin.

Die eigenen *Ich-Ideale* spielen beim Umgang von Therapeuten und Therapeutinnen mit Patienten gleichen Geschlechts eine größere Rolle. Dabei fühlt sich der

Therapeut oft wie ein Vater des von ihm behandelten Mannes, der eigene Vorstellungen davon hat, wie der *Sohn* sich entwickeln soll. Der Sohn soll schaffen, was der Vater nicht geschafft hat, vielleicht weil es gar nicht geschafft werden kann. Fühlt sich ein Therapeut einer Patientin gegenüber wie der Vater einer Tochter, haben seine Idealvorstellungen etwas damit zu tun, wie die Partnerin eines Mannes wie er selbst ist oder sein *möchte* bzw. sein *sollte*. Es gibt aber auch Väter, die durch ihre Söhne enttäuscht wurden und ihre Hoffnungen auf die Töchter richten. Was den Berufserfolg angeht, sollen sie die Söhne ersetzen. Die Tochter eines solchen Vaters wird dann leicht in eine phallische Entwicklung gedrängt.

Therapeutinnen mit einer hysterischen Struktur vom ödipalen Typ haben Vorstellungen von einer *idealen Tochter*, die ebenfalls viel mit dem eigenen Ich-Ideal zu tun haben. Sind sie phallisch identifiziert, erwarten sie in erster Linie Leistungen von ihrer Patientin. Sind sie mit einem Frauenbild identifiziert, das beinhaltet, dass eine Frau vor allem in ihren Partnerbeziehungen Erfolg haben soll, kann es sein, dass sie die Patientin eine entsprechende Richtung drängen.

Die Vorstellungen, wie Männern und Frauen seien sollen, sind in rascher Veränderung begriffen. Während zwanghafte Therapeuten und Therapeutinnen am Traditionellen dysfunktional festhalten, kann man bei den hysterisch strukturierten Therapeuten und Therapeutinnen manchmal beobachten, dass sie die Inhalte ihres Über-Ichs und ihres Ich-Ideals wie ein Chamäleon wechseln. Nur das Ausmaß an Strenge bleibt gleich.

Menschenbild

Vorstellungen davon, was normal und was pathologisch, was erwünscht und was unerwünscht sei, hängen mit dem Menschenbild zusammen, das jemand hat. Entsprechend hängen auch die Behandlungsziele eines Therapeuten bezüglich der Persönlichkeitseigenschaften seiner Patienten mit dem eigenen Menschenbild zusammen. Psychoanalytische Therapeuten gehen davon aus, dass jede psychische oder psychogene Symptomatik in der Persönlichkeit verwurzelt ist und die Persönlichkeit sich ein Stück weit ändern muss, wenn sich die Symptome ändern sollen. Dabei darf nicht übersehen werden, dass umgekehrt eine Veränderung der Symptome auch eine Veränderung der Persönlichkeit mit sich bringen kann. Wenn Angst gemindert wird und jemand Orte aufsuchen kann, die er vorher wegen seiner Angst nicht erreichen konnte, verändert das sein Verhalten nicht nur auf der Straße. Dass er sich freier bewegen kann und ihm mehr Lebensmöglichkeiten offen stehen, verändert ihn mit der Zeit als Person in vielen Bereichen des Erlebens und Handelns.

Psychische Symptome können weniger genau beschrieben und weniger objektiv gemessen werden als viele Körpersymptome: Wie ein *Schmerz* bei körperlichen und bei psychischen Erkrankungen empfunden wird, variiert interindividuell. Man kann aber einen Patienten Schmerzen auf einer Skala zwischen maximalem bisher erlebtem Schmerz und schmerzfrei einschätzen lassen. Das gibt keine objektive Auskunft über Intensität des Schmerzes, kann aber Hinweise auf Veränderungen der empfundenen Schmerzintensität geben. Entsprechendes gilt für Angst. Zwangssymptome kann man beobachten oder sich vom Patienten beschreiben lassen. Der empfundene Drang, Zwangshandlungen auszuführen, oder aber die Angst, die entsteht, wenn sie nicht ausgeführt werden, können beide auf einer Skala von Patienten eingeschätzt werden.

Auf dem weiten Feld der *Persönlichkeitsstörungen* hat man es mit schwer messbaren, oft schwer bewertbaren Phänomenen zu tun. Darüber, dass ein Symptom wie Angst, Depression oder Zwang verschwinden soll, kann man sich leicht einigen. Anders ist es, wenn es um das Gestalten eine Beziehung geht, um sich Einsetzen für eigene Interessen oder die Interessen anderer, den Umgang mit Partnern, mit Kindern, mit Familienangehörigen, mit Arbeitskollegen und mit der eigenen Arbeit, mit Freunden oder Bekannten. Was jemand in zwischenmenschlichen Umgang als normal bzw. nicht normal ansieht, hängt wesentlich mit seinem Menschenbild zusammen. Was ein Therapeut für normal hält und was nicht, beeinflusst seine Gegenübertragungsreaktionen auf Patienten und deren Beziehungspersonen. Auch mit dem aus seiner Sicht nicht Normalen muss ein Therapeut sich beschäftigen und es – im Rahmen seiner persönlichen Toleranzgrenzen – tolerieren. Als normal kann angesehen werden, was einer Idealnorm entspricht. Als normal kann auch angesehen werden, was der Durchschnittsnorm entspricht. So könnte als Idealnorm gelten, dass Leute, die heiraten, lebenslang zusammenbleiben. Die Durchschnittsnorm ist anders: Ein Drittel der Ehen wird geschieden, in Großstädten jede zweite. Die Idealnormen unterscheiden sich zwischen den Religionen. Behandelt ein Therapeut muslimische Patienten, wird er sich fragen müssen, wie weit die Idealnormen des Patienten verändert werden können und sollten. Für einen jeden Therapeuten ist es wichtig, sich klarzumachen, was seine eigenen Idealnormen sind und wo seine Toleranzgrenzen für andere Normen anderer Personen liegen.

In eigenen Gruppentherapien sage ich gelegentlich: »Die Menschen sind verschieden«, was darauf aufmerksam machen soll, dass verschiedene Lebensweisen existieren und man sich damit auseinandersetzen sollte, ob und wie weit man sie toleriert. Als ein Teilnehmer an einer meiner Selbsterfahrungsgruppen berichtete, dass er einem Lustmörder, den er begutachten musste, gesagt habe: »Die Menschen sind eben verschieden, manche bringen andere Menschen um«, lag darin eine Persiflage des Aufrufs zur Toleranz, den er aus meinem Hinweis zur Verschiedenheit von Menschen ableitete.

Von den eigenen Normen abzusehen, sich den Normen anderer zu öffnen und sich mit diesen Normen anderer auseinanderzusetzen, ist schwieriger, als man denken könnte. Unter anderem liegt die Schwierigkeit darin, dass die eigenen Idealnormen oft nicht voll bewusst sind. Sie können aber meist aus Reaktionen auf das Verhalten anderer, das man beobachtet oder von denen in einer Therapie oder im eigenen Alltag berichtet wird, erschlossen werden. Heftige Gegenübertragungsreaktionen können etwas mit den Idealnormen des Therapeuten zu tun haben, die ein Patient verletzt oder infrage stellt. Wird man von einem Patienten enttäuscht oder gekränkt, geht es allerdings nicht nur darum, dass man dessen Verhalten an moralischen Maßstäben misst. Man ist vom Verhalten des Patienten unmittelbar betroffen. So lassen sich Gegenübertragungsreaktionen auf der Ich-Ebene von Gegenübertragungsreaktionen auf der Über-Ich- oder Ich-Ideal-Ebene unterscheiden. Natürlich gibt es auch Gegenübertragungsreaktionen auf der Es-Ebene. Zu denen kommt es dann, wenn ein Patient Triebwünsche des Therapeuten mobilisiert.

Im Folgenden will ich nur darstellen, welche Einflüsse die Persönlichkeitsstruktur eines Therapeuten auf seine Vorstellungen vom Menschen haben kann. Ein *schizoid strukturierter Therapeut* akzeptiert meist, dass Menschen nicht so sind, wie er glaubt, dass sie sein sollten. Das betrachtet er, wenn er nicht einseitig einer bestimmten Ideologie folgt, aus gewisser Distanz. Es sucht sich aber, wenn er wählen kann, als Patienten Menschen aus, die zumindest in einigen zentralen Bereichen *Ähnlichkeit mit ihm* haben. Zu solchen Menschen kann er mehr Nähe herstellen als zu anderen, weil für ihn in seiner unbewussten Fantasie Nähe zu Menschen, *die anders sind als er,* die Gefahr beinhaltet, durch Verschmelzung mit ihnen die eigene Identität zu verlieren. Bereiche, wo der Patient anders erlebt, empfindet und handelt, werden vom Therapeuten dann entweder ausgeblendet oder stören die Beziehung. Der schizoid strukturierte Therapeut kann aber auch per projektiver Identifizierung unbewusst motiviert versuchen, den Patienten ihm selbst ähnlicher zu machen.

Hängt der schizoid strukturierte Therapeut einer *Utopie* an, die beinhaltet, wie Menschen sein und miteinander umgehen sollen, kann sein Umgang mit den Patienten missionarische Züge annehmen. Dabei kann der Therapeut Ressourcen fantasieren, die der Patient nicht hat. In den 1970er Jahren wurden psychotische Patienten als Missionare für eine neue Psychiatrie angeworben.

Narzisstisch strukturierte Therapeuten streben eine Ähnlichkeit von Patient und Therapeut nicht an. Sie gehen davon aus, dass der Patient nie so werden kann, wie der Therapeut ist. Sie können aber nach Patienten suchen, die in einer komplementären Beziehung zusammen mit ihnen ein *ideales Paar* bilden. Solche komplementären Beziehungssituationen findet man zum Beispiel häufig bei Wissenschaftlern oder Künstlern. In der Beziehung zu ihnen übernimmt die Partnerin oder Partner bestimmte Aufgaben nicht nur für den Partner, sondern auch für die von ihm vertretene Wissenschaft oder Kunst. Dabei wird sie oder er allerdings oft auf die vom Wissenschaftler oder Künstler benötigten Funktionen reduziert.

Die positive oder negative Einschätzung des Patienten durch den narzisstisch strukturierten Therapeuten hängt wesentlich davon ab, wie gut er in der Beziehung zum Therapeuten funktioniert, aber auch in der Beziehung zu anderen, wobei der Therapeut fantasiert, dass er als »sein Patient« vor anderen Leuten auftritt. Hat der Patient keinen Erfolg, kann es sein, dass der Therapeut ihn innerlich oder auch äußerlich fallenlässt. Die Vorstellung davon, wie Menschen seien sollen, ist beim narzisstisch strukturierten Therapeuten zweigeteilt: Einmal geht es um das Bild, dem der Therapeut *selbst* nachstrebt oder dem er zu entsprechen meint; zum anderen geht es darum, wie *andere Menschen* sein sollen. So kann ein narzisstisch strukturierter Therapeut der Auffassung sein, Religion sei nichts für ihn, wohl aber nützlich für die »einfachen Leute«.

Depressiv strukturierte Therapeuten haben meist ein prägnantes Bild davon, wie Menschen sein sollten. Sie sollten bescheiden sein und sich für andere einsetzen, ihre Interessen zurückstellen und, wenn nötig, für die Interessen anderer kämpfen. In weiten Bereichen deckt sich das Menschenbild depressiv Strukturierter mit dem der christlichen Religion. Aber auch Sozialisten, die für künftige Generationen kämpfen, können durch eine depressive Persönlichkeitsstruktur motiviert sein. *Weil Altruismus in unserer Gesellschaft auch außerhalb der Religionen ein breit akzeptierter Wert ist, harmoniert das Menschenbild depressiv Strukturierter mit vielen derzeitigen Wertvorstellungen.*

Obwohl depressiv strukturierte Therapeuten ihre eigenen Interessen im Umgang mit dem Patienten und auch in ihrem Privatleben eher zurückstellen, können sie Patienten ermuntern, für ihre eigenen Interessen einzutreten. Allerdings ist für depressiv strukturierte Therapeuten der Bereich zwischen einem selbstschädigenden Verzicht auf die Durchsetzung eigener Interessen und abzulehnender Rücksichtslosigkeit oft schmal. Für depressiv Strukturierte hat der persönlich Anwesende Vorrang. So kann es sein, dass ein solcher Therapeut seinem Patienten ein durchsetzungsstarkes Verhalten wünscht und die Widerstände dagegen bearbeitet, damit er sich der Partnerin gegenüber besser durchsetzen kann; aber umgekehrt die Durchsetzung der Partnerin fördern und den Patienten für rücksichtslos halten würde, wenn die Partnerin bei ihm in Therapie wäre.

Für *zwanghafte Therapeuten* sind Rationalität und rational gesteuertes Verhalten ein hoher Wert. Zur zwanghaften Struktur gehört unter anderem der Abwehrmechanismus Isolierung vom Affekt. Er bewirkt, dass Gefühle im bewussten Erleben eine geringere Rolle spielen als bei anderen Strukturen. Ein rational gesteuertes Verhalten ist ja meist *sicherer* als ein emotional gesteuertes. Patienten sollten aus der Sicht des zwanghaft strukturierten Therapeuten lernen, sich vernünftig zu verhalten. Auch Freud hat als »Kind der Aufklärung« die Kraft des Rationalen hoch eingeschätzt und das zu fördernde Realitätsprinzip dem Lustprinzip gegenübergestellt. Der Intellekt spreche mit leiser Stimme, setze sich aber schließlich durch. Ferenczi vertrat, wenn man so will, eine gegensätzliche Position: Ihm ging es erst sekundär um Einsicht, primär um korrigierende Erfahrung in der Beziehung zum Therapeuten. Beide Sichtweisen haben sich in der Psychoanalyse fortgesetzt. Die Rationalität fand ihre Heimat in der amerikanischen Ich-Psychologie, während Alexander, der in der Nachfolge von Ferenczi die Wichtigkeit korrigierender Erfahrungen vertrat, von der amerikanischen Ich-Psychologie nicht nur deshalb abgelehnt wurde, weil er eine manipulierende Technik entwickelt hatte, sondern auch weil er den Stellenwert der Einsicht einschränkte. In den USA hat Loewald (1960, 1988) die Erfahrungen in der Beziehung zum Therapeuten wieder betont.

Zwanghaften Therapeuten fällt es schwer, sich in Menschen hineinzuversetzen, bei denen Gefühle eine größere Rolle spielen. *Solche Menschen beurteilen sie von außen.* Da Rationalität für den zwanghaften Therapeuten einen hohen Wert darstellt, kann es sein, dass er Menschen, die weniger rational gesteuert sind, verachtet. Der zwanghaft strukturierte Therapeut neigt zu der auf Platon zurückgehenden Auffassung, es gebe einen *idealen Menschen*, genauer: eine *Idee vom Menschen*, die unvollkommen verwirklicht wird. Entsprechend gibt von einem bestimmten Sachverhalt nur *eine* »richtige« Auffassung. Dass verschiedene

Menschen in der Beurteilung einer Situation zu unterschiedlichen Auffassungen kommen können, kann der Zwanghafte schwer begreifen. Für ihn gibt es nur einen objektiven Standpunkt, nämlich den, den er selbst einnimmt, wobei er nicht berücksichtigt, dass verschiedene Menschen verschiedene Standpunkte einnehmen können, aus denen sich unterschiedliche Perspektiven ergeben.

Die Vorstellung, es gebe eine »richtige« Persönlichkeitsstruktur, auf die hin Patienten sich entwickeln sollen, der so genannte »genitale Charakter«, kommt den Vorstellungen zwanghafter Therapeuten vom Menschen entgegen. Dass eine differenzierte westliche Industriegesellschaft Menschen mit ganz unterschiedlichen Persönlichkeitsstrukturen braucht, weil die Aufgaben verschiedener Berufe unterschiedliche Strukturen erfordern, akzeptieren sie schwer.

Phobisch strukturierte Therapeuten haben ein Bild vom Menschen, das einer paradiesischen Vorstellung entspricht. Im Paradies der jüdisch-christlichen Religion gab es keine Aggressivität. Adam, Eva und die Tiere lebten in friedlicher Harmonie zusammen. Man muss sich, meint der phobisch Strukturierte, vertragen können. Wenn es Interessenkonflikte gibt, können sie gelöst werden und zwar so, dass am Ende alle zufrieden sind. (Nach dem Zweiten Weltkrieg gab es in Deutschland eine aus den USA kommende Sekte, die sich »moralische Aufrüstung« nannte. Ein Theaterstück, das von Mitgliedern dieser Sekte aufgeführt wurde, endete damit, dass sich am Ende Arbeiter und Arbeitgeber in den Armen lagen. Diese Sekte hatte eine Zeit lang großen Erfolg. Nach dem Zweiten Weltkrieg hatte man jede Art aggressiver Auseinandersetzung satt. (Das ist übrigens ein Hinweis darauf, dass die Bewertung von Aggressivität nicht *nur* vom Charakter abhängt.) Für phobisch strukturierte Menschen ist also Harmonie wichtig, weil Aggressivität, ähnlich wie für Zwanghafte, Willkür und Destruktivität bedeutet. Da die Fähigkeit Harmonie herzustellen für phobisch strukturierte Therapeuten einen hohen Wert darstellt, sollen aus der Therapie Menschen hervorgehen, die harmonische Beziehungen herstellen können. Auf das Durchsetzen eigener Interessen sollen sie verzichten, wenn das die Beziehungen stört.

Für *kontraphobische Therapeuten* stellt Mut einen hohen Wert dar. Menschen sollen Risiken eingehen und damit ihren Mut beweisen. Letztlich geht es aber in Beziehungen wieder darum, dass am Ende Harmonie hergestellt wird. Der Sieger wird vom Besiegten anerkannt. Es herrscht »Fair Play«.

Das Menschenbild *phallisch-narzisstischer Therapeuten* ist durch Geschlechts*unterschiede* geprägt. Weniger wichtig sind Eigenschaften, die bei beiden Geschlechtern vorkommen. Für phallisch-narzisstische Therapeuten soll ein

Mann männlich sein. Für männlich identifizierte phallisch-narzisstische Therapeutinnen soll eine Frau Eigenschaften haben, die sonst Männern zugeschrieben werden und in der Gesellschaft positiv eingeschätzt sind. Für eine phallisch-narzisstische Therapeutin, die mit dem klassischen Frauenbild identifiziert ist, soll eine Frau diesem Bild entsprechen. Zwischen männlichen Therapeuten und einem männlichen Patienten entwickelt sich leicht eine Vater-Sohn-Beziehung, in der der Vater aus dem Sohn einen »Mann« machen will. Gleichzeitig besteht aber ein Rivalitätsverhältnis, wo der Therapeut anstrebt zu verhindern, dass der Patient ihm als Rivale gefährlich werden kann.

An der klassischen Frauenrolle orientierte Therapeutinnen phallisch-narzisstischen Typs möchten aus einer Patientin eine attraktive Frau machen – und aus einem Patienten einen Mann, der attraktive Frauen anerkennt und bewundert. Entsprechend möchten solche phallisch-narzisstische Therapeuten ihre Patientinnen zu Frauen machen, die einem komplementären *Gegenbild des Mannes* entsprechen.

In unserer heutigen Gesellschaft sind, was die Einschätzung von Männern und Frauen angeht, zwei gegensätzliche Strömungen zu beobachten: Einerseits werden erbgenetisch bedingte Geschlechtsunterschiede unter Hinweis auf die Evolutionstheorie betont, andererseits gleichen sich Männer und Frauen in ihrem Verhalten zunehmend an. Das äußert sich darin, dass Frauen Berufe und Sportarten für sich entdecken und übernehmen, die früher Männern vorbehalten waren. Kinderbetreuung und Kindererziehung werden mehr als früher zwischen Männern und Frauen aufgeteilt. Eine Frau kann einen Beruf ergreifen, der früher zu den Männerberufen gehörte, ohne männlich identifiziert zu sein. Andererseits gibt es auch heute noch Berufe, wo die Männer, und solche, wo die Frauen überwiegen, bei gleichen Zugangsmöglichkeiten für Männer und Frauen. Es gibt noch heute weniger Ingenieurinnen als Psychologinnen und weniger Krankenpfleger als Krankenschwestern. Ärztinnen und Psychotherapeutinnen sind schon in der Mehrheit, wenn man vom prozentualen Anteil von Frauen im Medizinstudium bzw. in der Psychotherapie-Fortbildung ausgeht. Später sind, in den verschiedenen medizinischen Fächern, große Unterschiede im Anteil von Männern und Frauen zu finden.

Welche Vorstellung Männer und Frauen davon haben, wie Männer und Frauen sein sollten, hängt auch von spezifischen Erfahrungen ab. Meine Eltern haben beide als Ärzte gearbeitet. Meine Vorstellung von Frauen und Männern ist, vermute ich, deshalb anders als die eines Therapeuten, der in einer Familie mit klassischer Rollenverteilung zwischen Mann und Frau aufgewachsen ist.

Hysterische Therapeuten und Therapeutinnen vom ödipalen Typ richten ihr Augenmerk auf die Partnerinnen und Partner ihrer Patienten und Patientinnen. Man kann sagen, dass für sie zu einer Frau ein Mann und zu einem Mann eine Frau gehört. Zu ihrem Menschenbild gehört, dass sich jeder und jede einen Partner oder eine Partnerin wünscht. Dabei befindet er oder sie sich in Konkurrenz mit prospektiven Partnerinnen und Partnern ihrer Patientinnen und Patienten, die das ebenfalls wünschen. Während sich phallisch-narzisstisch Strukturierte für Rangordnungen interessieren, womit sie die Vorstellung verbinden, dass ein jeder in einer Rangordnung einen oberen oder den obersten Platz einnehmen möchte oder sich darum bemühen sollte, geht es dem hysterisch Strukturierten vom ödipalen Typ darum, dass jemand bestrebt ist oder bestrebt sein sollte, unter mehreren in Frage kommenden *Partnern als der Beste oder die Beste* ausgewählt zu werden. Man könnte sagen, dass es sich bei der phallisch-narzisstischen Struktur um eine vertikale Akzentuierung handelt, bei der hysterischen Struktur vom ödipalen Typ um eine horizontale. Auf horizontaler Ebene entscheidet die Partnerin oder der Partner, allerdings unter Berücksichtigung der Rangordnung unter den Bewerbern oder Bewerberinnen, wen sie oder er vorzieht.

Im Ödipuskomplex *leugnet* ein Sohn, dass er als Kind mit erwachsenen Männern nicht in Allem konkurrieren kann, eine Tochter entsprechend. Die Wunschvorstellung im Märchen, ein Prinz werde kommen, um das arme Mädchen zu heiraten, ist eine weibliche ödipale Fantasie. Der Prinz steht höher als das arme Mädchen, sieht aber von diesem Unterschied ab. Männer müssen in Märchen und Sagen bestimmte Aufgaben erledigen, zum Beispiel einen Drachen töten. Dabei handelt es sich nicht um Aufgaben, die ein noch so tüchtiger Mensch aus eigenen Kräften bewältigen könnte. Zum Beispiel braucht der Anwärter auf die Hand einer Prinzessin ein Zauberschwert, dass ihm von einem Zauberer zur Verfügung gestellt wird, oder der Bewerber hat übermenschliche persönliche Gaben mitbekommen, weil er partiell überirdischer Herkunft ist wie Herkules.

Zu den Charaktereigenschaften, die das Menschenbild eines hysterisch Strukturierten vom ödipalen Typ ausmachen, gehört auch Spontaneität. Spontanes Handeln kann naiv sein und ins Unglück führen, wie zum Beispiel im Märchen vom *Hans im Glück*, der auf alle Angebote »spontan« eingeht und alles verliert. Spontanes Verhalten kann aber auch glücklich ausgehen.

Im erwünschten Menschenbild des hysterisch strukturierten Therapeuten vom ödipalen Typ kommen Charakterzüge vor, die etwas damit zu tun haben, dass jemand intuitiv zugreift und das Schicksal beim Schopfe fasst. Ähnlich wie zwanghafte Therapeuten ihre Patienten zu überlegten Handeln bringen möchten, wollen hysterisch strukturierte Therapeuten das Gegenteil erreichen: Mehr Spontaneität ist gewünscht. Es kann aber auch sein, dass ein zwanghafter Patient oder eine zwanghafte Patientin umgekehrt vom Therapeuten oder der Therapeutin als jemand geschätzt wird, der spontanes Handeln eindämmt. Entsprechend tun sich ja auch hysterisch und zwanghaft strukturierte oft in privaten und beruflichen Partnerschaften zusammen. Sie finden jeweils das komplementäre Gegenteil attraktiv und nützlich.

Therapieziele von Patient und Therapeut

Es ist Aufgabe des Therapeuten bei der Indikationsstellung, seine eigenen langfristigen, mittelfristigen und kurzfristigen Ziele mit denen des Patienten zu vergleichen. Sie stimmen oft nicht überein. Das habe ich bereits im Kapitel »Über-Ich und Ich-Ideal« angesprochen. Langfristig gesetzte Ziele beziehen sich auf den gesamten Behandlungserfolg, mittelfristige auf Ziele, die auf dem Weg dorthin erreicht werden sollen. Kurzfristige Ziele beziehen sich auf den Erfolg einzelner Interventionen oder einer Stunde. Man spricht von »guten Stunden«, in denen die Therapie vorwärtsgegangen ist, auch wenn das an der Symptomatik des Patienten noch nichts ändern konnte. Vom Patienten kann es als Erfolg empfunden werden, und er kann sich nach der Stunde besser fühlen, wenn es ihm gelungen ist, das Entstehen oder das Wirksamwerden schmerzlicher Erkenntnisse zu verhindern, die den Fortgang der Therapie gefördert hätten. Der Patient ist »noch einmal davongekommen« und fühlt sich deshalb besser. Es kann auch sein, dass er dem Therapeuten keinen Erfolg gönnt und sich freut, weil er dessen Erfolg verhindert hat.

Wenn es um mittelfristige Ziele geht, besteht eine Diskrepanz zwischen den Wünschen des Patienten und den Wünschen des Therapeuten oft darin, dass die Wünsche des Therapeuten auf Zwischenschritte gerichtet sind, von denen er annimmt, das sie sich langfristig »auszahlen« werden, ohne dass der Patient das wissen oder einsehen kann.

Ebenso können sich langfristige Ziele von Therapeut und Patient unterscheiden. Ein Patient kann ausschließlich wünschen, dass sich die Symptome verändern. Psychoanalytische Therapien sind aber mit Persönlichkeitsentwicklung verbunden. Vielleicht fühlt der Patient sich, abgesehen von den Symptomen, ganz in Ordnung. Vielleicht hat er Schwierigkeiten in seinen Beziehungen und bei der Arbeit, empfindet sie aber als »normal« und kann sich nicht vorstellen, daran etwas zu ändern. Zwar liegt eine Persönlichkeitsentwicklung schon insofern im Interesse des Patienten, als sie Veränderungen der Symptomatik bewirken kann. Auch schützt sie den Patienten davor, dass Symptome wieder auftreten. Manche an sich positive Veränderungen der Persönlichkeit wären dem Patienten aber unwillkommen; zum Beispiel, weil sie ihn vor Entscheidungen stellen würden. Es kann dabei um Entscheidungen im privaten und im beruflichen Bereich gehen, etwa um die Beendigung einer Partnerschaft, um einen Stellenwechsel oder einen Berufswechsel. Manchmal gibt eine Selbstschilderung des Patienten Auskunft über das, was er an seinem Erleben und Verhalten geändert sehen möchte und was nicht.

Der Umgang mit Zielen unterscheidet sich bei Therapeuten nach ihrer Schulenzugehörigkeit, aber auch aufgrund ihres Charakters. Darauf will ich hier eingehen. *Schizoid strukturierte Therapeuten* neigen wenig dazu, Therapieziele mit einem Patienten auszuhandeln. Ihre eigenen Therapieziele werden durch ihr Menschenbild mitbestimmt, das utopische Züge haben kann. Manchmal setzen schizoid strukturierte Therapeuten fälschlicherweise voraus, dass ein Patient, mit dem sie sich gut verstehen, auch in den Therapiezielen mit ihnen übereinstimmt. Darüber müsse nicht gesprochen werden. Patient oder Patientin sollen dem idealen Menschen, dem idealen Mann oder der idealen Frau, wie der schizoid strukturierte Therapeut sie sich vorstellt, näher kommen. Zwar wissen schizoid strukturierte Therapeuten meist, dass ihr utopisches Menschenbild nicht annähernd erreicht werden kann. Es fehlt aber die Vorstellung, *dass ihr Patient ein anderes Menschenbild haben könnte*, dem er nachstrebt und das auch seine Berechtigung hat. Mit kurz- und mittelfristigen Therapiezielen gehen schizoid strukturierte Therapeuten meist zweckmäßig um. Das Erreichen dieser Therapieziele kann aber durch ein Vernachlässigen wesentlicher Details verhindert werden, die Beachtung finden müssten. Auch sind die Schritte oft zu groß, die der schizoid strukturierte Therapeut seinem Patienten zumuten möchte. In einer erfolgreichen Therapie beziehen sich ja viele Schritte des Patienten auf den Umgang mit konkreten, kleinen Alltagsereignissen. Der Fortschritt läuft auch über die Details. Über Details sehen schizoid strukturierte Therapeuten oft hinweg.

Narzisstisch strukturierte Therapeuten können für ihre Patienten Menschenbilder bereithalten, die von dem Menschenbild abweichen, dem sie selbst nachstreben. Das hängt damit zusammen, dass sie sich selbst und ihre Patientinnen und Patienten auf unterschiedlichen Ebenen sehen. Kurz- und mittelfristige

Ziele werden von narzisstisch strukturierten Therapeuten meist in zweckmäßiger Weise angestrebt. Dass narzisstisch strukturierte Therapeuten ihre Patienten nicht als Personen akzeptieren, die ihnen gleichwertig sind, muss den technischen Umgang mit ihnen nicht beeinträchtigen. Narzisstisch strukturierte Therapeuten überfordern ihre Patienten oft weniger als schizoid strukturierte das tun, weil sie davon ausgehen, dass Ziele, die ihnen zu wenig wären, für die Patienten gut genug sind. Der *Therapieerfolg* hängt aber mit davon ab, wie weit es dem narzisstisch strukturierten Therapeuten gelingt, seine Patienten darüber zu täuschen, wie er sie im Vergleich zu sich selber einschätzt.

Depressiv strukturierte Therapeuten wollen den Patienten oft mehr *Genuss* verschaffen, als sie sich selbst gönnen. Während ihre Persönlichkeitsstruktur ihnen wenig Raum dafür lässt, können sie sich per altruistischer Abtretung mit den Patienten freuen, wenn die etwas genießen. Die Ziele, die ein depressiv strukturierter Therapeut für seine Patienten verfolgt, können durchaus auf persönliches Glück ausgerichtet sein, während die depressiv strukturierten Therapeuten für ihr eigenes Leben meist Pflichterfüllung in den Vordergrund stellen. Sie wollen für andere da sein und fühlen sich dazu verpflichtet. Da sie ihren Patienten nichts Unangenehmes zumuten mögen, sind sie mit dem Wunsch eines Patienten, Unangenehmes zu vermeiden, oft dysfunktional einig. Manchmal gibt es in ihnen einen Konflikt zwischen dem, was sie ihren Patienten zumuten möchten, und dem, wovon sie wissen, dass sie es dem Patienten »eigentlich« zumuten müssten, damit die Therapie vorangeht. Sie selbst sind meist bereit, viel Unangenehmes auf sich zu nehmen, damit es dem Patienten gut geht.

Die Pflichterfüllung *zwanghafter Therapeuten* besteht im Befolgen von Regeln. Eine bestimmte therapeutische Technik, von der ein zwanghafter Therapeut überzeugt ist, muss umgesetzt werden. Die Behandlungsziele ergeben sich aus den Regeln der therapeutischen Schule, der ein zwanghafter Patient angehört – soweit er mit ihnen identifiziert ist. Damit es dem Patienten schlussendlich besser geht, muss ihm während der Therapie Manches zugemutet werden. Das sollte der Patient vernünftigerweise auf sich nehmen, wie überhaupt zum Menschenbild des zwanghaften Therapeuten Vernünftigkeit gehört. Diskrepanzen zwischen den eigenen therapeutischen Zielen und denen des Patienten kann ein zwanghafter Therapeut *durch Aushandeln beseitigen* wollen. Dabei geht es nicht wirklich darum, einen Kompromiss zwischen divergenten, aber gleichberechtigten Zielen zu finden. Dem Patienten soll abgehandelt werden, dass er sich den »richtigen« Zielen des Therapeuten so weit es geht annähert, um wenigstens ein einigermaßen vernünftiger Mensch zu werden. Dann nähert er sich dem Menschenbild des zwanghaften Therapeuten an.

Das Menschenbild eines *phobisch strukturierten Therapeuten* hat viel mit Harmonie zu tun, die in der Beziehung zwischen Patient und Therapeut herrschen soll, aber auch in den Beziehungen des Patienten außerhalb der therapeutischen Dyade. Gleich ob sich der phobisch strukturierte Therapeut selbst in der Position eines steuernden Objekts befindet oder ob er sich in der Stunde durch den Patienten leiten lässt: langfristiges Ziel ist, dass der Patient die Harmonie, die der Therapeut in der Stunde anstrebt, auch im Leben außerhalb der Therapie verwirklichen soll. Tendenzen des Patienten, Unannehmlichkeiten in der Therapie auszuweichen, unterstützt ein phobisch strukturierter Therapeut unter Umständen deshalb, weil es zu seinem eigenen Lebensstil gehört, Konflikten auszuweichen und er das als empfehlenswerte Verhaltensweise sieht, die er auch seinen Patienten vermitteln möchte. Da gibt es natürlich Konflikte zwischen dem, was der phobisch strukturierter Therapeut als *zweckmäßig* gelernt hat und auch ansieht, und dem, was seine *Persönlichkeit* nahelegt. Wie depressiv strukturierte Therapeuten konfrontieren phobisch strukturierte ungern, wenn sie meinen, dass es die Harmonie in der Beziehung stören könnte. Das behindert sie beim Erreichen kurz- und mittelfristiger Ziele, und damit auch der langfristigen. Zielkonflikte sollen latent bleiben und werden nicht ausgetragen. Es kann auch sein, dass der phobisch strukturierte Therapeut die eigenen Ziele des Patienten stärker berücksichtigt als andere. Dann kann es sein, dass er sein eigenes Menschenbild infrage stellt. Er lässt sich von einem Patienten, der sich ihm gegenüber in der Position des steuernden Objekts befindet, gleichsam missionieren.

Kontraphobisch strukturierte Therapeuten verhalten sich spiegelbildlich. Ihr Menschenbild hat viel mit Abenteuer und Risiko zu tun. Entsprechend verhalten sie sich auch in der Stunde, und Entsprechendes legen sie ihren Patienten nahe. Haben Risiken, die der Patient eingegangen ist, zu unliebsamen Folgen geführt oder zu veritablen Katastrophen, kann es sein, dass der kontraphobisch strukturierte Therapeut in die Position des phobisch Strukturierten kippt und, jedenfalls eine Zeit lang, Vorsicht walten lässt und Vorsicht energisch propagiert.

Phallisch-narzisstische Therapeuten und Therapeutinnen werden in ihren Therapiezielen dadurch beeinflusst, dass Geschlechtseigenschaften im Zentrum ihres Interesses stehen. Sie sehen es vorrangig als ihre therapeutische Aufgabe an, die Entwicklung männlicher oder weiblicher Eigenschaften bei ihren Patienten und Patientinnen zu fördern. Menschliche Qualitäten, die nicht ausgesprochen geschlechtsspezifisch sind wie Initiative, Geduld, Durchhaltevermögen und Toleranz, können dann zu kurz kommen. Wird in einer Stunde eine Problematik angeschnitten, zu der neben dem, was mit Geschlechtseigenschaften zusammen hängt, noch anderes Wichtiges gehört, kann es sein, dass diese anderen Aspekte vernachlässigt werden. Auch mittelfristige Ziele werden danach bewertet, ob sie mit Geschlechtseigenschaften positiv zusammenhängen.

Phallisch-narzisstische Therapeutinnen, die mit der klassischen weiblichen Rolle identifiziert sind, fördern in ihren Patientinnen die entsprechenden Geschlechtseigenschaften und versuchen, die Entwicklung ihrer männlichen Patienten so zu beeinflussen, dass sie eine zu Frauen in der klassischen weiblichen Rolle komplementäre Position einnehmen.

Hysterisch strukturierte Therapeuten und Therapeutinnen vom ödipalen Typ neigen zur Inszenierung des ödipalen Dreiecks, in dem sie eine Elternrolle oder eine Kindrolle einnehmen können. Zum Lebensglück eines Patienten gehört es aus ihrer Sicht, das er im Kampf um eine Partnerin oder einen Partner Sieger bleibt. Mit einer solchen Einstellung können Patienten und Patientinnen, die von ihrem Leben und dessen Zielen andere Vorstellungen haben, nicht viel anfangen. In einer Kindrolle rivalisieren mit sie mit dem Partner einer Patientin, den sie in der ödipalen Vaterrolle sehen. Befinden sie sich selbst in einer Vaterrolle, möchten sie vermeiden, dass ihre Beziehung zu der Patientin, die sich dann in einer Kindrolle befindet, durch einen Dritten gefährdet oder eingeschränkt wird, besonders nicht durch den Partner der Patientin. Der kann sich zum Beispiel in der Rolle eines Lehrers befinden, mit dem die Patientin umgeht. Die Zielsetzungen hysterisch strukturierte Therapeuten und Therapeutinnen werden, wie auch bei anderen Strukturen, durch Ideologisierung eigener Charaktermerkmale beeinflusst. Zu denen gehört bei der hysterischen Struktur vom ödipalen Typ eine Neigung zu unreflektiertem Verhalten. Menschen sollen möglichst »spontan« reagieren, ohne lange zu überlegen. Die zwanghafte Charakterstruktur liefert ein Gegenbild, mit ihrem Wunsch nach Absicherung und dem Verzögern von Entscheidungen.

In den 1970er Jahren wurde in der Psychotherapie die hysterische Charakterstruktur sehr positiv bewertet. Reflexion und geplantes Handeln wurden, vor allem im Bereich der humanistischen Therapieverfahren, abwertend als »Brain Fucking« bezeichnet. Trifft ein hysterisch strukturierter Therapeut, der seinen eigenen Charakter idealisiert und ideologisiert, auf einen zwanghaften Patienten, der sich so verhält, kann es heftige Auseinandersetzungen geben. Ähnlich wie in privaten Beziehungen zwischen hysterischen und zwanghaft strukturierten Menschen kann es mit der Zeit zur gegenseitigen Angleichung kommen, aber auch zur Trennung.

Ziele und Ergebnisse

Idealerweise treffen sich Patient und Therapeut in ihren Einschätzungen, wann es an der Zeit sei, eine Therapie zu beenden. Sie kommen überein, dass die Ziele erreicht sind. Die Ziele müssen nicht gleich sein, sie müssen nur erreicht sein. Im Rahmen eines Katamnesenprojekts gab Westenberger-Breuer (1977) einen Überblick über die vielen Definitionen der Ziele einer Psychoanalyse. Mehr Einigkeit ist seither kaum erreicht worden. Selbst wenn sich Psychoanalytiker in einem bestimmten Zielkriterium einig sind, hat dieses Kriterium bei den Einzelnen oft unterschiedliches Gewicht. Im Zusammenhang mit der Beendigung einer Therapie kann man fragen, was noch als krank und was schon als gesund anzusehen ist. Diese Frage stellt sich das erste Mal in einer Therapie, wenn es um die Indikationsstellung geht. Bei der Indikationsstellung muss man sich fragen, ob die Krankheitssymptome schwer genug sind, um eine Therapie zu rechtfertigen, und wie sie beeinflusst werden können. Am Ende einer Therapie tritt die Frage in den Vordergrund, ob noch Krankheitssymptome bestehen, die eine Fortführung der Therapie erfordern oder rechtfertigen. Bei vielen Therapien wird nicht Symptomfreiheit, sondern nur Symptombesserung erreicht. In diesem Zusammenhang sollte daran gedacht werden, dass ein Leben lang völlig symptomfreie Menschen selten sind. Viele Symptome sind subklinisch; das heißt, sie sind vorhanden, haben aber keinen Krankheitswert. Psychisch verursachte Symptome sind ein Ergebnis des Umgangs unserer Psyche mit Konflikten. Sie gelten als Zeichen für eine Schwäche des Ichs, relativ zur Aufgabe. Niemand verfügt über ein Ich, das *in jeder Situation* Symptome vermeiden könnte.

Sind Charakterzüge stark ausgeprägt, kann man von Charaktersymptomen sprechen. Was als Charakterzug und was als Charaktersymptom aufgefasst wird, hängt von den Werten und Normen einer Kultur ab. Auch dafür, was als Realangst bezeichnet werden kann und wann Angst als Symptom einzuordnen ist, gibt es *keine kulturunabhängigen Kriterien.* Wenn ein Patient und Therapeut aus verschiedenen Kulturen stammen, kann das erhebliche Konflikte zwischen den Zielen eines Therapeuten und denen eines Patienten hervorrufen.

Was als krankheitswertiges Symptom angesehen wird, variiert in der organischen Medizin über die Zeit. Als ich mein Medizinstudium in den 1950er Jahren begann, sprach man vom so genannten Erfordernishochdruck. Das heißt, man hatte die Vorstellung, dass bei alten Leuten der Widerstand in den Blutgefäßen ansteigt, so dass die gleiche Blutmenge wie bei jungen Leuten nur durchfließenden kann, wenn der Druck erhöht wird: Ein höherer Druck sei also *erforderlich*. Deshalb wurden systolische Blutdruckwerte nach der Formel: 100 plus Lebensalter toleriert. Ein Sechzigjähriger »durfte« einen systolischen Blutdruck von 160 haben. Heute verfügen wir über besser wirksame Medikamente. Sie ermöglichen, den Blutdruck zuverlässig zu senken. Dabei hat sich gezeigt, dass alte Leute mit einem niedrigeren Blutdruck zurechtkommen, als man angenommen hatte. Sie leben dann auch länger, weil sie seltener Herzinfarkte oder Schlaganfälle bekommen. Weil die als normal angesehenen Blutdruckwerte heute niedriger liegen, gibt es heute mehr Menschen als früher, die als Kranke mit behandlungsbedürftigem Bluthochdruck eingeordnet werden.

Immer, wenn es um Normalität geht, sind Idealnorm und Durchschnittsnorm zu unterscheiden. Für den Blutdruck hat man eine neue Idealnorm vereinbart, die darin besteht, dass alte Menschen einen Blutdruck haben sollten, der in seinem systolischen Wert 140 mm Quecksilber nicht überschreitet. Die Durchschnittsnorm liegt höher. Die Idealnorm in Bezug auf Zahnkaries wäre ein kariesfreies Gebiss. Der Durchschnittsnorm entspricht, dass mehrere Zähne kariös werden. Die Unterscheidung zwischen Idealnorm und Durchschnittsnorm ist auch in der Psychotherapie wichtig.

Manche Therapeuten wollen einen idealen Menschen als Ergebnis ihrer Therapie, und manche Patienten wollen ideale Menschen werden. Ein idealer Mensch hätte keine Symptome, im Sinne von Krankheitssymptomen, aber auch im Sinne von Charaktersymptomen. Die Kriterien variieren aber, nicht nur transkulturell, sondern auch zwischen verschiedenen Gesellschaftsschichten; innerhalb einer Gesellschaftsschicht für verschiedene Berufe, für verschiedene Altersstufen, zwischen Männern und Frauen und über die Zeit. Ein praktikables Kriterium für die Beendigung einer Therapie könnte sein, dass weitere mögliche Veränderungen für den Patienten den Aufwand nicht mehr rechtfertigen. Dieses Kriterium ist problematisch, weil ein Patient zu dieser Einschätzung kommen kann, wenn er etwas fürchtet, das in der Therapie ansteht. Tatsächlich wäre er mit dem Ergebnis weiterer therapeutischer Arbeit zufrieden *und er würde den Aufwand nachträglich für gerechtfertigt halten.*

Therapeuten unterscheiden sich darin, wie sie mit einer Diskrepanz zwischen ihren eigenen Behandlungszielen und dem tatsächlich Erreichten umgehen, je nach Charakter. Für *schizoid strukturierte Therapeuten* ist der Weg das Ziel. Psychoanalytische Therapien haben für sie einen intrinsischen Wert, der nicht nur von den Ergebnissen abhängt. Schizoid strukturierte Therapeuten sind es gewohnt, dass ihre Idealvorstellungen von der Realität abweichen. Das gilt auch für die Behandlungsziele. Der Patient macht in der Therapie wichtige Erfahrungen. Wenn er am Ende hier und da noch Probleme hat, muss das sein Behandlungsergebnis aus der Sicht des schizoid strukturierten Therapeuten nicht schmälern. Für den ist eine Arbeit mit Menschen wichtig, weil der Patient und Therapeut *innere Fortschritte* machen. Ob sich das beim Patienten in der Lebenspraxis auswirkt, ist nicht entscheidend. »Idealerweise« ist sich der schizoid strukturierte Therapeut mit seinem Patienten darin *einig*, dass es auf gewisse praktische Dinge nicht ankommt.

Narzisstisch strukturierte Therapeuten können schon zufrieden sein, wenn sich ihre heilenden Fähigkeiten im Verlaufe der Therapie gezeigt haben. Ist nur ein Teilergebnis erreicht worden, liegt das am Patienten, dessen Ressourcen nicht ausgereicht haben, um alle Chancen zu nutzen, die der Therapeut ihm bot. So können Abweichungen zwischen idealen Behandlungszielen und der Realität des Ergebnisses ertragen werden. Ab einer gewissen Schwelle der Diskrepanz zwischen Ziel und Ergebnis wird der Patient entwertet. Zu einer kritischen Analyse des eigenen Verhaltens in der Therapie kommt es bei einem narzisstisch strukturierten Therapeuten eher selten.

Depressiv strukturierte Therapeuten geben sich im Unterschied zu narzisstisch strukturierten Therapeuten selbst die Schuld, wenn Therapieziele nicht erreicht wurden. Sie hätten sich mehr einsetzen und mehr Kompetenz haben müssen. Im Unterschied zu schizoid oder auch narzisstisch strukturierten Therapeuten geht es ihnen aber um das Erreichen *konkreter Ziele* in der Therapie einer Person. Depressiv strukturierte Therapeuten können sich leicht eine falsche Indikationsstellung vorwerfen. Zum Beispiel wäre, meinen sie, eine stationäre Therapie zur Einleitung der Behandlung besser gewesen. Die Gesamtverantwortung für die Behandlung schieben sie aber nicht ab. *Sie übernehmen auch dort Verantwortung, wo ihnen keine zukommt.* In diesem Zusammenhang ist zu beachten, dass depressiv Strukturierte oft von frei flottierenden Schuldgefühlen geplagt sind. Es bedeutet für sie eine Entlastung, wenn sich die Schuldgefühle an etwas Konkretes heften können. Das macht sie erträglicher.

Zwanghaft strukturierte Therapeuten haben mit einer Diskrepanz zwischen Ziel und Ergebnis große Probleme. Sie haben, wenn eine Therapie anders ausläuft als von ihnen geplant, mit ihrer Prognose *nicht Recht behalten*. Das können zwanghafte Therapeuten schwer verkraften, weil es für sie wichtig ist, Recht zu haben und zu behalten. Zum anderen streben sie eine Vollständigkeit des Ergebnisses jeder Arbeit an. Werden Ziele nicht erreicht, ist das Ergebnis nicht vollständig. Mit einer Diskrepanz zwischen Ziel und Ergebnis geht es den zwanghaft strukturierten Therapeuten besser, wenn sie Gründe dafür finden, für das Ergebnis nicht verantwortlich zu sein. Solche Gründe finden sie nicht leicht, weil sie ja von sich verlangen, alles zu erkennen und zu berücksichtigen, die Pathologie eines Patienten, seine Ressourcen und seine Lebensumstände – um daraus eine zutreffende Indikation mit erreichbaren Behandlungszielen abzuleiten. Entlastend wirkt es, wenn es ihnen gelingt, das Ertragen eines Misserfolges als Leistung zu definieren: »Jeder Mensch macht Fehler, das weiß ich, und dass ich das akzeptiere, ist eine Leistung, auf die ich mit Recht stolz sein kann.«

Phobisch strukturierte Therapeuten freuen sich, wenn sie auf eine gute Zusammenarbeit mit dem Patienten zurückblicken können, auch wenn nur Teilerfolge erreicht wurden. Die Therapieergebnisse können aber von einer Fortdauer der Beziehung zum Therapeuten abhängen, nämlich dann, wenn der Therapeut für den Patienten in der Rolle eines steuernden Objekt verblieben ist und die Verantwortung für dessen Wohlergehen nicht an den Patienten zurückdelegiert hat. Wird die Therapie beendet, kann es dann zu Rückfällen kommen. Oft antizipieren das die Patienten solcher Therapeuten, weshalb eine Angstsymptomatik am Ende der Therapie wieder auftritt oder sich verstärkt. Gelingt es dem Patienten, eine fortdauernde Verbindung zum Therapeuten zu fantasieren, zum Beispiel in Form eines Dialogs mit dem inneren Objekt Therapeut, das in der Therapie entstanden ist und erhalten bleibt, kann das Ergebnis stabil bleiben, die virtuelle Kommunikation mit dem Therapeuten reicht aus. Das Ergebnis ist allerdings weniger stabil, als wenn der Patient die Verantwortung für sich selbst voll übernommen hätte.

Erkennt der phobisch strukturierte Therapeut eine Diskrepanz zwischen Zielen und Ergebnissen, führt das oft auch zum Versuch einer Verlängerung oder Wiederaufnahme der Therapie. Hat der Therapeut erkannt, dass aufkommende Probleme mit dem unterlassenen Zurückdelegieren von Verantwortung zusammenhängen und zieht er daraus die Konsequenz, das in weiterer Therapie nachzuholen, können die Therapieziele doch noch erreicht werden.

Kontraphobische Therapeuten, für die eine Therapie eine gemeinsame Abenteuerreise bedeutet, die den Patienten damit aber überfordern, können in die phobische Position kippen, wenn Rückschläge auftreten oder am geplanten Ende einer Therapie noch eine krankheitswertige Symptomatik besteht. Aus dieser Position heraus reagieren sie dann überängstlich. Konnte sich der Therapeut an die Ressourcen des Patienten adaptieren, kann das Ergebnis dem Gewünschten entsprechen. Es besteht aber immer die Gefahr, dass der kontraphobisch strukturierte Therapeut die Selbstständigkeit des Patienten überschätzt. Dazu kommt es besonders dann, wenn der Patient gemerkt hat, dass Mut von Seiten des Therapeuten honoriert wird und ein Mangel an Mut zu abwertenden Reaktionen führt. Der Patient schönt dann die Berichte über sein Verhalten außerhalb der Stunde. Er erzählt von Situationen, in denen er sich mutig gezeigt hat, und umschifft im Diskurs die Situationen, wo das nicht der Fall war. Will der kontraphobische Therapeut die Therapie beenden, ruft das beim Patienten dann oft Angst hervor, die eine reale Basis hat: Dem Patienten fehlt es noch an Kompetenzen, was er vor dem Therapeuten verbergen konnte.

Phallisch-narzisstische Therapeuten und phallisch-narzisstische Therapeutinnen, die männlich identifiziert sind, erleben eine Diskrepanz zwischen Zielen und Ergebnissen als Misserfolg, der ihre therapeutische, als männlich empfundene Kompetenz infrage stellt. Einen Misserfolg werten sie als eine Art Kastration. Wenn sich ein Misserfolg abzeichnet, versuchen sie im günstigen Fall, eine richtige Entscheidung zu treffen, die sie doch noch als kompetent dastehen lässt. Das kann zum Beispiel die Einweisung des Patienten in eine kompetente Klinik sein. Es kann aber auch sein, dass sie den Patienten auf andere, für ihn weniger günstige Arten loswerden wollen, z. B. indem sie ihn als wider Erwarten nicht-therapierbar definieren. Eine phallisch-narzisstische Therapeutin, die mit der klassischen Frauenrolle identifiziert ist, macht die Beurteilung eines Therapieverlaufs davon abhängig, wie weit es gelang, eine »gute therapeutische Beziehung« herzustellen. Wenn der Patient gern zu den Therapiestunden gekommen ist, findet sie das schon einmal gut.

Ihre Definition einer guten therapeutischen Beziehung führt aber leicht dazu, dass aggressive Übertragungen sich nicht entwickeln können. Das wirkt sich auf die Ergebnisse aus. Kam es in der therapeutischen Beziehung auch zu Übertragungen negativen Inhalts und konnte die Therapeutin sie ertragen und bearbeiten, wird das Ergebnis besser sein, als es bei einem im Wesentlichen konfliktfreien Therapieverlauf der Fall gewesen wäre. Die Erinnerung an unangenehme Phasen der Therapie färbt aber die Beurteilung des Ergebnisses. Die Therapeutin ist damit weniger zufrieden als sie sein könnte.

Hysterisch strukturierte Therapeuten und Therapeutinnen vom ödipalen Typ geben sich oft mit einem pseudo-positiven Ergebnis zufrieden. Negative Aspekte des Therapieergebnisses werden ausgeblendet. Zu den negativen Ergebnissen kann zählen, dass eine Partnerschaftsbeziehung der Patientin oder des Patienten in die Brüche gegangen ist, weil Patientin oder Patient den Partner oder die Partnerin mit dem idealisierte Therapeuten oder der idealisierten Therapeutin verglichen haben und der Vergleich zu Gunsten des Therapeuten oder der Therapeutin ausgefallen ist. Das Bild vom Therapeuten oder der Therapeutin, der oder die immer zuhörte und seine oder ihre eigenen Interessen während der Stunde zurückstellte, hat oft auch die Vorstellung davon beeinflusst, wie ein Partner sein kann und sollte, besonders wenn außer Acht gelassen wurde, dass der Therapeut oder die Therapeutin sich in ihrem privaten Alltag vermutlich anders verhalten als in der Therapeutenrolle.

Hysterisch strukturierte Therapeuten und Therapeutinnen vom ödipalen Typ verhalten sich bezüglich der Therapieergebnisse spiegelbildlich zu den zwanghaften. Ein Ergebnis muss nicht vollständig sein. Oft werden wesentliche Elemente des Ergebnisses beim Beurteilen einer Therapie ausgeblendet. Als positiv erkannte Therapieergebnisse werden betont, als negativ erkannte bagatellisiert. Ist eine Partnerschaft der Patientin oder des Patienten in die Brüche gegangen, heißt es, der Partner oder die Partnerin habe nichts getaugt. Erfolge in anderen Bereichen werden kompensatorisch betont.

Effektivität und Effizienz

Effektivität kann mit Wirksamkeit übersetzt werden. Eine effektivere Therapie bewirkt mehr positive Veränderungen. Unter Effizienz versteht man das Verhältnis zwischen Aufwand und Wirkung. So ist bei einer Kurzzeittherapie der Aufwand, bezogen auf die erreichbaren Veränderungen, meist geringer als bei einer Langzeittherapie. Insgesamt kann durch eine Langzeittherapie aber meist mehr erreicht werden. Sie ist dann, aufs Ganze betrachtet, effektiver. Das konnte auch empirisch nachgewiesen werden. Eine viel zitierte schwedische Untersuchung von Sandell et al. (1999, 2001) hat gezeigt, dass lange Therapien in Bezug auf das Gesamtergebnis *effektiver* sind als kurze. Im Wesentlichen das gleiche Ergebnis hatte eine Metastudie von Leichsenring und Rabung (2008).

Vermutlich gibt es für jeden Patienten in jeder Lebenslage eine optimale Therapiedauer und eine optimale Stundenfrequenz. Beide hängen vom gewählten Verfahren und der Kompetenz des Therapeuten ab, von den Ressourcen des Patienten und seiner Lebenssituation. Welches Verfahren gewählt wird, hat auch mit der Persönlichkeitsstruktur des Therapeuten zu tun. Für *schizoid strukturierte Therapeuten* ist der Weg das Ziel. Wenn sie sich mit einem Patienten gut verstehen, möchten sie einen langen Weg mit ihm gemeinsam gehen. Das ermöglicht vor allem die klassische Analyse, wie sie in der Form von Lehranalysen, seltener in der Form von Patientenbehandlungen praktiziert wird. Fokussierende Verfahren liegen schizoid strukturierten Therapeuten wenig, weil sie sich durch den Fokus eingeengt fühlen. Sie bewegen sich gern in freundlichen Weiten, wie Balint (1968) das für die philobatische Persönlichkeit beschrieben hat.

Narzisstisch strukturierte Therapeuten legen Wert auf Effektivität, aber auch auf Effizienz. Dass man in einer Kurztherapie mit geringem zeitlichem Aufwand selektiv viel erreichen kann, zieht sie an. Es entspricht auch einer Fantasie vom großen Heiler, der mit geringem Aufwand viel bewirkt.

Depressiv strukturierte Therapeuten neigen zu langen Therapien, weil sie sich schwer trennen. Sie beginnen ungern eine Therapie, deren Ende abzusehen ist. Wird eine Therapie auf mehrere Jahre ausgelegt, fällt es depressiv strukturierten Therapeuten leichter, das bevorstehende Ende zu leugnen; d. h., dass sie vom Ende wissen, an das Ende aber »eigentlich« nicht glaubten. Das findet sich übrigens bei vielen, vielleicht bei den meisten *jungen Leuten* in Bezug auf das eigene Ende. Dass alle Menschen sterben müssen, wird gewusst, aber nicht in vollem Umfang und in den Konsequenzen geglaubt.

Zwanghafte Therapeuten neigen wegen ihres Wunsches nach Vollständigkeit zu langen Therapien oder zu schematischen Kurztherapien. Zu letzteren, weil sie festere Grenzen bieten, so dass der zwanghafte Therapeut weniger Gefahr läuft, seinem Hang zur dysfunktionalen Vollständigkeit zu verfallen, der ihm ja oft bekannt ist, ohne dass er immer etwas dagegen tun kann.

Phobisch strukturierte Therapeuten scheuen in der Therapie alle Aktivitäten, die sie in Konflikte mit ihren Patienten bringen können. Besonders scheuen sie das Konfrontieren. Machen sie den Patienten zum steuernden Objekt, passt nicht dazu, dass sie das Thema der Stunde durch Konfrontationen stärker mitbestimmen. Sind sie selber in der Position des steuernden Objekts, können sie sich mit einem solchen Vorgehen eher anfreunden. Das Konfrontieren liegt ihnen aber auch dann wenig, weil es die Harmonie zwischen ihnen und ihrem Patienten stören kann. Das kann zu langen Therapien fühlen, in denen vergleichsweise wenig geschieht, die wenig effektiv und wenig effizient sind.

Kontraphobisch strukturierte Therapeuten neigen zu einem »mutigen« Verhalten und damit zum Risiko. Es macht ihnen wenig aus, ihre Patienten zu konfrontieren. Machen sie damit aber schlechte Erfahrungen, kann es sein, dass sie in die phobische Position zurückfallen, die sie vorher kontraphobisch abgewehrt haben. Das kann die Therapien verlängern und ineffizienter machen.

Phallisch-narzisstisch strukturierte Therapeuten und phallisch-narzisstisch strukturierte Therapeutinnen, die männlich identifiziert sind, möchten kompetente, aber auch mutige Therapeuten sein. Mut und Risikobereitschaft sind für sie männliche Attribute. Sie wollen, dass man ihnen ein positiv bewertetes Verhalten zuschreibt oder zuerkennt, das sie mit männlichen Geschlechtseigenschaften in Verbindung bringen können. Sie möchten effektiv und effizient sein und passen deshalb die Länge ihrer Therapien den therapeutischen Erfordernissen meist besser an als depressiv, zwanghaft oder phobisch strukturierte Therapeuten. Es kann die Therapie aber verlängern, wenn zwischen Therapeut und Patient keine Einigkeit bezüglich des Stellenwerts der Geschlechtseigenschaften besteht, etwa dann, wenn der phallisch-narzisstische Therapeut Geschlechtseigenschaften im Vergleich zum Patienten sehr viel höher bewertet. In Kurzzeittherapien können phallisch-narzisstische Therapeuten und Therapeutinnen mit immer neuen Therapieanfängen rechnen. Zu Beginn einer Therapie geht es meist schneller voran als später. Patienten bewundern ihre Therapeuten zu Beginn einer Therapie oft mehr als später, wenn eine gewisse Routine eingekehrt ist. Das gilt für phallisch-narzisstische Therapeuten und phallisch-narzisstische männlich identifizierte Therapeutinnen, aber auch für solche Therapeutinnen, die mit der klassischen weiblichen Rolle identifiziert sind.

Letztere möchten als Frauen bewundert und anerkannt werden, aufgrund von Eigenschaften, die sie als geschlechtsspezifisch im Sinne der klassischen weiblichen Rolle ansehen, obwohl sie bei Männern und Frauen vorkommen, wie Einfühlungsvermögen, Fürsorglichkeit und Geduld. Da sie eine überwiegend rezeptive Einstellung als weibliche Geschlechtseigenschaft sehen, machen sie nicht gerne kurze Therapien, in denen sie aktiver eingreifen müssten.

Hysterisch strukturierte Therapeuten und Therapeutinnen vom ödipalen Typ sind in Manchem auf einer kindlichen Ebene stehengeblieben, was gewisse Ich-

Funktionen wie Frustrationstoleranz und Impulskontrolle betrifft, aber auch was Faszination durch Neues angeht. Weil sie durch Neues und deshalb auch durch neue Patienten fasziniert werden, machen sie gern kurze Therapien. Die kurze Therapiedauer ermöglicht es, einen Patienten bald durch einen anderen zu ersetzen, den sie neu kennenlernen können. Ihre Tendenz, das ödipale Dreieck zu inszenieren, macht sich in jeder Therapieform bemerkbar. Kurzzeitige Therapien werden von ihnen auch deshalb geschätzt, weil sie einen Sieg über den Partner einer Patientin oder die Partnerin eines Patienten in jeder Therapie wiederholen können.

Psychogene und somatogene Symptome

Im autobiografischen Roman *Les mots pour le dire* von Marie Cardinal (1975), in deutscher Übersetzung *Schattenmund*, kommt ein Psychoanalytiker vor, der sich für die körperliche Symptomatik der Icherzählerin, eine lang dauernde gynäkologische Blutung, nicht interessiert. Ihn interessiert nur das psychische Innenleben der Patientin. Ich glaube kaum, dass sich heutzutage, jedenfalls in Deutschland, ein Psychoanalytiker finden würde, der sich für ein gravierendes körperliches Symptom nicht interessiert. Die meisten würden auf *somatische Abklärung* dringen. Körperliche Symptome sind für manche Psychotherapeuten oft aber weniger von Interesse als psychische Symptome. Andere sind bezüglich der Beeinflussbarkeit körperliche Symptome überoptimistisch. Sie entwickeln gewagte Hypothesen bezüglich der Psychogenese oder gehen davon aus, dass alle Körpersymptome, für die bisher eine organische Ursache nicht gefunden worden ist, psychogen sind. Damit verfallen sie dem gleichen Irrtum wie die frühen Psychosomatiker, die zunächst alle Symptome, für die man keine somatische Erklärung hatte, für psychogen hielten; es gehe nur noch darum, die psychische Ursache zu finden. Heute weiß man mehr über somatische Ursachen.

Freilich machen somatisch orientierte Ärzte entsprechende Fehler: Sie gehen davon aus, dass die Entstehung eines Krankheitsbildes aufgeklärt sei, wenn sie eine somatische Ursache finden. Ein gutes Beispiel ist das Magengeschwür. Zu seiner Entstehung reicht der Helicobacter Pylori nicht aus, weil der Durchseuchungsgrad mit Helicobacter Pylori hoch ist und die Inzidenz von Magengeschwüren viel niedriger. Daraus ergibt sich natürlich die Frage, welche anderen

Faktoren wirksam sind, damit ein Magengeschwür entstehen kann. Darunter können psychische sein.

Für einige Psychotherapeuten fallen körperliche Symptome in einen anderen Zuständigkeitsbereich. Symptome, die auf einer somatischen Grundlage entstehen, können aber durch einen psychischen Faktor mitverursacht werden. Dieser psychische Faktor löst die Symptomatik erst aus oder bewirkt eine Verschlimmerung der Symptomatik. Das sieht man zum Beispiel auch beim so genannten endogenen Ekzem.

Eine gründliche somatische Untersuchung durch einen Arzt kann den Nicht-Arzt im Umgang mit den körperlichen Symptomen eines Patienten sicherer machen. Leider wird sie oft als lästige Formalie angesehen. Nicht alle *ärztlichen* Psychotherapeuten wissen in der somatischen Medizin so gut Bescheid, dass sie die somatische Verursachung oder Mitverursachung eines Syndroms von vornehierein ausschließen können. Ein Psychiater, der in einem psychiatrischen Krankenhaus arbeitet, wo die somatische Versorgung Nebenaufgabe der Psychiater ist, hat mit körperlichen Krankheiten mehr Erfahrung als ein Universitätspsychiater, der die körperliche Diagnostik von Spezialisten durchführen lässt und deren Vorschläge zur Behandlung übernimmt. Ideal wäre eine Zusammenarbeit zwischen Somatikern und Psychotherapeuten, die nicht nur darin besteht, dass die Aufgaben des jeweils anderen Fachgebiets einem entsprechend ausgebildeten Kollegen übertragen werden, sondern wo man sich über den Patienten und seine Behandlung austauscht.

Internisten suchen oft zu lange nach somatischen Problemen, wobei sie psychische Faktoren vernachlässigen. Aus Gesprächen mit Psychotherapeuten könnten Somatiker lernen, wann ein Konsil mit einem Psychotherapeuten nützlich wäre. Psychotherapeuten können zu einer zutreffenderen Einschätzung des Stellenwerts somatischer Diagnostik gelangen und mehr darüber erfahren, wie sich körperlich verursachte und mitverursachte Symptome unter Medikamenteneinfluss verändern können. Die Kooperation zwischen Somatikern und Psychotherapeuten wird oft durch organisatorische Probleme behindert. Zum Beispiel in einem Klinikum, wo es üblich ist, dass sich der Konsiliarius schriftlich äußert und die Vereinbarung eines Gesprächs umständlich und Zeit raubend ist, aber auch im ambulanten Bereich, wo bei vollem Wartezimmer des Somatikers meist nur kurze Telefonate möglich sind.

Wer ein Gespräch mit dem Konsiliarius für wichtig hält, wird es natürlich eher durchsetzen als jemand, dem es entbehrlich vorkommt.

Schizoid strukturierte Therapeuten sind meist wenig motiviert und auch wenig geübt, mehrere Faktoren gleichzeitig im Auge zu behalten. Sie neigen dazu, Phänomene »aus einem Punkte« (Goethes *Faust*, Schülerszene, Mephisto) erklären zu wollen. Als Somatiker vernachlässigen sie das Psychische, als Psychotherapeuten das Somatische.

Narzisstisch strukturierte Therapeuten fühlen sich oft gekränkt, wenn sie erkennen müssen, dass sie nicht über alle Kompetenzen verfügen, die für eine hinreichende Diagnostik erforderlich wären. Deshalb kann es geschehen, dass sie die Notwendigkeit einer somatischen Diagnostik ausblenden. Es kann aber auch sein, dass sie mit einem bestimmten Somatiker zusammenarbeiten, an den sie die somatische Diagnostik routinemäßig delegieren und den sie die somatische Therapie durchführen lassen. Psychotherapeuten, die nicht selber Ärzte sind, müssen bekanntlich den Krankenkassen und der Beihilfe einen Konsiliarbericht vorlegen, den ein Arzt verfasst hat. Das erspart einem narzisstisch strukturierten Therapeuten, eine Konsultation zu veranlassen. Er braucht nicht zu entscheiden, sondern muss sich nach den gesetzlichen Bestimmungen richten. Damit wird die Konsultation leicht zu einer Formalität. Der Inhalt des Konsiliarberichtes wird vom Psychotherapeuten diagnostisch nicht hinreichend berücksichtigt.

Depressiv strukturierte Therapeuten haben einerseits den Wunsch, »ganz« für ihre Patienten da zu sein, so dass sie es sich vorwerfen können, wenn sie nicht auch das Somatische für den Patienten erledigen können. Andererseits entlastet es sie, wenn sie die Verantwortung teilen können. Arbeiten sie mit einem Somatiker zusammen, kann es sein, dass sie ihn mehr beanspruchen als nötig. Der Somatiker soll sich so intensiv für den Patienten einsetzen, wie sie selber das tun.

Zwanghaft strukturierte Therapeuten legen Wert darauf, dass beim Patienten alle eventuell krankmachenden Faktoren berücksichtigt werden. Deshalb legen sie auch Wert auf eine ausführliche somatische Diagnostik. Andererseits mögen sie es nicht, wenn damit verbunden ist, dass der Somatiker einen Teil der Kontrolle über den Patienten übernimmt. Bildet sich der zwanghafte Therapeut eine feste Meinung über das Entstehen bestimmte Phänomene, kann es sein, dass er in rechthaberische Auseinandersetzungen mit dem Somatiker gerät, wenn der die Entstehung des gleichen Phänomens anders erklärt.

Phobisch strukturierte Therapeuten kommen mit Somatikern meist gut zurecht, wenn sie sich selbst in der Position eines steuernden Objekts befinden. Probleme gibt es meist nur, wenn ein Somatiker invasive diagnostische Eingriffe für nötig hält, die dem phobisch strukturierten Therapeuten zu riskant vorkommen. Befindet sich der Patient in der Rolle des steuernden Objekts, kann es sein, dass der phobisch strukturierte Therapeut an sich erforderliche konfrontierende Hinweise unterlässt, wenn der Patient es versäumt, eine Diagnostik durchführen zu lassen, die der Somatiker gut begründet für notwendig hält. Sie konfrontieren einen Patienten, der es versäumt, seine Medikamente regelmäßig zu nehmen und in der Stunde davon spricht, nicht mit dem Hinweis auf die hiermit verbundenen Probleme für seine Gesundheit, so dass der Patient meinen kann, der Therapeut halte die Medikamente nicht für wichtig.

Kontraphobisch strukturierte Therapeuten können krankheitswertige körperliche Symptome bagatellisieren. Der Patient soll sich nicht so haben, wenn körperliche Symptome auftreten. Das kann bewirken, dass die an sich erforderliche Diagnostik spät oder gar nicht erfolgt. Stellt sich nach einiger Zeit eine ernste körperliche Erkrankung heraus, kann es sein, dass der kontraphobisch strukturierte Therapeut ins Phobische kippt und global ängstlich reagiert.

Phallisch-narzisstische-Therapeuten und männlich identifizierte phallisch-narzisstische Therapeutinnen möchten ohne Hilfe auskommen, wenn sie das für männlich halten. Zuzugeben, dass sie in einer Therapie die Hilfe anderer benötigen, ist dann problematisch. Das kann auch für Ärzte gelten. Die Medizin ist heute so umfangreich, dass viele Fächer nicht einmal von einem einzelnen darin ausgebildeten Facharzt überblickt werden können. Internisten spezialisieren sich auf einzelne Bereiche, etwa die Kardiologie oder die Gastroenterologie, Augenärzte sind auf den vorderen oder den hintern Augenabschnitt spezialisiert. Ein Psychotherapeut mit ärztlichem Grundberuf kann die gesamte Medizin selbstverständlich nicht überblicken.

Phallisch-narzisstische Therapeuten und männlich identifizierte phallisch-narzisstische Therapeutinnen können oft schwer zugeben, dass sie von der Medizin oder einem bestimmten medizinischen Bereich nichts oder wenig verstehen. Der Patient erwartet vielleicht, dass sein ärztlicher Psychotherapeut etwas davon versteht, weil er ja Arzt ist. Dieser Erwartung sucht der Therapeut dann zu entsprechen. Darauf gehen selbst manche psychologischen Psychotherapeuten ein, obwohl sie nicht Medizin studiert haben. Sie müssten »eigentlich« etwas von den Bereichen der Medizin verstehen, um die es bei Psychotherapie-Patienten gehen kann. Realer Austausch mit Somatikern kann dazu beitragen, dass der betreffende Therapeut eine realistischere Position einnimmt. Wissenszunahme kann dann mit Selbstkritik verbunden sein.

Phallisch-narzisstische Therapeutinnen, die mit der klassischen Frauenrolle identifiziert sind, streben eher eine gut funktionierende Partnerschaft mit Somatikern an, wobei sie oft eher dazu neigen zu betonen, in welchen Bereichen sie nicht kompetent sind. Der Somatiker bekommt unter Umständen mehr Autorität übertragen als sinnvoll wäre.

Hysterisch strukturierte Therapeutinnen und Therapeuten vom ödipalen Typ, die ein ödipales Dreieck inszenieren, erleben die Beziehung eines Patienten zu einem Somatiker als Gefahr. Ein Patient in der Kindrolle kann den Somatiker besser finden als sie. Es kann dann zu dysfunktionalen Auseinandersetzungen mit dem Somatiker kommen. Der Therapeut kann aber auch selbst in die Kindrolle geraten und aus dieser Rolle heraus mit dem Somatiker rivalisieren. Wünschenswert wäre ja, dass sich Psychotherapeut und Somatiker in der Behandlung und Betreuung des Patienten zusammenschließen.

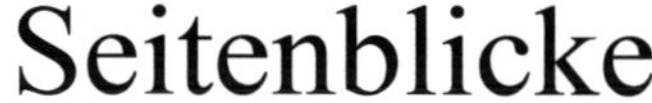

Seitenblicke

Schulenzugehörigkeit

Noch zu Lebzeiten von Freud haben sich aus der Psychoanalyse verschiedene Schulen entwickelt. Die von Adler und die von Jung wurden ausgegrenzt. Die von Melanie Klein blieb in der Internationalen Psychoanalytischen Vereinigung (IPV). Die Freudianer, die Kleinianer und eine Mittelgruppe bilden seit den vierziger Jahren des vorigen Jahrhunderts eigene Untergruppen am Londoner psychoanalytischen Institut. In den USA wurden mehrere Schulen ausgegrenzt, am bekanntesten sind wohl die von Karen Horney und die des William Allanson White-Instituts in New York. Die Deutsche Psychoanalytische Gesellschaft (DPG) wurde nach dem Zweiten Weltkrieg erst wieder 2009 in die Internationale Psychoanalytische Vereinigung aufgenommen, aus der sie nach dem Zweiten Weltkrieg ausgeschlossen worden war. Die neopsychoanalytische Orientierung dieser Gesellschaft wurde von den Mitgliedern verlassen. Die Komplexität des Gegenstandes, mit der es die Psychoanalyse zu tun hat, macht es fast unmöglich, einen Überblick aus nur einer Perspektive zu gewinnen. Wie auch sonst in Wissenschaften, die sich direkt oder indirekt mit der Psyche von Menschen befassen, etwa in der Soziologie, ist eine Betrachtung aus verschiedenen Perspektiven möglich und oft nützlich. Eine neue Perspektive kann neue Erkenntnisse bringen.

In den USA sehen sich heute viele Analytiker als Eklektiker. Sie entnehmen verschiedenen Schulen das, was auf eine therapeutische Situation am besten zu passen scheint. In diesem Zusammenhang sollte nicht vergessen werden, dass Freud selbst im Laufe seines Lebens mehrmals neue Positionen eingenommen hat, ohne die bisherigen Positionen ausdrücklich aufzugeben. Die jeweils neue Position sah er als Weiterentwicklung an, ohne dass sie das Vorangegangene ganz ersetzte. In einem Interview, das Sandler (Sandler/A. Freud 1985) mit Anna Freud führte, hat sie gesagt, dass sie das Schichtenmodell und das Instanzenmodell ihres Vaters nebeneinander benutze; jeweils das passendere.

In London finden sich heute kleinianische Positionen bei den Angehörigen *aller drei Richtungen oder Schulen.* ohne dass das immer eingeräumt wird. Die Kleinianer selbst scheinen ebenfalls Manches von den anderen beiden Schulen übernommen zu haben. Die Betonung präödipaler Aspekte der Kindesentwicklung durch Melanie Klein machte die kleinianischen Konzepte für die Therapie präödipale Störungen, mit denen sich Melanie Klein und die Kleinianer als erste explizit beschäftigt haben, besonders geeignet. Seit auch in anderen psychoanalytischen Schulen das Interesse für präödipale Störungen gewachsen ist, haben kleinianische Konzepte an Bedeutung gewonnen. Dass sich die kleinianischer Psychoanalyse im europäischen Raum in England am meisten ausbreiten konnte, hängt nicht nur damit zusammen, dass Melanie Klein dorthin emigrierte. Vermutlich passte die kleinianischer Betonung präödipaler, nicht im engeren Sinne sexueller Faktoren zu Großbritannien, wo eine offene Beschäftigung mit Sexualität lange Zeit problematischer war als in anderen europäischen Ländern.

Sicher haben die Erfolge der US-amerikanischen Ich-Psychologie, die in den USA lange im Vordergrund stand, etwas damit zu tun, dass sie Anschluss an die akademische Psychologie versprach und naturwissenschaftlichen Ansprüchen zu genügen schien. Sie etablierte sich vorübergehend an den US-amerikanischen medizinischen Fakultäten. In Deutschland blieb die Psychoanalyse, was die medizinischen Fakultäten anging, auch nach dem Zweiten Weltkrieg lange ausgeschlossen. So weit sie dort vertreten war, wurden Beziehungen zur Philosophie gesucht. Später konnte sich die Psychoanalyse im Bereich der psychosomatischen Medizin etablieren.

Bei jeder psychoanalytischen Ausbildung gibt es individuelle Faktoren, die beeinflussen, welcher Schule sich jemand anschließt. Mancherorts gibt es nur ein psychoanalytisches Institut. An vielen Kliniken oder Polikliniken ist nur eine psychoanalytische Schule vertreten. Bestehen Wahlmöglichkeiten, hängt es hauptsächlich von persönlichen Vorlieben ab, welcher Richtung der Psychoanalyse sich jemand zuwendet.

Für *schizoid strukturierte Therapeuten* haben Theorien von hohem Abstraktionsgrad eine besondere Anziehungskraft. Die liegt nicht nur darin begründet, dass schizoid Strukturierte im Umgang mit abstrakten Begriffen Funktionslust empfinden können, sondern auch darin, dass die Distanz zwischen Theorie und Praxis bei einer Theorie von hohem Abstraktionsgrad groß ist. Das lässt Freiheit im Umgang mit Details. Solche Freiheit kann auch gewonnen werden, wenn ein Therapeut (scheinbar) darauf verzichtet, sich von einer Theorie leiten zu lassen. Man denke an die Bionsche Forderung, der Therapeut solle sich dem Patienten in der Stunde ohne Erwartungen, vorgefasste Meinungen und Wünschen nähern. Bion hat auch an Mathematik erinnernde Bezeichnungen gebraucht, die Elemente der menschlichen Psyche erfassen sollten (Alpha-Elemente, Beta-Elemente etc.). Daneben verdanken wir Bion aber praxisnahe Einblicke in den therapeutischen Prozess. Seine Vorstellung davon, dass der Analytiker als Behälter (Container) für die von ihm aufgenommenen Emotionen des Patienten dienen, die

Emotionen verarbeiten und Deutungen aus dem Beobachteten entwickeln soll, hat wegen ihres offensichtlichen behandlungspraktischen Bezugs weite Verbreitung gefunden.

Narzisstisch strukturierte Menschen werden, ähnlich wie phallisch-narzisstisch strukturierte, durch Herausforderungen angezogen. Sie können sich einer Elite zugehörig fühlen, wenn sie die Herausforderungen bestehen. So stellen sie sich gerne anspruchsvollen Aufnahmevoraussetzungen in einer anspruchsvollen Ausbildung. Dieser Aspekt wird in Diskussionen um die Ausbildungswahl wenig erörtert. Ausbildungskandidaten, die sehr hohe Ausbildungsvoraussetzungen akzeptieren, schreibt man eher Masochismus zu, was nach meinen Beobachtungen selten zutrifft.

Depressiv Strukturierte werden von solchen Theorien und von solchen Vertretern einer Theorie angezogen, die das sorgend Zwischenmenschliche betonen. In Therapien muss man sich einsetzen, und Arbeit wird von depressiv Strukturierten nach der Anstrengung bewertet, die jemand dabei auf sich nimmt, weniger nach den Ergebnissen. Schwierige Patienten gibt es in allen Störungsbereichen. Bei den Frühstörungen kommen sie häufig vor. Bei depressiv strukturierte Therapeuten richten sich die wahrgenommenen Herausforderungen in diesem Arbeitsbereich weniger an ein Können als an den persönlichen Einsatz.

Schwer kranke Patienten, bei denen eine Heilung nicht möglich ist, sondern nur ein Teilerfolg erwartet werden kann und die deshalb an sich eine lebenslange Begleitung bräuchten, ziehen depressiv strukturierte Therapeuten an. Solche Therapeuten behandeln diese Patienten dann so lange, wie die Kostenträger mitmachen. Nach meinen Erfahrungen im Bereich der Supervision haben viele Therapeuten einen depressiven Strukturanteil, der ihr Interesse an Menschen akzentuiert. Ein mäßig ausgeprägter depressiver Strukturanteil erleichtert es auch, eigene Interessen im Umgang mit Patienten zurückzustellen.

Therapeuten mit einer zwanghaften Struktur suchen nach Regeln, denen sie folgen können. Die Regeln sollen klar, übersichtlich und eindeutig sein. Je klarer und eindeutiger die Regeln, desto weniger laufen zwanghaft Strukturierte in ihrer therapeutischen Arbeit Gefahr, in Entscheidungsschwierigkeiten steckenzubleiben. Zwanghaft Strukturierte haben Schwierigkeiten damit zu akzeptieren, dass es für ein Problem mehrere Lösungen geben kann und dass sich ein Sachverhalt aus mehreren Perspektiven betrachten lässt. Ein eklektisches Vorgehen liegt ihnen nicht. Sie streben Vollständigkeit und damit auch lange Therapien an. Ein strenges Einhalten der Regeln des Settings ist ihnen besonders wichtig.

Wenn Regeln streng eingehalten werden, gibt das ein Gefühl von Sicherheit.

Therapeuten mit einer phobischen Struktur nehmen in ihrer Beziehung zum Patienten entweder die Position des steuernden Objekts ein, oder sie übernehmen die Rolle dessen, der sich durch ein steuerndes Objekt leiten lässt. In der Position des Steuernden gibt ihnen eine klare Theorie Sicherheit, ähnlich wie dem zwanghaften Therapeuten. In der Position dessen, der sich durch den Patienten leiten lässt, weil er ihn als steuerndes Objekt nimmt, ist eine flexible Theorie wichtig, die ihnen Freiräume lässt, dem Patienten zu folgen.

Phobisch strukturierte *Therapeuten, die sich kontraphobisch* verhalten, werden von »heroischen« technischen Vorschriften angezogen, weil ihre Anwendung Mut erfordert, den sie von sich – und vom Patienten – verlangen.

Therapeuten vom phallisch-narzisstischen Typ ziehen eine Theorie vor, die dem Therapeuten eine starke Position zuweist, aus der er starke Wirkungen entfalten kann. Das gilt für männliche Therapeuten und für männlich identifizierte phallisch-narzisstische Therapeutinnen. Phallisch-narzisstische Therapeutinnen mit klassisch weiblicher Identifizierung suchen andererseits nach Theorien, die nährende und fürsorgliche, auch pflegende Verhaltensweisen des Therapeuten oder der Therapeutin in den Vordergrund stellen. Setzen sie auf solche Arten von Aktivität, können sie Schwierigkeiten haben, im psychoanalytischen Theoriespektrum etwas Geeignetes zu finden. Die meisten psychoanalytischen Theorien fordern eher Abstinenz und Neutralität (König 2005).

Therapeuten und Therapeutinnen mit einer hysterischen Struktur vom ödipalen Typ interessieren sich besonders für die Beziehungen zwischen den Geschlechtern. Für sie sind Theorien attraktiv, die das Ödipale in den Mittelpunkt stellen und bei denen es darum geht, wer eine Rivalität um einen Partner oder eine Partnerin gewinnt. Die klassische Freudsche Psychoanalyse mit ihrer Betonung des Ödipuskomplexes ist eine solche Theorie. Sie entstand in einer Zeit, als die Sexualität schon deshalb besondere Bedeutung hatte, weil sie in heute fast unvorstellbarem Maße unterdrückt wurde und sexuelle Bedürfnisse sich bei vielen Menschen anstauten. Die präödipalen Theorieanteile von Freud und die späteren Entwicklungen im Bereich von Diagnostik und Therapie präödipaler Störungen interessieren hysterisch strukturierte Therapeuten und Therapeutinnen weniger; es sei denn, dass Sexualität für sie selbst problematisch ist und sie deshalb ins Präödipale flüchten.

Mehr über Konzepte

In Städten wie Berlin, München und Stuttgart kann jemand, der eine Ausbildung machen will, zwischen mehreren Instituten wählen, die verschiedenen therapeutischen Schulen angehören. Tradierte therapeutische Konzepte werden vom Ausbildungskandidaten übernommen und dann unter dem Einfluss der Lehranalyse, der Supervisionen und der eigenen Persönlichkeit modifiziert. Hier gibt es Raum für einen Einfluss des Charakters. Wahlmöglichkeiten sind aber vielerorts nicht vorhanden. Dann kann es sein, das jemand einen Arbeitsplatz, aber kein für ihn attraktives Ausbildungsinstitut findet. Umgekehrt kann jemand ein attraktives Institut finden und keinen Arbeitsplatz am Ort. Besteht die Möglichkeit, unter mehreren therapeutischen Schulen zu wählen, ist nicht nur wichtig, welches Konzept inhaltlich vertreten wird, sondern auch, wer ein Konzept an einem Institut und in einer Stadt vertritt. Informationen über die lehrenden Personen spielen eine Rolle. Der Anfänger kann ein Konzept oft schwer beurteilen. Ob sich ein Konzept für einen bestimmten Therapeuten eignet, erkennt dieser oft erst, wenn er mit Patienten nach diesem Konzept arbeitet. Der Einfluss theoretischer Konzepte auf das therapeutische Handeln wird verschieden eingeschätzt. Sandler (1983) hat darauf hingewiesen, dass Diskrepanzen zwischen den theoretischen Positionen bestehen, die ein Therapeut vertritt, und den theoretischen Positionen, die man aus seinem therapeutischen Handeln ableiten kann. Meine eigenen Erfahrungen mit den Angehörigen verschiedener therapeutischer Schulen auf Kongressen, in Workshops und in informellen Diskussionen veranlassen mich, den individuellen Faktor hoch einzuschätzen. *Angehörige einer bestimmten therapeutischen Schule unterscheiden sich als Individuen in ihrer Arbeit oft stärker als der Durchschnitt der Therapeuten dieser Schule vom Durchschnitt der Therapeuten einer anderen Schule.*

Immer wieder hört man von Therapeuten, die sich mit Angehörigen anderer Schulen über konkrete Patienten unterhielten, dass man sich gut verstand. Ich selbst habe wenig Affinität zu den Konzepten von Lacan, war aber überrascht, wie gut ich mich in einem Pariser Workshop mit Lacanianern in den Diskussionen über Patienten verständigen konnte. Wallerstein (1988, 1990) spricht von einer gemeinsamen klinischen Basis (»Common Ground«), die er bei Angehörigen verschiedener therapeutischer Schulen innerhalb der Internationalen Psychoanalytischen Vereinigung sieht. Natürlich ist es auch so, dass die Arbeit mit bestimmten Kategorien von Patienten die Konzepte beeinflusst, die jemand entwickelt. So ist die Kohutsche Selbstpsychologie aus Therapien von Analysepatienten in Privatpraxen entstanden, die Kernbergschen Auffassungen von Borderline-Patienten und ihrer Behandlung mehr in einem stationären Setting in Topeka und in New York. Die von Kernberg beschrieben Patienten wirken deutlich kränker als die Patienten, die Kohut beschrieben hat. Der Umgang mit ihnen erfordert schon deshalb ein anderes therapeutisches Vorgehen als der Umgang mit Patienten in einer ambulanten Praxis. Die Bezüge des gewählten therapeutischen Konzepts zum Charakter des Wählenden ergibt sich daraus, dass Menschen verschiedener Charakterstruktur verschiedene Dinge gut können und gerne tun.

Ich nehme hier das Beispiel der schizoiden und der zwanghaften Struktur: Jemand, der *schizoid* ist, abstrahiert gerne und vernachlässigt Details. Ein *Zwanghafter* sieht und merkt sich viele Details und vernachlässigt Zusammenhänge. Ein schizoid strukturierter Therapeut wird sich vielleicht durch die Schriften von Bion angezogen fühlen, ein zwanghafter durch die OPD-Klassifikation.

Die Bewertung der eigenen Person und der Personen, mit denen man umgeht, unterscheidet sich zwischen narzisstischen und depressiv strukturierten Personen diametral. Der *narzisstisch Strukturierte* ist sich selbst der Wichtigste. Die Personen, mit denen er umgeht, werden von ihm nicht als gleichwertig gesehen; manchmal kaum als Personen anerkannt. Der *depressiv Strukturierte* wertet die Personen auf, mit denen er umgeht. Sich selbst wertet er ab. Beziehungen sind ihm wichtig, und er schreibt ihnen eine heilende Funktion zu. Seine Aufgabe als Therapeut ist vor allem, sich für Beziehungen zur Verfügung zu stellen, unter Hintansetzung eigener Interessen. So hilft er aus einer dienenden Position heraus. In verschiedenen therapeutischen Konzepten hat die Person des Therapeuten unterschiedliche Wichtigkeit. In Therapien, wo die Bearbeitung der Übertragungen auf den Therapeuten im Hier und Jetzt im Vordergrund steht, gewinnt der Therapeut eine besondere Bedeutung für den Patienten im Vergleich zu den alltäglichen Beziehungspersonen des Patienten.

Manche therapeutischen Konzepte haben etwas Mystisches. Als Beispiel wird oft Bion genannt. Andererseits hat Bion über das, was zwischen Therapeut und Patient geschieht, in klinischen Seminaren Konkreteres ausgesagt, als man erwarten würde, wenn man nur seine theoretischen Schriften kennt. Innerhalb der großen psychoanalytischen Schulen gibt es eine erhebliche Variationsbreite. Der amerikanischen Ich-Psychologie wird oft zugeschrieben, dass sie sich für zwanghafte, hierarchisch denkende Therapeuten anbietet. Es gibt aber ichpsychologisch orientierte Therapeuten wie Greenson (1967) und Stone (1961), die Manches über die Beziehung von Therapeut und Patient vorweggenommen haben, das heute mit stärkerer Akzentuierung von der US-amerikanischen relationistischen Schule (Mitchell 1988) vertreten wird. Greenson hat sich schon früh dafür ausgesprochen, dass die kooperative Realbeziehung zwischen Patient und Therapeut berücksichtigt werden soll.

In Deutschland ist die konzeptuelle Breite in den verschiedenen Fachgesellschaften heute größer als noch vor zwanzig Jahren. Diese Entwicklung erhöht die Chancen junger Leute, die sich der Psychoanalyse zuwenden wollen, Ausbildungsmöglichkeiten zu finden, die zu ihren persönlichen Präferenzen passen. Dabei geht es nicht um wahr oder falsch, sondern um verschiedene Perspektiven und Foci.

Grundberufe

Therapien von Psychoanalytikern mit dem Grundberuf Arzt und dem Grundberuf Psychologe unterscheiden sich nach meinen Erfahrungen kaum in den Ergebnissen, was dafür spricht, dass sich positive und negative Voraussetzungen ausbalancieren. Im konkreten Umgang mit den Patienten gibt es Unterschiede. Ärzte haben mehr Erfahrung im Umgang mit körperlich schwer kranken Patienten. Um die ärztliche Approbation zu erlangen, ist es notwendig, in Krankenhäusern zu arbeiten, wo solche Patienten behandelt werden. Psychologen lernen meist nur eine psychiatrische Klinik kennen, wo gelegentlich Patienten mit schweren körperlichen Begleiterkrankungen behandelt werden. In der Ausbildung zum Mediziner kommt man mit Schwerkranken häufig in Kontakt.

Wenn jemand häufig mit körperlich schwer kranken Menschen umgeht, kann ihn das abstumpfen, wenn er sich abschirmen muss, weil er den Belastungen sonst nicht gewachsen ist. Er kann aber auch lernen, in bedrohlichen Situationen rational zu denken und zu handeln, ohne das Mitgefühl mit dem Patienten zu verlieren. Das kann beim Umgang mit suizidgefährdeten Patienten wichtig sein.

Mediziner können meist leichter als Psychologen akzeptieren, dass ein Krankheitsbild durch psychische *und* somatische Faktoren verursacht wird. *Somatische* Faktoren zu berücksichtigen haben sie im Studium und in der klinischen Ausbildung zum Arzt gelernt. Wenn sie sich nicht für *psychische* Faktoren interessieren würden, wären sie nicht Psychotherapeuten oder Psychoanalytiker geworden.

Psychologen wissen logischerweise über körperliche Erkrankungen weniger als Ärzte. Manche neigen dann zu gewagten psychosomatischen Hypothesen, Optimal ist eine Zusammenarbeit von Psychologen und Ärzten. Es kann einen Psychologen kränken, dass er diese Zusammenarbeit braucht, während ein zum Psychotherapeuten oder Psychoanalytiker ausgebildeter Arzt sie nicht zu brauchen scheint. Tatsächlich müssen aber auch solche Ärzte, die Psychotherapeuten oder Psychoanalytiker sind, mit somatischen Kollegen zusammenarbeiten. In einer psychotherapeutischen oder psychoanalytischen Praxis haben ärztliche Psychotherapeuten nicht die Möglichkeit, ein Krankheitsbild körperlich abzuklären. Sie müssen Hausärzte oder Fachärzte bemühen. Ärzte, die Anträge auf die Kostenübernahme für Psychotherapien stellen, beziehen sich in der Regel auf vorherige Untersuchungen. Dem Psychologen haben sie voraus, dass ihnen die Interpretation somatischer Befunde eher möglich ist und dass sie leichter beurteilen können, ob weitere diagnostische und therapeutische Maßnahmen notwendig sind.

In der Medizin wird heute für neue therapeutische Verfahren ein Nachweis ihrer Wirksamkeit gefordert. Man spricht von »Evidence Based Medicine«. Die meisten Psychologen verstehen mehr von Statistik und können deshalb die Güte empirischer Untersuchungen besser beurteilen. In weiten Bereichen der Medizin wurde früher für zutreffend gehalten, was erfahrene Mediziner an der Universität, den Universitätskliniken und anderen Krankenhäusern mit gutem Ruf den Studenten und Assistenten beibrachten. Von Ärzten konnte man des Öfteren hören: »Das habe ich so gelernt.« Man sprach von medizinischer Kunst und den Regeln dieser Kunst. Heute noch spricht man bei Behandlungsfehlern von *Kunstfehlern*. In seiner Grundstruktur war dieses Lernsystem mit der Lehre in Handwerksberufen und auch mit künstlerischen Berufen vergleichbar.

Von Psychoanalytikern wurde die empirisch-statistische Überprüfung der Wirksamkeit ihres Verfahrens bei bestimmten Krankheitsbildern lange Zeit abgelehnt. Als Argument wurde angeführt, dass sich die Psychoanalyse für Untersuchungen mit den Mitteln der akademischen Psychologie nicht eignet. Es gibt heute noch Psychoanalytiker, die diesen Standpunkt bezüglich der Prozessforschung vertreten, zum Beispiel der Franzose André Green (2005). Andere sind der Meinung, dass die zur Verfügung stehenden Verfahren der akademischen Psychologie sich nur teilweise oder gar nicht eigenen, dass es aber Aufgabe der Psychoanalytiker sei, in Kooperation mit forschungstechnisch ausgebildeten Psychologen geeignetere Verfahren zu entwickeln. In Großbritannien, wo bestimmte Grundberufe für den Psychoanalytiker nicht vorgeschrieben sind, werden wissenschaftliche Untersuchungen im Bereich der Psychoanalyse vor allem von Psychologen durchgeführt, in Deutschland von Psychologen und Medizinern.

Wenn es um Wissenschaft in einem weiteren Sinne geht, sollte aber nicht vergessen werden, dass wesentliche Fortschritte in der Psychoanalyse mit den Namen von so genannten »Nicht-Ärzten« verbunden sind. Diese Bezeichnung meint Psychoanalytiker, die weder Ärzte noch Psychologen sind. Ich nenne hier nur Anna Freud und Melanie Klein.

Wer sich für das Verhalten von Psychologen im Bereich der Berufspolitik interessiert, muss die Geschichte des Psychotherapeutengsetzes berücksichtigen. Psychologen waren in Deutschland lange Zeit gezwungen, sich Therapien, für die eine Fremdfinanzierung beantragt werden sollte, von einem Arzt *delegieren* zu lassen. Sie arbeiteten *unter der Verantwortung* eines Arztes, also in einer abhängigen Beziehung zu ihm. Das Psychotherapeutengesetz hat in Deutschland die Mitverantwortung von Ärzten auf das Erstellen eines Konsiliarberichtes eingeengt. Der Psychologe führt seine Therapien unter eigener Verantwortung durch. Durch die Verpflichtung, einen Konsiliarbericht vorzulegen, wird die Zusammenarbeit mit einem Arzt formalisiert. Das Psychotherapeutengesetz hat es auch mit sich gebracht, dass Psychologen als Gutachter für Psychotherapie-Anträge im Bereich der Krankenkassen und der Beihilfe tätig sind, während das vorher nur die Aufgabe von Ärzten war.

Psychologen dürfen Medikamente nicht verordnen, auch keine Psychopharmaka, selbst wenn sie nach längerer Erfahrung dazu besser in der Lage wären als ein Arzt, der seine Ausbildung erst beginnt. Hier geht es wieder um etwas, das den Psychologen im Unterschied zu den Ärzten »nicht erlaubt« ist. Dieser Umstand kann den erfahrenen Psychologen ärgern, auch wenn er einsieht, dass er somatische Nebenwirkungen von Medikamenten in der Regel weniger gut beurteilen kann als ein Arzt.

Gutachterverfahren

Die allermeisten Kollegen, für deren Behandlungen ich Gutachten erstellt habe, kenne ich nicht persönlich. Von den Gutachterkollegen kenne ich einen höheren Prozentsatz. In absoluten Zahlen gerechnet sind es wenige. Deshalb mache ich hier Angaben allgemeiner Art und beziehe mich nicht auf die einzelnen Strukturen.

Anträge, die von mir supervidierte Ausbildungskandidaten während ihrer Ausbildung gestellt haben, wurden in den Supervisionen besprochen. Dabei zeigten sich alle Arten von Arbeitsstörungen, die auch sonst beim Erstellen von Schriftstücken auftreten können (König 1998b). Außerdem können Übertragungen des Therapeuten auf den Patienten und Gegenübertragungs-Reaktionen des Therapeuten beim Abfassen der Berichte eine Rolle spielen. So können große, als Belastung empfundene Erwartungen eines Patienten an seinen Therapeuten diesen dazu veranlassen, die Prognose im Bericht ungünstiger darzustellen, als wenn er sich solchen Erwartungen nicht ausgesetzt fühlte. Wollen Therapeuten, die eine aversive Gegenübertragung auf den Patienten entwickelt haben, die Therapie am liebsten beenden, die Verantwortung dafür aber nicht übernehmen, kann es sein, dass sie einen Bericht zur Fortführung des Antrag so abfassen, dass er abgelehnt werden muss. In meiner Einschätzung kommt das aber selten vor.

Identifiziert ein Patient seinen Therapeuten projektiv mit einem idealen Objekt, kann der Therapeut zu der Überzeugung gelangen, nur er könne dem Patienten helfen. Das spielt bei der Indikationsstellung eine Rolle und spiegelt sich meist auch im Bericht wider. Es kommt zu Selbstüberforderungen, die ihren Ursprung in einer projektiven Identifizierung durch den Patienten haben. Das äußert sich zum Beispiel darin, dass jemand, der eine Ausbildung in tiefenpsychologisch fundierter Psychotherapie absolviert hat, einen Patienten mit dem Mittel und Kontingenten einer solchen Therapie behandeln will, obwohl das nicht gelingen kann, weil die therapeutischen Mittel und die möglichen Stundenkontingente nicht zu dem Behandlungsfall passen.

Für viele Therapeuten ist das Abfassen von Berichten lästig, Manche protestieren innerlich oder in Mitteilungen an den Gutachtern dagegen, dass sie einen Kollegen gegenüber »Rechenschaft ablegen« müssen, auch wenn sie das Gutachterverfahren für berufspolitisch sinnvoll halten. Besondere Probleme haben Psychoanalytiker, die eine Therapie nur dann als eine wirkliche Psychoanalyse ansehen, wenn ohne äußere Zeitbegrenzung gearbeitet wird. *Für sie ist eine Therapie mit Grenzen aus prinzipiellen Gründen weniger wert als eine ohne Begrenzungen.* Hier ist es wichtig, sich klarzumachen, dass auch bei privat finanzierten Analysen nur in Ausnahmefällen mit unbegrenzten Mitteln gerechnet werden kann.

Bei den Antragsverfahren für fremdfinanzierte Therapien in Deutschland handelt es sich, was die Kassen und die Beihilfe angeht, um ein so genanntes zweizügiges Verfahren. Wird ein Antrag abgelehnt, kann ein Obergutachten beantragt werden. Das geschieht nur bei einem Teil der abgelehnten Anträge.

Über die Gründe dafür ist wenig bekannt. Aus meiner Sicht kommen verschiedene in Betracht: Einmal kann eine Ablehnung mit Zweifeln des berichtenden Therapeuten an der Indikation zusammentreffen, so dass der Therapeut die Beurteilung des Gutachters akzeptiert. Andere Therapeuten können gekränkt sein und die Behandlung »hinwerfen«. Wieder andere fürchten, den begutachtenden Therapeuten zu kränken, wenn sie ein Obergutachten beantragen. Der Gutachter könnte sich dann beim nächsten Antrag rächen. Es scheint Gutachter zu geben, die tatsächlich gekränkt reagieren, wenn ein Obergutachter ihrer Einschätzung widerspricht. Wie ich aus Gesprächen mit Gutachterkollegen weiß, bezieht sich die Kränkung dann aber auf die Entscheidung des Obergutachters. Die meisten Gutachter akzeptieren es, wenn ein Therapeut ein Obergutachten beantragt. Viele weisen in ihrem Gutachten auch auf diese Möglichkeit hin. Beim Obergutachten können neue Argumente vorgebracht werden, die dem Gutachter, aus welchen Gründen auch immer, nicht vorgelegt worden sind. Der Obergutachter entscheidet dann auf einer anderen Basis.

Kommunikation im Sitzen in Einzel- und Gruppentherapie

Während sich im Couch-Sessel-Setting die Kommunikation auf den akustischen Kanal konzentriert, kommt in Gegenübersitzen der optische Kommunikationskanal hinzu. Für manche Patienten bedeutet es eine Überforderung, wenn ihnen der Therapeut frontal gegenübersitzt. Bei solchen Patienten wählen viele Therapeuten eine Anordnung »über Eck«. Das heißt, dass Patient und Therapeut in einen rechten Winkel zueinander sitzen. Blickt der Patient geradeaus, sieht er den Therapeuten nicht. Er kann aber, wenn er ihn sehen will, den Kopf wenden und eine optische Kommunikation aufnehmen. Diese Anordnung der Sessel ist auch für Therapeuten angenehm, die nicht so viel angesehen werden möchten. Tatsächlich findet über den optischen Kanal eine Kommunikation statt, die nur in Grenzen kontrolliert werden kann. Krause (2002) hat das für die Mimik gezeigt, indem er auf Videoaufnahmen länger dauernde, aber auch extrem kurz dauernde, nur in Zeitlupe sichtbare, *mimische* Reaktionen nachwies, die etwas mit der Beziehung zwischen Therapeut und Patient und *vice versa* zu tun hatten. Streeck (2004) hat

Untersuchungen zur *gestischen* Kommunikation durchgeführt, die zeigen, dass sich die Beziehung der Interaktionspartner in einer Therapie in ihren Gesten ausdrücken kann und dass neben dem verbalen Dialog ein optischer Dialog stattfindet, ohne dass der Therapeut davon etwas bemerkt. Widerspricht die mimisch ausgedrückte innere Befindlichkeit des Therapeuten dem Inhalt seiner Worte, kann eine Double-Bind-Situation entstehen. Wenn ein Therapeut das weiß, kann es ihn motivieren, eine intensive Gegenübertragungsanalyse zu betreiben, besonders wenn er aversive Gefühle gegenüber einem Patienten empfindet.

In einer Gruppentherapie gibt es sowohl im akustischen als auch im optischen Bereich für das Setting spezifische Verhaltensregeln. So soll immer nur einer sprechen, die anderen sollen zuhören. Eine Regel, die selten explizit benannt, aber fast immer eingehalten wird und die sich aus den therapeutischen Arbeitsaufgaben einer solchen Gruppe zu ergeben scheint. Wie ungewöhnlich eine solche Norm ist, kann man sich klarmachen, wenn man die Situation einer therapeutischen orientierten Gruppe mit den Verhältnissen auf einer Party oder bei einer Arbeitssitzung oder einer Talkshow vergleicht. Auf einer Party kommt es selten vor, dass acht oder neun Menschen miteinander neunzig oder hundert Minuten kommunizieren, ohne dass sich Untergruppen bilden, in denen man sich getrennt von den übrigen Anwesenden unterhält. In einer Arbeitssitzung können die Verhältnisse ähnlich sein wie in einer therapeutischen Gruppe, man kann aber auch durcheinanderreden wie in einer Talkshow. Tatsächlich lässt sich eine therapeutische Gruppe als eine Arbeitsgruppe definieren, die sich selbst untersuchen soll und dabei bestimmte Arbeitsaufgaben hat, etwa das Klären von Beziehungen.

In Arbeitsgruppen gibt es aber meist einen Vorsitzenden, der darauf achtet, dass die Leute nicht durcheinanderreden, z. B. indem er das Wort erteilt. In manchen Arbeitssitzungen ist es so, dass frei diskutiert wird, bis die Leute durcheinanderreden, worauf der Vorsitzende wieder eine Gesprächsordnung herstellt, die bewirkt, dass immer nur einer spricht. Oft ergeben sich bei Arbeitssitzungen, an denen Mitarbeiter teilnehmen, die in einem Betrieb verschiedene Rollen innehaben, aus der Art ihrer Aufgabe außerhalb der Gruppe Verhaltenshinweise für den Einzelnen; z. B. Hinweise darauf, wann er sprechen und wann zuhören sollte. Die Mitglieder einer therapeutischen Gruppe gehen außerhalb der Sitzungen meist nicht miteinander um, jedenfalls gilt das für ambulante Gruppen.

Man sitzt im Kreis. Ein Gruppenmitglied, auch der Therapeut, kann immer nur einen Teil der Gruppe sehen. Das entspricht den Einschränkungen eines Säuglings, dessen maximale Sehschärfe bei 20 cm liegt und der die Mutter deshalb nie in Gänze scharf sehen kann, Das könnte einer der Auslöser sein, die in Gruppen frühkindliche Mutterübertragungen auslösen. In einer Therapiegruppe sollen sich die Mitglieder freier äußern als im Alltag. Andererseits wird meist eine Zeit lang toleriert, dass jemand schweigt. Für manche Patienten ist das schweigende Partizipieren ein wichtiges Durchgangsstadium.

Religion

Die religiösen Überzeugungen der Patienten werden in Therapien oft ausgeklammert. Es besteht dann eine Art stillschweigende Übereinkunft zwischen Patient und Therapeut, religiöse Themen unberührt zu lassen.

Manche Patienten stehen mit ihren religiösen Überzeugungen in einem Konflikt. Sie haben diese Überzeugungen aus der Kindheit beibehalten, sie können und wollen von ihnen nicht lassen, sind aber mit Personen in ihrer Umwelt, vor allem in ihrer Peergroup, identifiziert, die Religion kritisch betrachten oder ablehnen. Die religiösen Überzeugungen bleiben mit den Beziehungspersonen der Primärfamilie verbunden. Oft wurden sie auf dem Weg ins Erwachsenenalter nicht weiterentwickelt, so dass sie eine kindliche Form behalten haben und in rationalen Auseinandersetzungen mit Erwachsenen nicht bestehen können. Auch ein Therapeut kann einen solchen Konflikt in sich tragen, ihn aber abschotten, z. B. indem er den Abwehrmechanismus »Unterdrückung« einsetzt (Unterdrückung, englisch: Suppression, im Gegensatz zu Verdrängung: Repression). Natürlich kann sich dieser unterdrückte Konflikt auf die Urteilsbildung des Therapeuten in der therapeutischen Situation auswirken. Toleranz gegenüber religiösen Überzeugungen setzt die Überzeugung voraus, dass keine Religion den Anspruch erheben kann, im Besitz der alleinigen Wahrheit zu sein. Das ist die von Lessing in seinem Theaterstück *Nathan der Weise* vertretene, agnostische Position. Sie ist heutzutage weit verbreitet. Aus dieser Position heraus kann man mit Menschen, die einen Wahrheitsanspruch ihrer Religion vertreten, schwer diskutieren. Entsprechend schwierig ist der Dialog zwischen einem Therapeuten, der die Lessingsche Position vertritt, und einem gläubigen Christen oder Moslem.

Zum Menschenbild eines Jeden, auch eines Therapeuten, gehört eine Einstellung zur Religion. Freud (1927) selbst sprach von einer Illusion. Andererseits gibt es Psychoanalytiker, die Theologie studiert haben und sich als Christen bezeichnen. Sie können sich dennoch entschließen, in ihrer therapeutischen Arbeit Glaubensfragen auszuklammern. Das ist manchmal die einzige Möglichkeit, eine Therapie durchzuführen. Die Therapie bleibt sonst in unüberbrückbaren Gegensätzen stecken. Der Therapeut sollte seine eigene Einstellung reflektieren und dabei untersuchen, wie sie sich im Umgang mit der Religiosität eines Patienten auswirken kann. Um das zu fördern, sollte religiösen Überzeugungen in den Lehranalysen Raum gegeben werden. Leider geschieht das oft nicht. Das weiß ich auch aus Supervisionen, in denen es um religiöse Überzeugungen von Patienten ging und wo mir die Kolleginnen und Kollegen sagten, derlei hätte in ihrer Lehranalyse nie eine Rolle gespielt.

Literatur

Alexander, F. (1956): Psychoanalysis and Psychotherapy. Developments in Theory, Technique and Training. W. W. Norton, New York.

Arebeitskreis OPD (2006 Hrsg.): OPD-2. Hans Huber, Bern.

Balint, M. (1968): The Basic Fault. Therapeutic aspects of regression. Travistock, London. Dt.: Therapeutische Aspekte der Regression. Klett, Stuttgart (1970).

Bion, W. R. (1970): Attention and interpretation. Tavistock, London. Dt. (2006): Dt.: Aufmerksamkeit und Deutung. Brandes & Apsel, Frankfurt a. M. 2009.

Bischoff, N. (1985): Das Rätsel Ödipus. Piper, München, Zürich.

Buss, D. (1989): Sex differences in human mate preferences. Ecolutionary hypethesis tested in 37 cultures. Behavioral and Brain Sciences 12 : 1-49.

Cardinal, M: (1975): Les mots pour le dire. Grasset et Fasquelle, Paris.

Clakin, J. F., Yeoman, F. E., Kernberg, O. F. (2000): Psychotherapie der Borderline-Persönlichkeit. Manual zur psychodynamischen Therapie. Schattauer, Stuttgart.

Cremerius, J. (1979): Gibt es zwei psychoanalytische Techniken? Psyche 33: 577-599.

Cremerius, J. (1980): Archaische Urlaute oder der als Mutter verkleidete Psychotherapeut. Prax. Psychother. Psychosom. 25: 223-235.

Cremerius, J. (1990): Wodurch wirkt Psychotherapie? In: Lang, H. (Hrsg.): Wirkfaktoren der Psychotherapie. Springer, Berlin/Heidelberg/New York.

Eissler, K. R. (1953): The effect of the structure of the ego on psychoanalytical technique. J. Am. Psychoanal. Ass. 1: 104-143.

Eissler, K. R. (1958): Remarks on some variations in psychoanalytical technique. Int. J. Psychoanal. 39: 222-229; Dt.: Psyche 13: 609-625 (1959/60).

Ferenczi, S. (1988): Ohne Sympathie keine Heilung. Das klinische Tagebuch von 1932. Fischer, Frankfurt a. M.

Fliess, R. (1942): The metapsychology of the analyst. Psychoanalytic Quarterly 11: 211-227.

Fonagy, P.; Target, M. (1996): Playing with reality. I. Theory of mind and the normal development of psychic reality. Int. J. Psycho-Anal. 77: 217-234.

Fonagy, P.; Gergely G.; Jurist, E.; Target, M. (2002): Affect Regulation, Mentalization, and the Development of the Self. Other Press, New York. Dt. (2004): Affektregulierung, Mentalisierung und die Entwicklung des Selbst. Klett-Cotta, Stuttgart.

Freud, S. (1895) Katharina. Studien über Hysterie. G. W. I: 75-312, dort: 184-195.

Freud, S. (1908): Charakter und Analerotik. G. W. VII: 200-209.

Freud, S. (1912): Ratschläge für den Arzt bei der psychoanalytischen Behandlung. G. W. VIII: 376-387.

Freud, S. (1914): Erinnern, Wiederholen und Durcharbeiten. G. W. X: 126-136.

Freud, S. (1915): Bemerkungen über die Übertragungsliebe. G. W. X: 306-321.

Freud, S. (1916/1917): Vorlesungen zur Einführung in die Psychoanalyse. G. W. XI.

Freud, S. (1927a): Nachwort zur Frage der Laienanalyse. G. W. XIV: 287-296, bes. 293f.

Freud, S. (1927b): Die Zukunft einer Illusion. G. W. XIV: 325-380.

Freud, S. (1933): Neue Folge der Vorlesungen zur Einführung in die Psychoanalyse. G. W. XV.

Freud, S. (1937): Die endliche und die unendliche Analyse. G. W. XVI: 59-99.

Green, A. (2005): The illusion of common ground and mythical pluralism. Int. J. Psychoanal. 86: 627-632.

Greenson, R. R. (1965): The problem of working through. In: Schur, M. (Ed.): Drives, Affets, Behavior. Int. Univ. Press, New York.

Greenson, R. R. (1967): The Practice and Technique of Psychoanalysis. Int. Univ. Press, Inc., New York. Dt.: Technik und Praxis der Psychoanalyse. Klett, Stuttgart 1975.

Hamilton, V. (1998): The Analyst's Preconscious. Analytic Press, Hillsdale, New Jersey.

Heigl-Evers, A., Heigl; F. (1973): Gruppenpsychotherapie. Gruppenpsychother. Gruppendyn. 7: 132-157.

Heigl-Evers, A.; Heigl, F.; Ott, J. (1995): Zur Theorie und Praxis der psychoanalytisch-interaktionellen Gruppentherapie. In: Heigl-Evers, A.; Ott, J. (Hrsg.): Die psychoanalytisch-interaktionelle Methode. Theorie und Praxis. Vandenhoeck & Ruprecht, Göttingen: 226-264.

Joseph, B. (1985): Transference: The total situation. Int. J. Psycho-Anal. 66: 447-454.

Kernberg, O. F. (1988): Innere Welt und äußere Realität. Anwendungen der Objektbeziehungstheorie. Verlag Internationale Psychoanalyse, Wien.

Klein, M. (1946): Notes on some schizoid mechanisms. Int. J. Psychoanal. 27: 99-110.

Klüwer, R. (2004): Das Konzept des Fokus im psychoanalytischen Denken. In: Klüwer, R. und Lachauer, R.: Der Fokus. Perspektiven für die Zukunft: 20-37 Vandehoeck und Ruprecht, Göttingen.

Kohut, H. (1971): Narzißmus. Eine Theorie der psychoanalytischen Behandlung narzißtischer Persönlichkeitsstörungen. Suhrkamp, Frankfurt a. M.

König, K. (1981): Angst und Persönlichkeit. Das Konzept vom steuernden Objekt und seine Anwendungen. Vandenhoeck & Ruprecht, Göttingen. 5. Aufl. 1996.

König, K. (1982): Der interaktionelle Anteil der Übertragung in Einzelanalyse und analytischer Gruppenpsychotherapie. Gruppenpsychotherapie und Gruppendynamik 18: 76-83.

König, K. (1988): Basale und zentrale Beziehungswünsche. Forum Psychoanal. 4: 177-185.

König, K. (1991): Praxis der psychoanalytischen Therapie. Vandenhoeck & Ruprecht, Göttingen, 2. Aufl. 1996.

König, K. (1992): Kleine psychoanalytische Charakterkunde. Vandenhoeck & Ruprecht, Göttingen, 10. Aufl. 2009.

König, K. (1993): Gegenübertragungsanalyse. Vandenhoeck & Ruprecht, Göttingen, 4. Aufl. 2004.

König, K. (1994): Fixierung in der Adoleszenz und die Folgen. Forum der Psychoanalyse 10: 356-352.

König, K. (1995a): Widerstandsanalyse. Vandenhoeck & Ruprecht, Göttingen.

König, K. (1995b): Einführung in die stationäre Psychotherapie. Vandenhoeck & Ruprecht, Göttingen.

König, K, (1995c): Fixierung in der Dyade. In: Buchheim, P, Cierpka, M.; Seifert, T.: Konflikte in der Triade – Spielregeln in der psychotherapie – Weiterbildungsforschung und Evaluation. Springer, Berlin, Heidelberg: 40-49.

König, K. (2001): Einführung in die psychoanalytische Interventionstechnik. Klett-Cotta, Stuttgart.

König, K. (2004): Charakter, Persönlichkeit und Persönlichkeitsstörung. Klett-Cotta, Stuttgart.

König, K. (2005): Abstinenz, Neutralität und Transparenz in psychoanalytisch orientierten Therapien. Klett-Cotta, Stuttgart.

König, K. (2007): Transfer. Von der Psychotherapie in den Alltag. Klett-Cotta, Stuttgart.

König, K. (2008): Gruppenanalyse im Göttinger Modell – theoretische Grundlagen und praktische Hinweise. Mattes Verlag, Heidelberg.

Krause, R. (2002): Affekte und Gefühle aus psychoanalytischer Sicht. Psychotherapie im Dialog 2: 120-126.

Krutzenbichler, H. S. und Esser. H. (1991): Muss denn Liebe Sünde sein? Kore, Freiburg i. Br.

Leichsenring, F., Rabung, S. (2008): Effectiveness of long-term psychodynamic psychotherapy. A meta-analysis. J. of the American Medical Ass. 300: 1551-1563.

Loewald, H. W. (1960): On the therapeutic action of psycho-analysis. Int. J. Psycho-Anal. 41: 16-33.

Loewald, H. W. (1988): On the Mode of Therapeutic Action of Psychoanalytic Psychotherapy. In: Rothstein, A. (ed.): How does Treatment help? On the Modes of Therapeutic Action of Psychoanalytic Psychotherapy. Int. Univ. Press, Madison/ Conn.: 51-59.

Mitchell, S. A. (1988) Relational Concepts in Psychoanalysis. Harvard University Press, Cambridge, London.

Ogden, T. H. (1979): On projective identification. Int. J. Psycho-Anal. 60: 357-373. Dt.: Die projektive Identifikation. Forum Psychoanal. 4: 1988, 1-21.

Ogden, T. H. (2004): The analytic third: Implications for psychoanalytic theory and technique. Psychoanal. Quart. 73: 167-195.

Racker, H. (1978): Übertragung und Gegenübertragung. Reinhardt, München, Basel. Engl.: Transference and Countertransference. In: Sutherland, J. D. (ed.): The International Psycho-Analytical Library, No. 73. Hogarth, London 1968.

Reich, W. (1933): Charakteranalyse. Selbstverlag, Wien.

Renik, O. (1995): The ideal of the anonymous analyst and the problem of self-disclosure. Psychoanalytic Quart. 64: 466-495.

Renik, O. (1998): The analyst's subjectivity and the analyst's objectivity. Int. J. Psycho-Anal. 79: 487-497.

Renik, O. (2004 a): Intersubjectivity in psychoanalysis. Int. J. Psychoanal. 85: 1053-1056.

Renik, O. (2004 b): Reply to Elizabeth Bott Spillius. Int. J. Psychoanal. 85: 1061-1064

Riemann, F. (1976): Grundforman der Angst. Eine tiefenpsychologische Studie. Reinhardt Verlag München, Basel.

Sandell, R., Blomberg, J., Lazar, A. (1999): Wiederholte Katamnesen von Langzeitpsychotherapien und Psychoanalysen. Psychoanalyse, Psychotherapie und Psychosomatik 45: 43-56.

Sandell, R., Blomberg, J., Lazar A., Carlsson, J., Broberg, S., Schubert, J. (2001): Unterschiedliche Langzeitergebnisse von Psychoanalysen und Psychotherapien. Aus der Forschung des Stockholmer Projekts. Psyche 55: 277-310.

Sandler, J. (1960): The background of safety. Int. J. Psycho-Anal. 41: 352-356.

Sandler, J. (1983): Reflections on some relations between psychoanalytic concepts and psychoanalytic practice. Int. J. Psycho-Anal. 64: 35-45.

Sandler, J. (Hg.) (1987): Projection, identification, projective identification. Int. Univ. Press. Madison, Conn.

Sandler, J. (1992): Reflections on the development of psychoanalytic technique. Int. J. Psycho-Anal. 73: 189-198.

Sandler, J.; Freud, A. (1985): The Analysis of Defense. The Ego and the Mechanisms of Defense Revisited. Int. Universities Press, New York. Dt.: Die Analyse der Abwehr. Klett-Cotta, Stuttgart 1989.

Sandler, J., Dare, C., Holder, A. (1988): Die Grundbegriffe der psychoanalytischen Therapie. Klett-Cotta, Stuttgart 1986. Engl.: The Patient and the Analyst. The Basis of the Psychoanalytic Process. Allen & Unwin, London 1973.

Sandler, J.; Sandler, A. 1985): Vergangenheits-Unbewusstes, Gegenwarts-Unbewusstes und die Deutung der Übertragung. Psyche 39: 800-829.

Searles, H. F. (1965): Collected Papers on Schizophrenia and Related Subjects. New York: International Universities Press.

Searles, H. F. (1986): My Work with Borderline Patients. Aronson, Northvale, London.

Senf, W.; Broda, M. (1996): Praxis der Psychotherapie. Ein integratives Lehrbuch der Psychoanalyse und Verhaltenstherapie. Thieme, Stuttgart.

Stierlin, H, (1971): Die Funktion innerer Objekte. Psyche 21: 85-91.

Stern, D; Sandler, L; Nahum, J; Harrison, A.; Lyons-Ruth, K; Morgan, A; Stern-Bruschweiler, N; Tronick, E. (1998): Non interpretive mechanisms in psychoanalytic therapy: The something more than interpretation. Int. J. Psychoanal 79: 908-921.

Stone, L. (1961): The Psychoanalytic Situation. An Examination of its Development and Essential Nature. Int. Univ. Press, New York. Dt.: Die psychoanalytische Situation. Fischer, Frankfurt a. M. 1973.

Strachey, J. (1934): The nature of the therapeutic action of psycho-analysis. Int. J. Psycho-anal. 15: 127-159.

Streeck, U. (2004): Auf den ersten Blick. Psychotherapeutische Beziehungen unter dem Mikroskop. Klett-Cotta, Stuttgart.

Streeck, U. (2007): Therapie komplexer Persönlichkeitsstörungen. Klett-Cotta, Stuttgart.

Streeck, U., Leichsenring, F. (2009): Handbuch psychoanalytisch-interaktionelle Therapie. Behandlung von Patienten mit strukturellen Störungen und schweren Persönlichkeitsstörungen. Vandenhoeck & Ruprecht, Göttingen.

Thomä, H., Kächele, H. (1986): Lehrbuch der psychoanalytischen Therapie. Bd. 1: Grundlagen. Springer, Berlin, Heidelberg, New York, 3. Aufl. 2006.

Wallerstein, R. S. (1988): One psychoanalysis or many. Int. J. Psycho-Anal. 69: 5-21.

Wallerstein, R. S. (1990): Psychoanalysis. The common ground. Int. J. Psycho-Anal.71: 3-20.

Westenberger-Breuer, H. (2007): The goals of psychoanalytic treatment: Conceptual considerations and follow-up interview evaluation with a former analysand. Int. J. Psychoanal. 88: 475-488.

Winnicott, D. W. (1949): Hate in the counter-transference. Int. J. Psycho-anal. 30: 69-74.